PRAKTIKUM
DES INFEKTIONSSCHUTZES

*Ein **Service** der*
Chiron Behring GmbH & Co

**CHIRON
BEHRING**

PRAKTIKUM
DES INFEKTIONSSCHUTZES

Herausgegeben von:
BOTHO BÖSEL
MARGRET ROTHKOPF-ISCHEBECK

H. HOFFMANN GMBH · VERLAG
BERLIN

CIP-Kurztitelaufnahme der Deutschen Bibliothek

Praktikum des Infektionsschutzes / hrsg. von:
Botho Bösel, Margret Rothkopf-Ischebeck.
13. überarbeitete Aufl. – Berlin: Hoffmann, 2000.
ISBN 3-87344-114-4
NE: Bösel, Botho [Hrsg.]

13. überarbeitete Auflage 2000
© 1973, 1974, 1975, 1976, 1979, 1981, 1984, 1986, 1989, 1992, 1995, 1998
By H. Hoffmann GmbH Verlag Berlin
Alle Rechte, insbesondere Übersetzungsrechte, vorbehalten
Druck: Druckhaus Langenscheidt, Berlin
ISBN 3-87344-114-4

Einführung

Die erfreuliche Zurückdrängung bekannter lebensbedrohlicher Infektionskrankheiten in Europa wie z. B. Polio, Diphtherie oder Masern trägt jedoch zu einem mangelnden Bewusstsein für die Notwendigkeit der Infektionsprophylaxe in Deutschland bei. Die teilweise sehr schlechten Durchimpfungsraten vor allem Erwachsener sprechen eine deutliche Sprache.

Wachsende Antibiotikaresistenzen und tiefgreifende Veränderungen des Lebensstils und der Lebensverhältnisse in den Industrie- und Entwicklungsländern sind die Hauptursachen dafür, dass das Kapitel der Infektionskrankheiten in diesem Jahrhundert neu geschrieben werden muss:

Das Explodieren des internationalen Reiseverkehrs, Drogenmissbrauch, die Zunahme altersbedingter Immuninkompetenz auf der Seite der entwickelten Länder sowie Veränderungen von Umwelt- und Lebensbedingungen wie Landflucht, Urbanisierung, ökologische Eingriffe in die Natur, Umweltkatastrophen auf Seite der Entwicklungsländer tragen wesentlich zur Ausbreitung und Neuentstehung von Infektionskrankheiten des Menschen bei.

Importierte Hämorrhagische Fiebererkrankungen wie Lassa- und Denguefieber, vergessene Gelbfieberimpfung mit Todesfolge oder die Inzidenz von ca. 1000 Malariafällen pro Jahr in Deutschland sind Anlass zur Sorge.

In Deutschland stehen die Infektionskrankheiten an 3. Stelle der Morbidität.

Aus dem Dilemma für den praktisch tätigen Arzt, es einerseits zwar mit relativ seltenen, „exotischen" oder auch für ihn neuen, in den meisten Fällen aber lebensbedrohlich, kausal nicht therapierbaren Infektionskrankheiten zu tun zu haben, die nicht unbedingt im quantitativen Fokus seiner Tätigkeit stehen, kann und will das neue „Praktikum" heraushelfen.

Die 13. Auflage des „Klassikers" bündelt in bewährter Manier aktualisiert, kompakt, übersichtlich und leicht nachschlagbar dasjenige Wissen, das der Arzt für Prophylaxe, Diagnose und Therapie von Infektionskrankheiten benötigt.

Die impfpräventablen Infektionskrankheiten wurden denen vorangestellt, da die Impfung oft die zuverlässigste Art des Infektionsschutzes ist und Impfpläne ein gezieltes, auch ökonomisches Vorgehen in der Impfpraxis erleichtern können. Alle Impfungen werden aber zudem im speziellen Teil (III) bei den entsprechenden Krankheiten im Einzelnen ausführlich besprochen.

Vier Infektionskrankheiten wurden neu aufgenommen:
Die Astrovirus-Infektionen, die Ehrlichiose, die Norwalk-like Infektionen und Whipple'sche Krankheit.

Die Leishmaniose wurde angesichts der Infektionsgefahr bei stärker werdender Globalisierung des Reiseverkehrs wieder aufgenommen.

Die neue, bebilderte Aufmachung des „Praktikums" steigert die Lesefreundlichkeit.

Die gute „Handgreiflichkeit" des Formats ist beibehalten worden.

Die Aktualität dieser Ausgabe v. a. in Bezug auf die Labordiagnostik beruht ganz entscheidend auf der kompetenten Beratung durch viele Konsiliarlaboratorien und nationale Referenzzentren. Ihnen sei an dieser Stelle ganz besonders gedankt.

Auch im Teil II – prae- und perinatale Infektionen – sind wichtige, neue Erkenntnisse hinzugekommen. Das noch zögernde Vorgehen gegen die Toxoplasmose in der Schwangerschaft beweist – pars pro toto – wie sinnvoll ein entsprechendes Kapitel ist, zumal nationale und internationale Erfahrungen noch nicht die ausreichende Resonanz in der Prophylaxe gefunden haben.

Wie bei allen bisherigen Auflagen gilt weiterhin: die Therapiehinweise erheben keinen Anspruch auf Vollständigkeit. Für einen Therapieentscheid sind immer auch die Packungsbeilagen der Hersteller heranzuziehen. Die Referenzzentren und Konsiliarlaboratorien stehen im Zweifelsfall für das gesamte Spektrum epidemiologischer, diagnostischer und therapeutischer Fragestellungen allen Ärzten mit Auskünften zur Verfügung.

Wir wünschen Ihnen viel Freude beim Nachschlagen im „Praktikum" und sind Ihnen dankbar für Anregungen, die bei der nächsten Ausgabe berücksichtigt werden können.

Die Herausgeber

Inhalt

Einführung 5

Teil I: Infektionsprophylaxe durch Schutzimpfungen
Allgemeine Hinweise für die Impfpraxis 13

Teil II: Pränatale und perinatale Infektionen
Allgemeine Grundlagen 33

Teil III: Infektionskrankheiten und Infektionsschutz
AIDS – Acquired Immune Deficiency Syndrome 47
Adenovirus-Infektionen 64
Aktinomykose 67
Amoebiasis (Amöbenruhr) 69
Ancylostomiasis (Hakenwurmbefall) 72
Anthrax (Milzbrand) 74
Ascariasis (Spulwurmbefall) 77
Aspergillose 79
Astrovirus-Infektion 81
Bilharziose (Schistosomiasis) 83
Borreliose 87
Botulismus 92
Brucellosen (Maltafieber, Abortus Bang, Abortus suis) 96
Campylobacter-Infektionen 99
Candidiasis 101
Chagas-Krankheit 104
Chlamydien-Infektionen 107
Cholera 113
Choriomeningitis, lymphozytäre (LCM) 118
Coxsackie-Virus-Infektion 120
Dengue-Fieber und Hämorrhagisches Dengue-Fieber 124
Diphtherie 127
Ebolaviruskrankheit und Marburgviruskrankheit 134
Echinokokkose 137
ECHO-Virus-Infektionen 139
Ehrlichiose 142

Inhalt

Enterobacteriaceae-Infektionen 144
Enterobiasis (Oxyuriasis) 147
Erysipel 149
Erythema infectiosum (Ringelröteln) 151
Escherichia Coli (EHEC)-Infektionen 154
Exanthema subitum 158
Favus 160
Febris quintana (Wolhynisches Fieber) 162
Febris recurrens (Rückfallfieber) 164
Frühsommer-Meningo-Enzephalitis 166
Gardnerella vaginalis (Bakterielle Vaginose) 173
Gasbrand 175
Gelbfieber 178
Giardiasis (Lambliasis) 182
Gonorrhoe 184
Haemophilus influenzae-Infektion 187
Hämorrhagisches Fieber (mit renalem Syndrom) 191
Helicobacter pylori 194
Hepatitis-Virus-Infektionen 198
Hepatitis A 199
Hepatitis B 206
Hepatitis C 219
Hepatitis D 223
Hepatitis E 226
Herpes simplex und Herpes genitalis 229
Histoplasmose (generalisierte Pilzinfektion) 233
Impetigo contagiosa 235
Influenza (Epidemische Grippe, Virusgrippe) 237
Japan-Enzephalitis 244
Kawasaki-Syndrom 247
Kryptokokkose (Cryptococcusmykose) 250
Kryptosporidiose 252
Lassa-Fieber 254
Legionellose 256
Leishmaniose 259
Lepra 263

Leptospirosen 266
Listeriose 269
Lymphoreticulosis benigna (Katzenkratzkrankheit) 273
Lymphozytose, akute infektiöse 275
Malaria 277
Masern (Morbilli) 286
Meningitiden (bakterielle Gehirnhautentzündungen) 292
Mononucleosis infectiosa (Pfeiffersches Drüsenfieber) 298
Mumps (Parotitis epidemica) 301
Mycoplasma Infektionen 307
Nicht tuberkulöse Mykobakterien 310
Nocardiose 313
Norwalk-(Like-)Virusinfektionen 316
Ornithose (Psittakose, Papageienkrankheit) 319
Papillomatose 322
Parainfluenza-Virus-Infektionen 325
Parapertussis 327
Paratyphus A, B und C 329
Pertussis (Keuchhusten) 333
Pest 338
Pneumokokken-Infektionen 340
Pneumozystose (Pneumocystis carinii) 344
Poliomyelitis (Kinderlähmung) 346
Pseudomembranöse Enterokolitis 352
Pseudomonas-Infektionen 354
Q-Fieber (Balkangrippe) 359
Rabies (Lyssa, Tollwut) 361
Reo-Virus-Infektionen 367
Rhinovirus-Infektionen 369
Rift Valley Fieber 371
Röteln (Rubeola) 373
Rotavirus-Infektion 380
Respiratory-Syncytial-Virus-Infektionen 383
Salmonella-Enteritis 386
Sandfliegenfieber (Pappataci-Fieber) 389
Scabies 391

Scharlach (Scarlatina)	394
Shigella-Dysenterie (Bakterielle Ruhr)	399
Staphylokokken-Infektionen	403
Streptokokken-Angina	408
Streptokokken-Infektion	410
Strongyloidiasis	413
Syphilis (Lues)	415
Taeniasis	421
Tetanus (Wundstarrkrampf)	423
Tinea (Pilzinfektionen der Haut, Nägel und Haare	430
Toxic Shock Syndrom (TSS)	432
Toxoplasmose	435
Trichinose	439
Trichomoniasis	441
Trichuriasis (Peitschenwurmbefall)	443
Trypanosomiasis (afrikanische)	444
Tuberkulose	447
Tularämie	452
Typhus abdominalis	454
Typhus exanthematicus (Fleckfieber)	458
Varizellen/Zoster	460
Whipple'sche Krankheit	466
Yersiniose (Pseudotuberkulose)	469
Zygomykose (Mucormykose)	472
Zytomegalie	474
Nationale Referenzzentren	478
Konsiliarlaboratorien	482
Mitarbeiter	494
Sachregister	495

Teil I

Infektionsprophylaxe durch Schutzimpfungen

Allgemeine Hinweise für die Impfpraxis

Vorbereitungsmaßnahmen

Vor jeder Impfung muss die zu impfende Person auf ihre Impffähigkeit untersucht werden. Zur Impfleistung gehört auch ein Aufklärungsgespräch über Nutzen und mögliche Risiken der vorgesehenen Impfmaßnahme. Die Einwilligung der zu impfenden Person (oder des Erziehungsberechtigten) muss vorliegen und beides, Aufklärungsgespräch und Einwilligung, ist aus rechtlichen Gründen in der Patientendatei zu vermerken.

Handelt es sich nicht um die erste Impfung, muss vor der anstehenden Impfung gezielt nach Reaktionen auf vorausgegangene Impfungen gefragt werden, um ggf. Impfmodus oder Impfstoff zu ändern.

Die meisten Impfstoffe werden intramuskulär injiziert, um beste Wirksamkeit und Verträglichkeit zu erreichen. Die bevorzugte Impfstelle ist der M. deltoideus. Ist dieser (z. B. bei Kleinkindern) nicht ausreichend ausgebildet, wird empfohlen, in den M. vastus lateralis (anterolateraler Oberschenkel) zu injizieren. Hier ist die Gefahr einer Verletzung von Nerven oder Gefäßen gering. Bei Blutungsneigung (z. B. bei Hämophilie-Patienten) ist auch subkutane Injektion möglich. Ausschlaggebend sind jeweils die Informationen der Hersteller (Fachinformation oder Packungsbeilage).

Allgemeine Gegenanzeigen

Akute behandlungsbedürftige Erkrankungen sind eine Kontraindikation – außer bei vitaler Indikation (z. B. postexpositionelle Tollwutimpfung). Banale Infekte dagegen, wie etwa leichter Schnupfen, sind keine Kontraindikation (s. u.). Eine mit Komplikationen verlaufene Impfung ist bis zur Klärung der Ursache eine Kontraindikation gegen eine nochmalige Impfung mit dem gleichen Impfstoff. Häufig unterbleiben jedoch indizierte Impfungen, wenn bestimmte Umstände irrtümlicherweise als Kontraindikation angesehen werden.

Keine Gegenanzeigen sind:
- banale Infekte, auch wenn sie mit subfebrilen Temperaturen einhergehen,

- ein möglicher Kontakt des Impflings zu Personen mit ansteckenden Krankheiten,
- Krampfanfälle in der Familie, Fieberkrämpfe in der Anamnese des Impflings,
- chronische Erkrankungen, sowie nicht progrediente Erkrankungen des ZNS,
- Ekzem und andere Dermatosen, lokalisierte Hautinfektionen,
- Behandlung mit Antibiotika oder mit niedrigen Kortikosteroiddosen oder lokal angewendeten steroidhaltigen Präparaten,
- angeborene oder erworbene Immundefekte bei Impfung mit Totimpfstoffen,
- Neugeborenenikterus,
- Frühgeburt: Frühgeborene sollten unabhängig von ihrem Geburtsgewicht entsprechend dem empfohlenen Impfalter geimpft werden.

Zeitabstände bei Impfungen

Die empfohlenen *Abstände bei Grundimmunisierungen* stellen unter immunologischen Gesichtspunkten ein Optimum dar. Sie erlauben den Aufbau einer schützenden Basisimmunität in möglichst kurzer Zeit. Die Abstände sind als Mindestabstände zu sehen, die möglichst nicht zu unterschreiten sind, um den Impferfolg nicht zu gefährden. Verlängerung der Intervalle, selbst um Wochen oder Monate, mindert bei Immunkompetenten die letztendlich erreichte Endimmunität nicht. Zu bedenken ist allerdings, dass in der Zwischenzeit kein ausreichender Schutz besteht. Es gilt: Jede Impfung zählt; bei vollständiger Grundimmunisierung ist keine neue Grundimmunisierung notwendig.

Eine Ausnahme stellt die postexpositionelle Tollwutschutzimpfung dar (vitale Indikation); eine Abweichung von den Impfschemata (siehe Herstellervorschriften) gefährdet hier u. U. den lebensnotwendigen Schutz.

Für *Abstände zwischen verschiedenen Impfungen* gibt die Ständige Impfkommission am Robert Koch-Institut (STIKO) folgende Empfehlungen:*

„Lebendimpfstoffe (Impfstoffe aus vermehrungsfähigen abgeschwächten Krankheitserregern: Gelbfieber-, Masern-, Mumps-, Polio (Sabin)-, Röteln-, Varizellen-, Typhus-oral-Impfstoff) können simultan verabreicht

---

* Epidemisches Bulletin 15/97 (RKI) und Bundesgesundhbl. 8/97.

werden; werden sie nicht simultan verabreicht, ist in der Regel ein Mindestabstand von 1 Monat zu empfehlen, unter der Voraussetzung, dass die Impfreaktion vollständig abgeklungen ist und Komplikationen nicht aufgetreten sind.

Bei Schutzimpfungen mit Impfstoffen aus inaktivierten Krankheitserregern, mit Toxoiden oder mit entsprechenden Kombinationsimpfstoffen ist die Einhaltung von Mindestabständen zu anderen Impfungen, auch zu solchen mit Lebendimpfstoffen, nicht erforderlich."

Nach schweren *Erkrankungen*, nach größeren *Operationen* und *immunsuppressiver Therapie* sollte mit praeexpositionellen Impfungen einige Wochen gewartet werden. Auf jeden Fall müssen alle Krankheitssymptome abgeklungen sein.

Nach Gaben von *Immunglobulinen, Blut-* und *Plasmatransfusionen* ist ein Mindestabstand von 3 Monaten zu Lebendimpfungen einzuhalten, während Impfungen mit inaktivierten Impfstoffen ohne Abstand erfolgen können.

Gesetzliche Bestimmungen

In Deutschland erfolgen alle Impfungen auf freiwilliger Basis. Die STIKO erarbeitet Empfehlungen für Standard- und Indikationsimpfungen und zur Reiseprophylaxe. Diese Impfempfehlungen werden laufend überprüft und den epidemiologischen Entwicklungen angepasst. Sie werden regelmäßig veröffentlicht. Den obersten Gesundheitsbehörden der Bundesländer obliegt die Entscheidung, welche dieser Impfungen sie für ihren Geltungsbereich öffentlich empfehlen und welche ggf. vom öffentlichen Gesundheitsdienst unentgeltlich angeboten werden.

§ 51 Bundesseuchengesetz regelt Impfschäden, die im Rahmen öffentlich empfohlener Impfungen aufgetreten sind. Zuständig sind die Versorgungsbehörden des Bundeslandes, in dem die Schutzimpfung durchgeführt wurde. Auf die Bedeutung der Gebrauchsinformationen sei besonders hingewiesen. Sie sind Bestandteil der Zulassung und sind bei rechtlichen Auseinandersetzungen u. U. entscheidend.

Allgemeine Hinweise für die Impfpraxis

Tabellarische Übersicht über die Impfintervalle

Nach Schutzimpfungen gegen	Mindestabstand zu Schutzimpfungen gegen		
	Gelbfieber, Polio (oral)[1], Masern[1,2], Mumps[1,2], Röteln[1,2], Varizellen, BGG	Diphtherie[2], Tetanus[2], Pertussis[2], Influenza, Hep. A, Hep. B, Cholera, Typhus (inaktiv), Tollwut, Pneumokokken, Polio (inaktiviert nach Salk), Meningokokken, FSME, Haemophilus infl. b[2]	Typhus (oral)
Polio (oral)[1]			
Masern[1,2]			
Mumps[1,2]			
Röteln[1,2]	kein		kein
BCG[3]			
Varizellen		kein	kein
Gelbfieber[3]			
Diphtherie[2], Tetanus[2], Pertussis[2], Influenza, Hep. A, Hep. B, Cholera, Typhus, Tollwut, Pneumokokken, Polio (inaktiviert nach Salk), Meningokokken, FSME, Haemophilus infl. b[2]	kein	kein	kein
Typhus (oral)	kein	kein	

[1] Können gleichzeitg verabreicht werden (nicht im Abstand von wenigen Tagen bis 4 Wochen).
[2] Und entsprechende Kombinationsimpfstoffe.
[3] Sofern die Impfreaktion vollständig abgeklungen ist und keine Komplikationen aufgetreten sind.

Allgemeine Hinweise für die Impfpraxis

Impfdokumentation

Jede Impfung ist sowohl in der Patientendatei, als auch im Impfbuch* (oder Impfausweis) zu dokumentieren. Das Impfbuch ist ein wichtiges medizinisches Dokument, sollte ständig verfügbar sein (auch und gerade bei Reisen) und zu Impfungen mitgebracht werden.

In das Impfbuch und Patientendatei sind auch Handelsname und Chargennummer des Impfstoffes einzutragen. Dies wird häufig durch entsprechende Aufkleber erleichtert.

Impfungen in Sonderfällen

a) Immunsuppressive Therapie

Patienten, die mit Kortikosteroiden oder anderen immunsuppressiven Maßnahmen behandelt werden, reagieren mit verminderter Antikörperproduktion nach Impfung. Lebendimpfstoffe sind kontraindiziert, da sie zu einer Erkrankung führen können; inaktivierte Impfstoffe können ggf. verabreicht werden. Bei kurzdauernder immunsuppressiver Therapie sollte mit der Impfung gewartet werden, bis die Behandlung beendet ist.

b) Schwangerschaft

Schutzimpfungen mit vermehrungsfähigen Erregern sind in der Schwangerschaft kontraindiziert. Ausnahme: Gelbfieberimpfung, Typhus oral (jeweils bei strenger Indikationsstellung).

Impfungen mit nicht vermehrungsfähigen Erregern oder Toxoiden sind bei bestehender Indikation während der Schwangerschaft möglich. Dies gilt z. B. für den Schutz vor Tetanus und Diphtherie, aber auch für die Hepatitis-B-Impfung bei Expositionsgefahr.

Die postexpositionelle Tollwutimpfung, je nach Art der Exposition als Simultanprophylaxe mit Tollwutimmunglobulin, **muss** stets durchgeführt werden.

c) Frühgeborene

Bei Frühgeborenen kann ab 30. SSW unabhängig vom Geburtsgewicht entsprechend ihrem chronologischen Alter geimpft werden, zumal sie

---

* Zu beziehen durch Hoffmann GmbH Verlag,
An der Stammbahn 53, 14532 Kleinmachnow
Telefon 03 32 03/30 58 10, Telefax 03 32 03/30 58 20
Bestellnummer 5063 N

Allgemeine Hinweise für die Impfpraxis

Impfungen während der Schwangerschaft

	Impfstoff	Trimenon I	Trimenon II	Trimenon III	Hinweise
Lebendimpfstoffe	BGG	–	–	–	ggf. tuberkulostatische Therapie
	Gelbfieber	(+)	(+)	(+)	bei unvermeidbaren Reisen
	Masern	–	–	–	
	Mumps	–	–	–	
	Röteln	–	–	–	Nach Rötelnkontakt: Röteln-Immunglobulin
	Typhus (oral)	(+)	+	+	bei Gefährdung
	Varizellen	–	–	–	Nach Kontakt: Varizella/Zoster-Immunglobulin
Inaktivierte Impfstoffe	Diphtherie	+	+	+	bei Gefährdung; Reisen in Endemiegebiete
	FSME	+	+	+	bei Aufenthalt/Wohnen in Endemiegebieten
	Hepatitis A	(+)	(+)	(+)	keine Erfahrung, Prophylaxe mit Immunglobulin
	Hepatitis B	+	+	+	bei Gefährdung indiziert!
	Influenza	+	+	+	
	Polio (Salk)	+	+	+	
	Tetanus	+	+	+	Schutz erwünscht!
	Tollwut	+	+	+	postexpositionell stets erforderlich!

+: unbedenklich
(+): strenge Indikation, bedingt möglich
–: kontraindiziert

noch nicht in den Genuß mütterlicher A.K., die erst im letzten Trimenon übertragen werden, gekommen sind. – Als Indikationsimpfung kann auch eine Influenza- u. Pneumokokkenimpfung sinnvoll sein.

d) Chronische Krankheiten

Gerade chronisch Erkrankte haben oft ein höheres Infektionsrisiko und im Falle einer Infektion eine höhere Komplikationsrate. Daher benötigen insbesondere diese Patienten einen entsprechenden Impfschutz. Der betreuende Arzt entscheidet allerdings im Einzelfall , wann der günstigste Zeitpunkt für die Impfung ist. Mit wenigen Ausnahmen (z. B. progredienten Erkrankungen des ZNS) können Patienten mit chronischen Erkrankungen alle indizierten Impfungen erhalten. Dies gilt auch für Diabetiker.

e) Kinder mit ZNS-Erkrankungen

Je nach Art und Ausprägung der Erkrankung ist im Einzelfall der Impfplan anzupassen, z. B. durch Verlängerung der Intervalle. Bei nicht-progredienten Erkrankungen gelten grundsätzlich die allgemeinen Impfempfehlungen. Während nach Expertenmeinung weder Krampfanfälle in der Familie, Fieberkrämpfe in der Anamnese des Impflings, noch chronische, nicht progrediente Erkrankungen des ZNS als Kontraindikationen für Impfungen gelten, muss bei progredienten Erkrankungen die Indikation zur Impfung im Einzelfall vom Arzt abgewogen werden. Dies wird weniger deshalb empfohlen, weil man einen Krankheitsschub durch die Impfung befürchtet, sondern damit bei einer Verschlimmerung des Leidens nicht fälschlicherweise die Impfung als Ursache verantwortlich gemacht wird.

Kinder mit Krampfneigung können nach Impfung Antipyretika erhalten, um einem Fieberkrampf vorzubeugen. Bei inaktivierten Impfstoffen sollte dies zum Zeitpunkt der Impfung sowie jeweils 4 und 8 Stunden nach der Impfung geschehen, bei der Masern-Mumps-Röteln-Impfung (im Falle einer Temperaturerhöhung) zwischen dem 7. und 12. Tag.

f) Kinder mit Mukoviszidose.

Bei diesen Kindern ist neben den empfohlenen Impfungen auch an die Pneumokokken- und Influenza-Impfung zu denken.

g) Senioren

Mit zunehmendem Alter ist die Fähigkeit zur Antikörperbildung herabgesetzt, jedoch ist im allgemeinen eine ausreichende Immunantwort zu erwarten.

Neben dem Schutz vor Tetanus und Diphtherie sind ältere Menschen (ab 60 Jahre) insbesondere vor Influenza (jährlich!) und Pneumokokken zu schützen.

h) HIV-Patienten

HIV-Patienten sind besonders infektionsgefährdet und benötigen daher Impfschutz. Andererseits müssen Wirksamkeit, Verträglichkeit und evtl. Beeinflussung der HIV-Infektion durch die Impfstoffe bedacht werden. Die Tabelle gibt eine Übersicht:

„Impfungen bei HIV-Infektion"

Impfstoff	HIV-Infektion	
	asymptomatisch	symptomatisch
Inaktivierte Impfstoffe/ Toxoide	empfohlen	empfohlen
BCG	nicht empfohlen	nicht empfohlen
Polio-Lebendimpfstoff (OPV)	nicht empfohlen*	nicht empfohlen*
Polio-Impfstoff, inaktiviert (IPV)	empfohlen	empfohlen
Masern-, MMR-Impfstoff	empfohlen	nicht empfohlen**
Mumps-, Röteln- und andere Lebendimpfstoffe	empfohlen	nicht empfohlen

* Anstelle von Polio-Lebendimpfstoff wird inaktivierter Impfstoff empfohlen. Dies gilt auch für die Polio-Schutzimpfung von nicht mit HIV Infizierten in der gleichen Wohngemeinschaft.

** Masern können bei HIV-Kranken einen besonders schweren Verlauf nehmen. Bei erhöhter Masern-Gefährdung ist deshalb eine Masern- oder MMR-Impfung indiziert. Eine gleichzeitig durchgeführte IgG-Substitution kann den Impferfolg in Frage stellen. Eine Kontrolle des Impferfolges ist in diesen Fällen angeraten. Bei Nichtgeimpften ist im Falle einer Masern-Exposition eine IgG-Gabe zu erwägen.

Allgemeine Hinweise für die Impfpraxis

i) Asylbewohner in Gemeinschaftsunterkünften

Es wird empfohlen, Schutzimpfungen bei Bewohnern von Gemeinschaftsunterkünften möglichst frühzeitig durch den Öffentlichen Gesundheitsdienst mindestens zu beginnen. Die Vervollständigung der Grundimmunisierung sollte nach dem Verlassen der Gemeinschaftsunterkünfte durch die am späteren Aufenthaltsort niedergelassenen Ärzte oder durch den ÖGD erfolgen.

Vorliegende Impfdokumentationen sollten nach Möglichkeit berücksichtigt werden; die Empfehlungen der STIKO sollten dem Vorgehen zu Grunde gelegt werden

– Bei Erwachsenen sollten Impfungen gegen Diphtherie und Tetanus (Td-Impfstoff), gegen Poliomyelitis sowie bei seronegativen Personen gegen Hepatitis B durchgeführt werden.

– Bei Kindern sollten Impfungen gegen Diphtherie, Tetanus und Pertussis sowie gegen Poliomyelitis, Masern, Mumps, Röteln und gegen Hepatitis B durchgeführt werden.

Impfstoffarten

Impfstoffe sind biologische Arzneimittel. Sie können den Erreger als Ganzes (lebend und attenuiert oder inaktiviert) oder Bestandteile davon enthalten (z. B. Spaltvakzine). Möglich ist auch die Verwendung veränderter Stoffwechselprodukte (Toxoide) oder etwa die gentechnologische Herstellung bestimmter, antigener Bestandteile (Hepatitis-B-Impfstoff).

Lagerung und Haltbarkeit

Wie alle biologischen Arzneimittel reagieren Impfstoffe empfindlich auf Temperatureinflüsse und Lagerungsdauer.

Es gibt *„kühlkettenpflichtige"* und *„kühl zu lagernde"* Impfstoffe.

Kühlkettenpflicht bedeutet, dass strenge Kühlhaltung (meist +2° bis +8 °C) vom Hersteller über Großhändler und Apotheke bis zum Impfarzt einzuhalten ist und der Impfstoff nach Verlassen der Kühlkette sofort zu verimpfen ist (aber: körperwarm!).

Bei den *kühl zu lagernden* Impfstoffen gelten die vorgeschriebenen Temperaturen für die Langzeitaufbewahrung. Kurz dauernde Unterbrechungen, wie z. B. bei Transport oder Versand, sind möglich.

Aber nicht nur Temperaturabweichungen nach oben sind zu vermeiden. Auch Temperaturen unterhalb des Gefrierpunktes sind bei den meisten Impfstoffen bezüglich Wirksamkeit und Verträglichkeit problematisch. Weitere Hinweise sind den Packungsbeilagen zu entnehmen.

Basisimpfungen
Die Impfprophylaxe richtet sich gegen Infektionskrankheiten, die entweder epidemiologisch von Bedeutung oder nur unbefriedigend zu behandeln sind. Als „Basisimpfungen" gelten alle Impfungen, die im Impfkalender für Kinder und Jugendliche generell empfohlen werden. Dazu gehören die Impfungen gegen Poliomyelitis, Masern, Mumps und Röteln sowie Diphtherie, Tetanus, Pertussis, Hepatitis B und Haemophilus influenzae b. Gerade die sogenannten „Kinderkrankheiten" haben eine allmähliche Manifestationsverschiebung ins Schul- und Jugendalter erfahren. Das führte zu schwereren Krankheitsverläufen mit Zunahme der zentralnervösen Komplikationen, bei Röteln zur Häufung von Rötelnembryopathien. Die Einführung der Schutzimpfungen gegen Poliomyelitis, Masern, Mumps und Röteln war eine zwingende Konsequenz auf diese Entwicklung.

Obgleich die *Poliomyelitis* seit Jahren in unseren Breiten nur noch als „Importkrankheit" auftritt – meist durch Reisende aus Ländern mit hohem Poliovorkommen eingeschleppt –, sind die konsequente Durchimpfung der nachwachsenden Jahrgänge und die Auffrischimpfungen nach wie vor erforderlich. Nur so kann die Immunbarriere gegen die Wildviruszirkulation in der Bevölkerung aufrecht erhalten werden. Die *2. Impfung gegen Masern-Mumps-Röteln* für alle Kinder ab dem 6. Lebensjahr hat zum Ziel, durch Schließung von Impflücken und Erfassung von Impfversagern nach der 1. MMR-Impfung ab 12. Lebensmonat, die erforderlich hohen Durchimpfungsraten von über 90% zu erreichen.

Seit 1995 empfiehlt die STIKO die generelle *Hepatitis-B-Impfung* für alle Säuglinge ab Beginn des 3. Lebensmonats und alle noch ungeimpften Jugendlichen ab dem 11. bis 15. Lebensjahr.

Bei einigen der sogenannten Basisimpfungen, z. B. den Impfungen gegen Tetanus und Diphtherie, sind auch im Erwachsenenalter noch regelmäßige Auffrischimpfungen nötig.

Allgemeine Hinweise für die Impfpraxis

Ein Impfplan s. S. 29 ist als Richtschnur anzusehen, der aus individuellen Besonderheiten des Impflings (akute oder chronische Erkrankungen, Inkubationszeiten) oder aus äußeren Gründen (Wohnungswechsel, Reisen) Abweichungen erlaubt bzw. erfordert.

Bei einigen der sogenannten Basisimpfungen, z. B. den Impfungen gegen Tetanus und Diphtherie, sind auch im Erwachsenen alter noch regelmäßige Auffrischimpfungen nötig.

Ein Impfplan ist als Richtschnur anzusehen, der aus individuellen Besonderheiten des Impflings (akute oder chronische Erkrankungen, Inkubationszeiten) oder aus öußeren Gründen (Wohnungswechsel, Reisen) Abweichungen erlaubt bzw. erfordert.

Indikationsimpfungen

Die Empfehlung für die *Tuberkuloseschutzimpfung* (BCG-Stamm) wurde 1998 von der STIKO aufgehoben. Grund dafür war eine geänderte Nutzen/Risiko-Einschätzung auf Basis der veränderten epidemiologischen Situation in Deutschland.

Die Impfprophylaxe gegen *Influenza A und B*, beide in weltweiten Epidemien auftretende Virusinfektionen, ist individuell von großem Nutzen und epidemiologisch von großer Bedeutung. Mit gut wirksamen Impfstoffen kann ein typenspezifischer Schutz erreicht werden.

Die Indikation für die Pneumokokken-Impfung wurde 1998 für alle Personen über 60 Jahre erweitert.

Weitere Indikationsimpfungen richten sich gegen Virushepatitis A (bei Erwachsenen auch Hepatitis B), FSME, Tollwut, Varizellen und Meningokokken. Einzelheiten zu den Indikationen sind in den Spezialkapiteln zu finden.

Spezielle Infektionsprophylaxe in der Touristikmedizin

Die im internationalen Reiseverkehr vorgeschriebenen Schutzmaßnahmen sind in den „International Health Regulations" der Weltgesundheitsorganisation (WHO) zusammengefasst. Diese enthalten auch die grundlegenden Vorschriften über die im Rahmen des Seuchenschutzes für den internationalen Reiseverkehr verlangten bzw. empfohlenen Schutzimpfungen.

Allgemeine Hinweise für die Impfpraxis

Impfkalender für Säuglinge, Kinder und Jugendliche

Empfohlenes Impfalter*	Impfung gegen
ab Beginn 3. Monat (ab Beginn 9. Lebenswoche)	1. Diphtherie-Pertussis-Tetanus-Haemophilus influenzae Typ b (DTP-Hib/DTPa-Hib) und 1. Hepatitis B (HB)** und 1. trivalente Polio-Schluckimpfung (OPV)*** **oder** 1. Diphtherie-Pertussis-Tetanus (DTP/DTPa) und 1. Haemophilus influenzae Typ b (Hib) und 1. Hepatitis B (HB) und 1. trivalente Polio-Schluckimpfung (OPV)
ab Beginn 4. Monat (ab Beginn 13. Lebenswoche)	2. Diphtherie-Pertussis-Tetanus-Haemophilus influenzae Typ b (DTP-Hib/DTPa-Hib) **oder** 2. Diphtherie-Pertussis-Tetanus (DTP/DTPa) und 2. Haemophilus influenzae Typ b (Hib)****
ab Beginn 5. Monat (ab Beginn 17. Lebenswoche)	3. Diphtherie-Pertussis-Tetanus-Haemophilus influenzae Typ b (DTP-Hib/DTPa-Hib) und 2. Hepatitis B (HB)** und 2. trivalente Polio-Schluckimpfung (OPV) **oder** 3. Diphtherie-Pertussis-Tetanus (DTP/DTPa) und 3. Haemophilus influenzae Typ b (Hib) und 2. Hepatitis B (HB) und 2. trivalente Polio-Schluckimpfung (OPV)
ab Beginn 12.–15. Monat	4. Diphtherie-Pertussis-Tetanus-Haemophilus influenzae Typ b (DTP-Hib/DTPa-Hib) und 3. Hepatitis B (HB) und 3. trivalente Polio-Schluckimpfung (OPV) 1. Masern, Mumps, Röteln (MMR) **oder** 4. Diphtherie-Pertussis-Tetanus (DTP/DTPa) und 4. Haemophilus influenzae Typ b (Hib) und 3. Hepatitis B (HB) und 3. trivalente Polio-Schluckimpfung (OPV) 1. Masern, Mumps, Röteln (MMR)

Empfohlenes Impfalter*	Impfung gegen
ab Beginn 6. Lebensjahr	Tetanus-Diphtherie (Td-Impfstoff: mit reduziertem Diphtherietoxoid-Gehalt) 2. Masern, Mumps, Röteln (MMR)
11.–15. Jahr	trivalente Polio-Schluckimpfung (OPV) Tetanus-Diphtherie (Td) Röteln (alle Mädchen, auch wenn bereits gegen Röteln geimpft)***** Hepatitis B für ungeimpfte Jugendliche

* Abweichungen von den vorgeschlagenen Terminen sind möglich und unter Umständen notwendig. Ziel muss es sein, unter Beachtung der Mindestabstände zwischen den Impfungen **möglichst frühzeitig** zum angegebenen Termin einen vollständigen Impfschutz zu erreichen. Dabei sollten auch die Möglichkeiten des Öffentlichen Gesundheitsdienstes genutzt werden. Die Beipackzettel sind zu beachten.

** Die Hepatitis-B-Impfung ist bereits ab Geburt des Kindes möglich. Neugeborene von Müttern, bei denen das Ergebnis der Hepatitis-B-Serologie nicht vorliegt; sollten in jedem Fall unmittelbar post partum geimpft werden.

*** Für Personen mit Immundefekten ist zur Polio-Schutzimpfung nur IPV indiziert. Das gilt auch für Säuglinge, Kinder und Jugendliche, die in einer Wohngemeinschaft mit Personen leben, die einen Immundefekt haben.

**** Bei Verwendung eines Impfstoffs mit an OMP gekoppelten Hib-Polysacchariden kann dieser Termin entfallen; die Grundimmunisierung wird dann ab Beginn 5. Monat fortgesetzt und ab Beginn 12. Monat vervollständigt.

***** MMR-Impfung für **alle** Kinder, die die 2. MMR-Impfung nicht erhalten haben.

Um die Zahl der Injektionen möglichst gering zu halten, sollten vorzugsweise Kombinationsimpfstoffe benutzt werden. Nicht alle verfügbaren Kombinationsimpfstoffe sind in der Tabelle 1 aufgeführt; weitere Kombinationsimpfstoffe sind in der Erprobung.

In die von der WHO jährlich aktualisierte Broschüre „International Travel and Health – Vaccination Requirements and Health Advice" gehen alle Meldungen der Länder über die aktuelle Seuchenlage und die zu ergreifenden prophylaktischen Maßnahmen ein. Nachdem die Pocken als ausgerottet gelten, befassen sich die Vorschriften im wesentlichen mit der Gelbfieberimpfung – der einzigen im internationalen Reiseverkehr heute noch geforderten Impfung. Darüber hinaus enthält die Broschüre

Informationen über die Malariasituation und die geeignete medikamentöse Prophylaxe in jedem Land und gibt Ratschläge, welche Impfungen, z. B. gegen Typhus, Tollwut, Tetanus, Diphtherie und Poliomyelitis, dem Reisenden zu empfehlen sind.

Alle Impfungen sollten in das Internationale Impfbuch* eingetragen werden. Neben Unterschrift und Stempel des impfenden Arztes müssen auch die Chargennummer sowie der Impfstoffname angegeben werden.

Gelbfieberschutzimpfung: Bei der Einreise in endemische Gelbfiebergebiete in den tropischen Regionen Afrikas sowie Mittel- und Südamerikas ist eine Gelbfieberimpfung indiziert. Einige Staaten verlangen eine gültige Bescheinigung bei Einreise aus Infektionsgebieten, wobei die Vorschriften in Ländern, in denen zwar das Gelbfiebervirus zur Zeit nicht vorkommt, die übertragende Aedes-Mücke jedoch heimisch ist, besonders streng sind, z. B. Bangladesch, Indien, Pakistan oder Südafrika. Hier kann bereits von Reisenden, die nur als Transitpassagiere aus einem Endemiegebiet kommen, eine Bescheinigung gefordert werden. Manche afrikanische Staaten fordern den Nachweis über eine Gelbfieberimpfung sogar bei der direkten Einreise aus Deutschland.

Die WHO gibt die aktuelle Gelbfieberverbreitung laufend in den „Weekly Epidemiological Records" bekannt.

Der Impfschutz setzt 10 Tage nach der Impfung ein. Nach den internationalen Richtlinien hat die Impfung 10 Jahre Gültigkeit. Näheres siehe Kapitel Gelbfieber.

Autorisierte **Gelbfieberimpfstellen** in Deutschland, Österreich und der Schweiz können bei den zuständigen Gesundheitsämtern oder Ministerien erfragt, oder in reisemedizinischen Fachveröffentlichungen nachgeschlagen werden.

Choleraschutzimpfung: Cholera kommt in bestimmten Gebieten Asiens und Afrikas endemisch vor und tritt seit einiger Zeit auch in vielen Län-

---

* Zu beziehen durch H. Hoffmann GmbH Verlag
An der Stammbahn 53, 14532 Kleinmachnow
Telefon (03 32 03) 30 58 10, Telefax (03 32 03) 30 58 20
Bestellnummer 5063 N

dern Süd- und Mittelamerikas auf. Über das aktuelle Choleravorkommen informiert die WHO ebenfalls in monatlichen Abständen. Die Impfung wird zwar offiziell von keinem Land mehr verlangt, trotzdem kann, z. B. bei Rundreisen, an der Grenze „inoffiziell" eine Bescheinigung gefordert werden. Neben dieser „juristischen" Indikation ist die Impfung nur noch Reisenden mit einem erhöhten Infektionsrisiko anzuraten, z. B. Trekkingurlaubern in Endemiegebieten oder Entwicklungshelfern. Für den „normalen" Touristen müsste die strikte Einhaltung von Hygienemaßnahmen bei Speisen und Getränken zur Prophylaxe ausreichen. Näheres im Kapitel Cholera.

Typhusschutzimpfung: Bei Reisen nach Asien, Afrika oder Südamerika ist die aktive Immunisierung mit Typhusimpfstoff zu empfehlen, insbesondere, wenn ein erhöhtes Infektionsrisiko besteht. Näheres siehe Kapitel Typhus abdominalis.

Impfplan für Auslandsreisen: Bei vielen Reisen ist nicht selten ein gleichzeitiger Impfschutz gegen Gelbfieber, Typhus, Hepatitis A und Tollwut, Hepatitis B und Meningokokken erforderlich. Dazu kommen die sogenannten Grundimpfungen gegen Tetanus, Diphtherie und Poliomyelitis, die unbedingt empfehlenswert, ja notwendig sind – nicht nur für die Reise, sondern auch zu Hause. Studien haben gezeigt, dass Lebendimpfstoffe gleichzeitig verabreicht werden können, ohne dass dies zu einer Erhöhung der Reaktogenität oder einer Verminderung der Immunogenität führt. Dies gilt auch für die Gelbfieberimpfung. Damit wird die Erstellung eines Impfplanes vor der Reise erheblich vereinfacht.

Hepatitis-A-Prophylaxe: Bei den heute zur Verfügung stehenden Hepatitis-A-Impfstoffen reicht eine einzige Impfung bis zum Tag der Abreise aus, um einen belastbaren Schutz zu erreichen. Eine Auffrischimpfung nach sechs bis zwölf Monaten sorgt dafür, dass die Schutzwirkung für etwa 10 Jahre anhält. Stehen vor der Abreise nur wenige Tage zur Verfügung, bietet die Gabe von Standard-Immunglobulin ausreichenden Schutz. Sie kann allein erfolgen oder im Rahmen einer Simultanprophylaxe zusammen mit der 1. aktiven Impfung.

Wenn gleichzeitig eine Impfung gegen Hepatitis B indiziert ist (s. u.), kann auch ein Kombinationsimpfstoff gegen Hepatitis A und B angewendet werden. Dann sind jedoch zwei Impfungen im Abstand von vier Wochen vor der Abreise erforderlich, bevor der Hepatitis A-Schutz einsetzt. Mit „Schnellimmunisierungen" (Tag 0/7/21) kann eine belastbare Immunität offensichtlich ebenfalls erzielt werden.

Hepatitis-B-Schutzimpfung: Vor Aufenthalt in Gebieten mit hoher Hepatitis-B-Inzidenz, z. B. in Teilen Afrikas und Asiens, ist Reisenden, die voraussichtlich engen – auch sexuellen – Kontakt zur einheimischen Bevölkerung haben oder sich für längere Zeit in einem Endemiegebiet aufhalten werden, die aktive Immunisierung zu empfehlen. Bei Einreise sollte die Grundimmunisierung abgeschlossen, möglichst aber die beiden ersten Injektionen verabreicht sein. Weitere Informationen im Kapitel Hepatitis B.

Auch an eine *präexpositionelle Tollwutimpfung* ist vor einem Aufenthalt in Gebieten mit hohem Tollwutvorkommen wie z. B. Indien zu denken. Die Grundimmunisierung (3 Impfungen) muss vor Reiseantritt abgeschlossen sein. Näheres im Kapitel Rabies.

Impfung gegen Meningokokken: Grundsätzlich kann jedes Land mit unterentwickelter Hygiene als potenzielles Meningitis-Gebiet gelten. Der afrikanische „Meningitis-Gürtel" (Endemiegebiet von Dezember bis Juni) erstreckt sich südlich der Sahara vom Sudan bis nach Gambia quer über den gesamten Kontinent. In der Zeit von November bis Mai zählen auch Indien – vor allem Nordindien – und Nepal zu den Endemiegebieten. In Südamerika werden ebenfalls immer wieder Ausbrüche beobachtet. Vor allem Trekkingurlaubern mit engem Kontakt zur Bevölkerung ist bei Reisen in hochendemische Gebiete eine vorbeugende Impfung anzuraten. Die Schutzwirkung setzt 15 Tage nach einer einmaligen Injektion ein und hält drei bis fünf Jahre an.

Die extrem selten notwendigen Impfungen gegen *Pest* oder *Fleckfieber* kommen in Frage, wenn die besondere Arbeitssituation oder die Seuchenlage des Bestimmungsortes sie dringend erforderlich machen bzw. wenn gesundheitsbehördliche Sonderbestimmungen sie vorschreiben. Weitere Informationen in den Kapiteln Pest und Fleckfieber.

Chemoprophylaxe der Malaria: Eine Schutzimpfung gegen Malaria steht derzeit noch nicht zur Verfügung. Daher ist eine – je nach Malariagebiet unterschiedliche – medikamentöse Malariaprophylaxe erforderlich. Zusätzlich müssen die Maßnahmen zur Verhinderung von Mückenstichen beachtet werden. Näheres im Kapitel Malaria.

Allgemeine Hinweise für die Impfpraxis

Reise-Impfplan für Erwachsene (Pauschalreise)

3 Wochen vor der Abreise	Gelbfieber-Impfung (1 ×) **Auffrischimpfung gegen Poliomyelitis** **Typhus-Impfung** (Schluckimpfung 3 × im Abstand von je 2 Tagen, Injektionsimpfung 1×)
2 Wochen vor der Abreise	**Auffrischimpfung gegen Diphtherie und Tetanus (Td)** **1. Hepatitis-A-Impfung***
1 Woche vor der Abreise	**Beginn der Malaria-Prophylaxe**

* 2. Impfung nach 6–12 Monaten)

Reise-Impfplan für Erwachsene (Trekkingreise)

5 Wochen vor der Abreise	Gelbfieber-Impfung (1 ×) **Auffrischimpfung gegen Poliomyelitis** **1. Hepatitis-B-Impfung****
4 Wochen vor der Abreise	**1. Hepatitis-A-Impfung*** **1. Tollwut-Impfung** **Meningokokken-Impfung** (1 ×)
3 Woche vor der Abreise	**Auffrischimpfung gegen Diphtherie und Tetanus (Td)** **2. Tollwut-Impfung** **Typhus-Impfung** (Schluckimpfung 3 × im Abstand von je 2 Tagen, Injektionsimpfung 1 ×)
1 Wochen vor der Abreise	**2. Hepatitis-B-Impfung*** **3. Tollwut-Impfung*** **Beginn der Malaria-Prophylaxe**

* Auffrischimpfung zur Vervollständigung der Impfserie nicht vergessen!
** Bei längerfristigem Aufenthalt oder bei zu erwartenden engen Kontakten zur einheimischen Bevölkerung.

Teil II

Pränatale und perinatale Infektionen

Pränatale und perinatale Infektionen

Allgemeine Grundlagen

Prä- und perinatale Infektionen werden für eine Vielzahl von gesundheitlichen Störungen im Neugeborenenalter verantwortlich gemacht. Allein die virusbedingten Defekte entsprechen der Rate der durch Chromosomenaberrationen verursachten Anomalien.

Im pränatalen Leben kann die Leibesfrucht hämatogen diaplazentar, vaginal aufsteigend oder in seltenen Fällen von endometrischen Herden aus infiziert werden. Der hämatogene Weg ist der bei weitem wichtigste. Bei hämatogen-diaplazentaren Infektionen können Erreger jeder Art aus der mütterlichen Zirkulation in die der Frucht nur unter Ausbildung *plazentarer Nekrose- oder Entzündungsherde* übergehen. Diese Herdbildung beansprucht je nach Erreger, Menge und Geschwindigkeit der Keimeinschwemmung sowie Größe der mütterlichen Antikörperproduktion unterschiedliche Zeit. Die Zeitspanne, die so zwischen Virämie, Bakteriämie oder Parasitämie der Mutter und derjenigen der Frucht vergeht, stellt die pränatale Inkubationszeit dar. Sie ist für den Verlauf und die Folgen der pränatalen Infektionen von großer Bedeutung.

Das Bild einer pränatalen Infektionskrankheit und ihrer eventuellen Restzustände hängt wesentlich vom Alter, d.h. vom *Entwicklungsstadium* der Frucht, ab. Man unterscheidet drei – physiologisch sehr verschiedene – pränatale Lebensabschnitte: die Blastemzeit (erste 3 Wochen), die Embryonalzeit (4.–16. Woche) und die Fetalzeit, wobei die Blastemzeit in diesem Zusammenhang nicht relevant ist, weil die Frucht in dieser frühen Phase von Erregern noch nicht erreicht wird (keine Plazenta, keine Blutzirkulation der Frucht).

In der Embryonalzeit können nur Viren die Plazenta passieren. Die Reaktion des Organismus auf eine Noxe ist in dieser Periode grundlegend anders als in der Fetalzeit. Defektzustände nach Embryopathien können den Charakter von Bildungsfehlern (Missbildungen) haben. In der Fetalzeit können hingegen alle Arten von Erregern die Plazenta passieren. Die Reaktion gleicht prinzipiell der postnatalen, und dies um so mehr, je älter die Frucht ist; auch Defektzustände nach Fetalkrankheiten gleichen denen nach postnataler Erkrankung und sind zumindest nach viralen Infektionen weniger tiefgreifend als nach Embryopathien (Varizellen-Narben, postenzephalitischer Hirnschaden).

Die *pränatale Inkubationszeit* kann zur Folge haben, dass ein Virus – trotz mütterlicher Virämie während der Embryonalperiode der Frucht – diese erst in der Fetalperiode erreicht, wodurch die Folgen entscheidend geringer sind. Die pränatale Inkubationszeit birgt aber auch die Möglichkeit, dass (bei Fetalkrankheiten) mütterliche Antikörper gleichzeitig oder bald nach den Erregern die Frucht erreichen und der Verlauf der fetalen Krankheit entsprechend gemildert wird. Bei hinreichend langsamer Entwicklung des Zottenherdes kann dieser auch saniert werden, ehe er Anschluss an die Zirkulation der Frucht gewinnt. Die Infektion der Frucht unterbleibt ganz.

Alle hämatogen-diaplazentaren Infektionen der Frucht setzen Virämie, Bakteriämie oder Parasitämie bei der Schwangeren voraus. Sie kommen deshalb nur bei Primoinfektion während der Schwangerschaft und nur äußerst selten bei nachfolgenden Graviditäten vor.

IgM-Bestimmung als Screening-Methode: Von den Immunglobulinen IgA, IgG und IgM kann nur das IgG auf den Feten übergehen, während IgM und IgA auf Grund ihres Molekulargewichtes die Plazenta nicht passieren können. Bei einer intrauterinen Infektion ist jedoch die Leibesfrucht in der Lage, IgM selbst zu bilden, nicht aber IgA. Lässt sich daher im Blut des Neugeborenen neben IgG auch IgM nachweisen, so spricht das für eine intrauterine Infektion. Ist aber im Neugeborenenblut auch IgA vorhanden, das ja nur durch ein sog. „Plazentaleck" auf den Feten übergehen kann, so verliert IgM als Hinweis auf eine intrauterine Infektion seine diagnostische Bedeutung.

Bei allen Frühgeborenen, die in den ersten Lebenstagen auffällig sind, sollte daher mit der IgM-Bestimmung nach einer intrauterinen Infektion gefahndet werden. Finden sich erhöhte Werte, sind gezielte Untersuchungen zur weiteren Abklärung erforderlich, z.B. bei Verdacht auf Virusresistenz durch direkten Nachweis viraler DNA aus dem Blut des Neugeborenen.

Virusembryopathie

Das humorale und zelluläre Immunsystem des Embryos ist noch nicht in der Lage, virus-spezifisch zu reagieren. Deshalb bieten Virusembryopathien stets ein ähnlich charakteristisches Bild, unabhängig vom ver-

ursachenden Virus. Histo- und zytopathologisch bietet sich ein einheitliches Bild mit Endothelveränderungen und intravasalen Thromben.
Unterschiede bestehen allerdings hinsichtlich der embryonalen Mortalität (Abortus) und somit der Häufigkeit lebend geborener, aber geschädigter Kinder.
Die bedeutendste Virusembryopathie wurde bisher durch Röteln ausgelöst, was sich allerdings durch Impfprogramme verändert hat.
Nicht durch Rötelnviren verursachte Virusembryopathien (lebend geborene, geschädigte Kinder!) sind weit seltener. Die Gründe sind je nach Virus verschieden: höhere Durchseuchung schon vor dem Gebäralter (Masern, Varizellen, Mumps), höhere embryonale Mortalität (Abortus) durch größere Pathogenität des Virus (Masern, Hepatitis B, Mumps), nur fakultative Virämie der pränatalen Infektion (Mumps, Choriomeningitis) und schließlich Seltenheit der Infektion (Poliomyelitis).

Röteln

Die bekannteste Ursache einer Virusembryopathie sind die *Röteln*. Nur mütterliche Erkrankung in den ersten drei Monaten (sehr selten auch im vierten Monat) führt zum Syndrom der Virusembryopathie.
Klinisch manifeste mütterliche Rubeolen im I. Trimenon haben in etwa 65% eine Infektion der Frucht zur Folge. 30% aller infizierten Embryonen werden geschädigt und davon wiederum nur die Hälfte lebend geboren, der Rest abortiert. Das Risiko einer Frau mit Rubeolen im I. Trimenon, ein lebendes, aber geschädigtes Kind zu gebären, beträgt somit etwa 15%.
Die Wahrscheinlichkeit eines Kindes mit Virusembryopathie nach mütterlichen Rubeolen im I. Trimenon nimmt dabei von 60% bei Erkrankung in der 1.–6. Schwangerschaftswoche, über 25% in der 7–9. Woche, 20% in der 10.–12. Woche und immer noch 10% in der 13.–17. Woche ab.
Auch infizierte, nicht erkrankte Schwangere können das Virus auf die Frucht übertragen. Dies tritt bei mütterlicher Exposition im I. Trimenon jedoch nur in ca. 15% der Fälle ein (gegen 65% bei klinischer Erkrankung) und höchstens 10% dieser Embryonen sind geschädigt (gegen ca. 50% bei Erkrankungen).
Das Vollbild der Virusembryopathie, bestehend aus pränatalem Minderwuchs (small for date), angeborenem Herzfehler, Katarakt mit Mikrophthalmie, Innenohrtaubheit und mentaler Retardation mit Mikro-

Pränatale und perinatale Infektionen 36

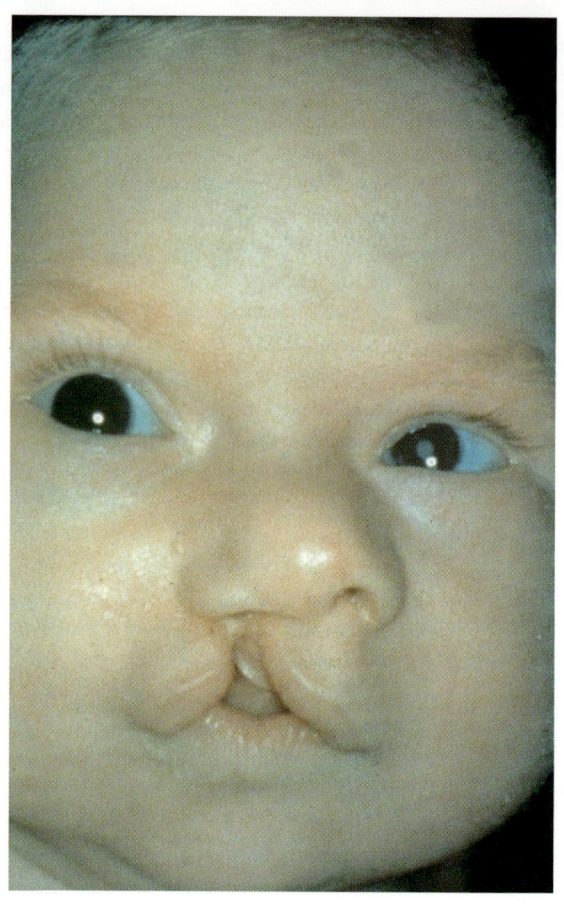

Rötelnembryopathie

zephalie, ist so charakteristisch, dass es von sich aus die ätiologische Diagnose erlaubt. Nicht jeder Fall weist jedoch alle Symptome auf und der Schluss auf die Ätiologie wird um so schwieriger und unsicherer, je unvollständiger das Bild ist. Von prinzipiellem Interesse ist, dass Kinder mit Virusembryopathien auch abnorme Hautleistenmuster aufweisen.

Die Hirnschädigung wirkt sich vor allem auf das psychische Verhalten (Erethismus), weniger intellektuell und gar nicht motorisch aus.

Mütterliche Erkrankung im 2. oder 3. Trimenon kann zwar auch zur Infektion der Frucht und zu fetalen Rubeolen führen; diese heilen aber wie postnatale Infektionen so gut wie immer schadlos ab. Allerdings werden spätere kindliche Verhaltensstörungen (Hyperaktivität u. ä.) mit einem durch fetale Virusinfektionen ausgelösten „minimal brain disease" gelegentlich in Verbindung gebracht.

Einen Sonderfall stellt das *Rubella-Syndrom* dar, das mit Hepatosplenomegalie, Ikterus, thrombopenischer Purpura, gelegentlich auch Enzephalitis, Myokarditis und interstitieller Pneumonie der angeborenen generalisierten Zytomegalie gleicht.

Wie bei allen Virusinfektionen in der Schwangerschaft ist eine Therapie nicht möglich. Bei einer Röteln-Exposition von Schwangeren ohne Röteln-Immunität kann das Risiko einer Fruchtschädigung durch passive Immunisierung mit Röteln-Immunglobulin innerhalb von 5 Tagen nach dem Kontakt vermindert werden.

Die wirksamste Maßnahme zur Verhütung pränataler Röteln-Infektion ist die Masern-Mumps-Röteln-Schutzimpfung aller bisher nicht ausreichend geimpften Mädchen vor der Pubertät sowie aller nicht immunen gebärfähigen Frauen. Um zusätzlich eine Unterbrechung der Infektionsketten zu erreichen, sollen alle Kleinkinder – Mädchen und Knaben – ab dem 12. Lebensmonat und spätestens im 6. Lebensjahr (siehe Impfplan) mit einem Röteln-Kombinationsimpfstoff geimpft werden. Abgerundet wird die Prophylaxe durch die Impfung von nicht immunen Wöchnerinnen. Bei letzteren ist darauf zu achten, dass durch eine Titerkontrolle 3 Monate nach der Impfung der Impferfolg serologisch abgesichert wird.

Zytomegalie

Die Zytomegalie-Virus-Infektion ist die häufigste Ursache einer prä- und perinatalen Erkrankung der Frucht. Auf 1000 Geburten ist mit einem geschädigten Kind zu rechnen.

Obgleich es sich um eine Virusinfektion handelt, gibt es dabei keine Virusembryopathie. Im Gegensatz zu den Röteln sind Schäden durch das Zytomegalie-Virus in allen Stadien der Schwangerschaft möglich, wobei die Infektion im 1. Trimenon häufig zu einem Abort führt.

Die Symptome der konnatalen Zytomegalie entsprechen mit einer seltenen Ausnahme dem Bild einer Fetalkrankheit. Die Ausnahme stellt die in nur wenigen Fällen verifizierte Mikrogyrie dar, die spätestens Ende des 3., Anfang des 4. pränatalen Lebensmonats, also am Ende der Embryonalzeit, entstehen muss. Die wahrscheinlichste Erklärung für das Fehlen von Fällen mit Virusembryopathie-Syndrom ist eine relativ lange pränatale Inkubationszeit.

Die auffälligste, deshalb bekannteste, wahrscheinlich aber nicht die häufigste Manifestationsform angeborener Zytomegalie ist eine Hepatosplenomegalie mit Ikterus und thrombopenischer Purpura, Mikrozephalie eventuell mit typischen periventrikulären Verkalkungen und eventuell auch Chorioretinitis. Etwa drei Viertel der Kinder kommen mit Untergewicht zur Welt, wovon etwa die Hälfte auch wirklich frühgeboren ist.

Bei Geburt können noch biologisch aktive Prozesse gelegentlich bei Vorliegen einer Mikrogyrie eine spätembryonale Infektion beweisen; weshalb solche Fälle nicht intrauterin abheilen, ist unklar.

Neben diesen „charakteristischen" Bildern wurden jedoch auch Fälle ohne Hepatosplenomegalie und thrombopenischer Purpura beobachtet sowie solche mit alleiniger Kombination von Retardierung und Mikrozephalie. Die Häufigkeit solcher Fälle ist unbekannt infolge erschwerter Diagnose (als Neugeborene oft unauffällig, mit zunehmendem Untersuchungsalter rasch abnehmende Chance des Virusnachweises). Solche intrauterinen Defektheilungen dürften die häufigsten sein.

Das Virus kann in 1–2% bei unauffälligen Neugeborenen isoliert werden, aber hiervon nur etwa 10% haben oder entwickeln Krankheitssymptome bzw. Schadenszeichen (Retardierung, Krampfanfälle). Zur Erkrankung der Frucht kommt es meist nur bei Erstinfektion während der Schwangerschaft.

Wegen der sehr hohen Durchseuchung (diaplazentarer Antikörper-Transfer), der nicht seltenen intrapartalen folgenlosen Infektionen und der schon ab dem 5. Lebensmonat rasch zunehmenden subklinischen postnatalen Infektionen ist eine sichere Diagnose am ehesten durch Nachweis zytomegalie-spezifischer IgM-Antikörper oder durch CMV-Nachweis in Urin, Speichel oder Liquor (z. B. PCR) in den ersten Lebenstagen möglich. Der Virusnachweis kann nur im Zusammenhang mit entsprechendem klinischem Bild (Mikrozephalus, Hirnschädigung) als Hinweis auf die Ätiologie anerkannt werden.

Die meisten klinischen Manifestationen heilen spontan aus. Die Enzephalitis führt allerdings fast immer zu irreversiblen Schäden. Therapeutisch wird Ganciclovir mit unterschiedlichem Erfolg eingesetzt.

Eine pränatale Präventivtherapie oder prophylaktische Maßnahmen sind zur Zeit noch nicht möglich.

Hepatitis

Hepatitis-A-infizierte Schwangere erkranken normalerweise nicht schwerer als andere Personen. Fruchtschäden werden dabei nicht beobachtet.

Hepatitis B-Virus wird nur sehr selten intrauterin, sehr häufig perinatal übertragen. Viel häufiger als die klinisch apparente Hepatitis B zum Zeitpunkt der Geburt ist die chronische, oft unerkannte HBV-Infektion der Mutter.

Besonders gefährdet sind Kinder, deren Mütter bei der Entbindung HBeAg-positiv sind. Aber auch Infektionen durch HBsAg-positive, HBeAG-negative Mütter werden beobachtet. Neugeborene von HBsAg-negativen, Anti-HBs-positiven Frauen sind nicht infektionsgefährdet. Die infizierten Säuglinge werden sehr oft HBsAg-Carrier oder erkranken Monate später an chronischer oder akuter Hepatitis. Zur Prophylaxe der Hepatitis B werden Neugeborene HbsAg-positiver Mütter simultan mit Hepatitis-B-Impfstoff und -Immunglobulin behandelt (s. Hepatitis B, S. 203). Laboruntersuchungen des HBsAg-Status gehören inzwischen zur Schwangerschaftsvorsorge.

Hepatitis C: Während der Schwangerschaft oder der Entbindung wird das HCV-Virus auf etwa 5% der Kinder von chronisch infizierten Müttern übertragen. Die Kinder werden ohne Mißbildungen oder Zeichen einer Infektion geboren; das Virus ist bei ihnen aber mindestens über mehrere Jahre persistent und kann aber auf Dauer zur chronischen Hepatitis führen. Stillen ist erlaubt.

Hepatitis-E: Eine Infektion der Mutter führt nach heutigem Wissen zu keinen Schäden beim Kind. Allerdings ist die Sterblichkeit Schwangerer, die an Hepatitis E erkranken, mit 15–30% sehr hoch. Schwangere sollten

Endemiegebiete meiden bzw. besondere Vorsichtsmaßnahmen gegen fäkal-oral übertragbare Krankheiten einhalten.
Hepatitis D-Virus wird nur selten übertragen.

AIDS

Die HI-Viren können sowohl während der Schwangerschaft als auch perinatal auf Kinder HIV-positiver Mütter übertragen werden. Die seltene Infektion in der Embryonalzeit führt zu systemischen Allgemeinveränderungen, wie dies auch von anderen Embryopathien her bekannt ist. Besonders betroffen sind Gesichts- und Schädelbereich, gelegentlich mit Mikrozephalie. Am häufigsten erfolgt wohl die Infektion über das Zervixsekret intrapartal. HIV-infizierte Mütter sollten in Industrieländern nicht stillen, da HIV in der Muttermilch nachgewiesen werden kann.

HIV-Antikörper beim Kind können, von der Mutter passiv übertragen, für etwa 12–15 Monate persistieren, ohne dass bindend der Schluss auf eine kindliche Infektion gezogen werden sollte. Die PCR-Testung sowie der p 24-Antigentest beim Kind ist in den ersten 4 Wochen p.p. unzuverlässig, aber nach etwa 3 Monaten aussagekräftig. In Europa finden sich dann etwa 15% infizierte Kinder bei HIV-positiven Müttern. Die Rate kann durch eine Behandlung der werdenden Mütter und der Neugeborenen mit Azidothymidin (AZT = Zidovudin) sowie Entbindung durch Sectio möglichst vor Wehenbeginn noch weiter auf 2% gesenkt werden.

Parvovirus B19

Der Erreger des Erythema infectiosum (Ringelröteln) führt bei einer Infektion im 2. u. 3. Trimenon in etwa 20% zum Hydrops fetalis, häufig mit nachfolgendem Fruchttod. Dabei entsteht keine klassische Embryopathie, sondern das Virus hemmt die fetale Erythropoese.

Infektionen in der Frühschwangerschaft können zu spontanen Aborten führen. Die pränatale Inkubationszeit kann bis zu 12 Wochen dauern.

Die Diagnose erfolgt über den Nachweis viraler DNA aus mütterlichem Serum und Fruchtwasser und von IgM- und IgG-Antikörpern, auch aus dem Nabelschnurblut des Neugeborenen. Ultraschallkontrollen in regelmäßigen Abständen können gegebenenfalls einen Hydrops fetalis aufzeigen. Bei nachgewiesenen Symptomen soll eine intrauterine Austauschtransfusion durchgeführt werden.

Varizella-Zoster

Ein kongenitales Varizellensyndrom mit den klassischen Symptomen einer Embryopathie ist selten. Die Überlebenschancen für geschädigt geborene Kinder sind schlecht. Die Kinder sterben meist bereits in den ersten 2 Lebensjahren. Eine kongenitale Übertragung des Virus erfolgt nur bei Varizellenerkrankung der Mutter, nicht jedoch bei einer Reaktivierung des Virus in Form eines Zoster.

Kurz vor oder während der Geburt kann sich das Kind bei einer Varizellenerkrankung der Mutter infizieren. Das Neugeborene kann bereits mit Windpocken geboren werden (relativ gute Prognose) oder es erkrankt in den ersten 10 Lebenstagen. Je später das perinatal infizierte Kind erkrankt, um so weniger mütterliche Antikörper kann das Kind übertragen bekommen und um so gravierender ist meist die Erkrankung: Multiple Nekrosen in u. a. Lunge, Nieren, Nebennieren, Thymus, je nach Ausprägung mit schlechter Prognose (Letalität 30%).

Die Diagnose ist leicht bei typischen Varizelleneffloreszenzen und bekannter Erkrankung der Mutter. Beim Kind finden sich meist erhöhte IgM- und IgG-Antikörper-Werte. Therapeutisch muss die Verabreichung von Aciclovir erwogen werden. Prophylaktisch wird der Mutter vor der Geburt VZV-Immunglobulin verabreicht und die Geburt möglichst um einige Tage hinausgezögert. Das Neugeborene erhält ebenfalls direkt nach der Geburt VZV-Immunglobulin (0,5 ml/kg KG).

Zur Vermeidung von Varizellen-Infektionen sollen die seronegativen Frauen im gebärfähigen Alter routinemäßig gegen Varizellen geimpft werden.

Herpesvirusinfektionen

HSV 2 – seltener auch HSV 1 – können zu kongenitalem Herpes führen. Dies tritt vorwiegend bei Primärinfektionen der Mutter, aber auch bei Rezidiven auf. Soweit nicht ein Spontanabort eintritt, werden die Kinder meist mit den typischen Zeichen einer Embryopathie geboren, z. B. Mikrozephalie, Katarakt, Mikrophthalmie, Untergewicht.

Häufiger als kongenitaler Herpes ist die perinatale HSV-Infektion, die als Sepsis (Letalität der disseminierten Form unbehandelt 80–90%) mit Leber-, Nebennieren-, Pankreas-, Herzbeteiligung u. a. verlaufen kann. Auch eine Enzephalitis findet sich bei der disseminierten Form, die unbehandelt fast immer zum Tod führt. Nur etwa 50% der erkrankten Kinder zeigen die typischen Herpesbläschen, so dass bei jeder schweren systemischen Neugeborenenerkrankung und jeder Enzephalitis eine HSV-Erkrankung differentialdiagnostisch erwogen werden muss.

Die Diagnose ist bei Vorhandensein von Herpesbläschen im Genitalbereich der Mutter naheliegend. Da die Mutter jedoch meist asymptomatisch infiziert ist – anamnestisch ist eine Herpesinfektion nur in 10–40% eruierbar –, ist die Diagnose oft erst bei Erkrankung des Kindes möglich: typische Herpesbläschen beim Kind (in ca. 50%), Isolierung des Virus aus Liquor oder Bläscheninhalt, CT, EEG. Therapeutisch soll bereits bei Verdacht auf HSV-Infektion eine Aciclovir-Behandlung eingeleitet werden, die die Prognose nicht nur quoad vitam, sondern auch quoad restitutionem stark verbessert: Letalität nur noch ca. 15%; ca. 50% der frühzeitig behandelten Kinder entwickeln sich neurologisch normal. Prophylaktisch kann bei bekanntem Herpes genitalis der Mutter eine Entbindung der Kinder durch Sectio erwogen werden.

Listeriose

Neben wahrscheinlich zahlenmäßig bedeutenden, aber noch kaum erforschten diaplazentaren Infektionen mit „banalen" Bakterien (Fällen von fetaler Endokarditis, Peritonitis, Osteomyelitis, Pyelonephritis) ist die *angeborene Listeriose* die wichtigste pränatale bakterielle Infektion. Dabei haben Schwangere ein etwa zwölffach höheres Risiko zu erkranken als andere Personen. In der Frühschwangerschaft kann ein Abort eintreten. Die überwiegende Zahl der infizierten Kinder ist frühgeboren und zeigt ein septisches Bild mit Pneumonie und Meningitis, eventuell auch einem papulösen Exanthem. Die Erkrankung ist mit 15–30% Mortalität belastet, ganz selten wurden auch infizierte, klinisch gesunde Neugeborene beobachtet.

Die Zahl der jährlich in Deutschland geborenen geschädigten Kinder wird auf 20–40 Fälle geschätzt. Zur Prophylaxe ist Schwangeren – nicht nur aus diesem Grund – vom Genuss roher Milch und rohen Fleisches abzuraten.

Toxoplasmose

Bei uns besitzt nur etwa die Hälfte der Schwangeren eine Immunität gegen Toxoplasmose. Dabei verläuft eine Infektion in der Schwangerschaft bei etwa 90% der Betroffenen symptomlos. Die Infektion kann in allen Stadien der Schwangerschaft auf das Kind übertragen werden. Dabei geht die Erkrankung in der ersten Hälfte der Schwangerschaft in bis zu 15%, in der zweiten Hälfte in ca. 60% auf das Kind über. In Deutschland rechnet man mit etwa 5600 Erstinfektionen während einer Schwangerschaft, woraus mehr als 1500 Kindsschädigungen pro Jahr resultieren.

Falls es in der frühen Schwangerschaft nicht zum Abort kommt, können folgende Symptome beim Neugeborenen gesehen werden: Enzephalitis oder postenzephalische Symptome, Hydrozephalus, intrazerebrale Verkalkungen, Retinochorioiditis (später mit mentaler Retardierung). Hepatosplenomegalie, Ikterus, Lymphadenitis, Anämie, Purpura, Myocarditis, Pneumonie, Myositis u.a. Gegen Ende der Schwangerschaft ist die Gefahr bleibender Schäden geringer.

Serologische Tests bei der Mutter können den Verdacht auf eine Diagnose sichern (s. Kapitel Toxoplasmose). Klinisch ist die Schädigung des Fetus im Ultraschall ab Ende der 22. Schwangerschaftswoche feststellbar. Labordiagnostisch kann Fruchtwasser mittels PCR auf Toxoplasmose-DNS untersucht werden, in Einzelfällen auch fötales Blut.

Therapeutisch wird bis Ende der 15. Schwangerschaftswoche Spiramycin verabreicht, später eine Dreierkombination von Sulfadiazin, Pyrimethamin und Folinsäure (wöchentliche Blutbildkontrolle!). Damit kann ein Therapieerfolg von 50–60% erreicht werden. Die Dreierkombination wird auch bei infizierten Neugeborenen empfohlen.

Prophylaktisch kann Schwangeren entsprechend dem Übertragungsmodus empfohlen werden, kein halbrohes Fleisch zu verzehren und während der Schwangerschaft keine neuen, insbesondere junge Katzen ins Haus zu nehmen.

Mit sinkender Prävalenz der Infektion bei Frauen im gebärfähigen Alter (abgesunken in 2 Jahnzehnten von 50% auf 30%) erhöht sich damit das Risiko einer Erstinfektion in der Schwangerschaft!

Durch eine frühe Diagnostik und gegebenenfalls Therapie der Schwangeren kann eine pränatale Infektion des Kindes praktisch ausgeschlossen werden, wie die Erfahrung eines 25jährigen Bekämpfungsprogrammes in Österreich gezeigt hat.

Im Hinblick auf die positiven Resultate in anderen Ländern (Österreich, Dänemark, Frankreich) wird die Ausdehnung der Mutterschaftsrichtlinie auf generelle Toxoplasmose-Untersuchungen auch von der deutschen Kommission „Toxoplasmose u. Schwangerschaft" gefordert.

Choriomeningitis, lymphozytäre (LCM)

Die durch Kontakt mit infizierten Tieren (Tier-Ausscheidungen) verursachten Infektionen können in der Frühschwangerschaft zum Abort führen; pränatal überstandene Infektionen enden häufig mit zerebralen Schäden wie Hydrocephalus und Chorioretinitis.

Schwangere sollten möglichen Infektionen aus dem Wege gehen, indem sie jeden Kontakt mit kleinen Haustieren wie Mäusen, Meerschweinchen und Goldhamstern vermeiden.

Eine Behandlung der Schwangeren mit dem sonst empfohlenen Ribavirin entfällt, da dieses mutagen wirkt.

Syphilis

Kongenitale Syphilis wird bei uns nur noch selten gesehen, wobei zwischen früher kongenitaler Lues (blasige Hautläsionen, generalisierte Lymphadenopathie mit Hepatosplenomegalie, Greisengesicht, geistiger Retardierung, Meningitis, Choreoretinitis u. a.) und Spätformen (Hutchinson-Trias: parenchymatöse Keratitis, Zahnfehlbildung, Taubheit) unterschieden wird. Die Diagnose und Therapie beim Neugeborenen entspricht der bei Erwachsenen (siehe Kapitel Syphilis).

Teil III

Infektionskrankheiten und Infektionsschutz

AIDS – Acquired Immunedeficiency Syndrome
Erworbenes Immunschwäche Syndrom

Krankheitsbild
Im Ablauf der HIV Infektion sind beim Erwachsenen zeitlich folgende Phasen zu unterscheiden.

a) Inkubationsphase

Die Zeit zwischen Infektion und dem Auftreten von Krankheitszeichen beträgt bei 5–20% der Neuinfizierten 2 bis 6 Wochen.

b) Akute HIV Krankheit

Im Anschluss an die Inkubationsphasen können unspezifische Krankheitszeichen auftreten, die einem grippalen Infekt oder dem akuten Bild einer infektiösen Mononukleose ähneln.

c) Klinische Latenzphase

Oft verläuft die Initialphase der Infektion symptomlos und die Zeit bis zum Auftreten von AIDS kann zwischen 2 Monaten bis 20 Jahren variieren. Klinische Beschwerden fehlen fast völlig. An immunologischen Markern findet sich eine verminderte CD4-Zellzahl und erhöhte Gamma-Globuline. In dieser klinischen Latenzphase ist der Nachweis von Anti-HIV ein wichtiger Hinweis auf die bestehende Infektion und die Bestimmung der HIV-Menge ein Mass für die Agressivität des Virus und die supprimierende Funktion des Immunsystems. Die klinische Latenzphase ist das Stadium A der 1993 CDC Klassifikation.

d) Lymphadenopathie Syndrom (LAS) und/oder
AIDS related complex (ARC)

Im Anschluss an die Latenzphase kann ein Stadium der Lymphadenopathie (LAS, ARC) folgen, das in der Regel über Monate andauert. Dieses Krankheitsstadium ist gekennzeichnet durch persistierende Lymphknotenschwellung, undulierendes Fieber unklarer Genese, Gewichtsverlust, Durchfälle, Müdigkeit und Leistungsabfall. Häufig tritt als Zeichen eines beginnenden Immundefektes eine orale Infektion mit Candida albicans auf. Die HIV Infektion kann im Stadium LAS/ARC über Jahre stabil bleiben oder innerhalb von Wochen bis Monaten in das Vollbild der Immunschwäche, d. h. AIDS, übergehen. LAS/ARC ist etwa das Stadium B der 1993 CDC Klassifikation.

e) AIDS

AIDS ist das Spätstadium der HIV Infektion. AIDS liegt bei Erwachsenen dann vor, wenn bei HIV infizierten Patienten folgende Symptome auftreten:

– schwere opportunistische Infektionen, teils mit atypischer Alterszugehörigkeit, teils mit atypischen Krankheitsbildern bzw Verlaufsformen und/oder atypischen Lokalisationen, wie z. B. CMV-Retinitis, Zoster durch VZV und Infektionen mit atypischen Mykobakterien.

– und/oder Kaposi-Sarkomen oder seltenen Tumoren, wie EBV-induzierten Lymphomen, Non-Hodgkin Lymphomen, aggressiv wachsenden Cervix-Carcinomen bei Frauen

– und /oder progredienter HIV-Enzephalopathie

– und/oder HIV-induzierter Kachexie

Das AIDS-Stadium wird nach der CDC-Klassifikation als *Stadium C* bezeichnet.

Typische Erkrankungen sind rezidivierende oder persistierende Infektionen mit Pneumocystis carinii (Pneumonien), Toxoplasma gondii (Hirnabszesse), Mykobakterien (typische und atypische Tuberkulose), Cryptococcus neoformans (Encephalitis), Candida albicans (Oesophagitis, Mundsoor), und Infektionen mit Viren der Herpes-Gruppe, wie CMV, EBV, VZV und HHV-8, die auslösen: Pneumonie, Retinitis, Colitis; Haarzell-Leukoplakie, Lymphome; Zoster; Kaposi-Sarkom.

Infektionen aller Organe mit jedem Erreger in allen Stadien sind möglich. Prädilektionsstellen sind die Schleimhäute von Lunge und Gastrointestinaltrakt, und das Gehirn.

Ein Teil der Erkrankten entwickelt Tumoren wie Lymphome oder kutane oder viscerale Kaposi-Sarkome.

Nach der CDC Klassifikation wird auch die CD4-Zellzahl mit in die Einordnung einbezogen. Die drei Gruppen werden durch Zahlen bezeichnet, 1 mit CD4 Zellen von > 500 / µl, 2 mit 499 bis 200/µl und 3 mit einer Zellzahl von < 200/µl. Asymptomatisch mit wenig veränderten CD4-Zellen wäre das Stadium A1, AIDS mit den oben beschriebenen Superinfektionen normalerweise C3.

Durch die generelle Einführung der quantitativen Virusmenge (viral load, Viruslast) als Parameter hat sich eine weitere Verfeinerung der Einteilung ergeben. Werte von < 50 cop/ml (HIV-RNA Kopien pro ml) bedeuten keine flagrante HIV-Vermehrung, wobei in einzelnen Foci im Lymphknoten HIV durchaus weiter replizieren kann.

Werte von 10 000 bis 50 000 cop/ml bedeuten eine therapiebedürftige Situation der Immunschwäche. Werte dazwischen müssen individuell und über die Zeit in ihrer Relevanz beurteilt werden.

HIV hat einen Tropismus für Lymphozyten, Makrophagen und Nervenzellen. Neurologische Komplikationen sind gravierende Komplikationen. Sie können in jedem Stadium auftreten. Etwa die Hälfte der HIV-Infizierten entwickelt im Verlauf ihrer Infektion neuropsychiatrische Symptome, 10 bis 30% von ihnen vor Auftreten der Immunschwäche oder opportunistischer Infektionen (sog. Neuro-AIDS). Viele dieser Patienten klagen im frühen Stadium über Kopfschmerzen, Vergesslichkeit, Konzentrationsmangel und psychomotorische Verlangsamung. Die neurologischen Symptome können spontan zurückgehen, besonders bei begonnener antiretroviraler Therapie. Mikrogliazellen und Astrozyten des Gehirns bleiben latent infiziert, sodass jederzeit neurologische Ausfälle auftreten können. Der weitere Verlauf der ZNS- Infektion ist geprägt durch Verwirrtheit und Apathie, später durch das klinische Bild einer präsenilen Demenz und progressive Hirnatrophie. Die teilweise als AIDS-Demenzkomplex bezeichnete subakute Encephalitis stellt die häufigste Neuromanifestation bei Immunschwäche dar. Von den HIV-induzierten Manifestationen im ZNS muss man die sekundären durch opportunistische Infektionen, besonders durch Toxoplasma (Abszesse) und Papovavirus (progressive multifokale Leukencephalopathie) und ihre Begleitoedeme ausgelöst, unterscheiden.

Prognose

Die Prognose für Patienten mit opportunistischen Infektionen ist therapieabhängig. Bei Immunschwäche muss bis zum Lebensende eine medikamentöse Prophylaxe eingehalten werden. Ab Diagnosestellung AIDS beträgt die Sterblichkeit 100% in einem Zeitraum von 2–7 Jahren, der endgültige Effekt der Vierfach-Therapie sollte abgewartet werden. Eine relativ günstige Prognose zeigen behandelte (Chemotherapeutikum in Liposomen verpackt) Kaposi-Sarkome trotz der bestehenden Immunschwäche.

HIV Infektion in der Schwangerschaft
Der Anteil der HIV infizierten Schwangeren ist in Deutschland im Promille-Bereich. Weniger als 5% der Neugeborenen dieser Mütter sind HIV infiziert, wenn eine AZT (Retrovir®) oder Efavirenz (Sustiva®) Prophylaxe im letzten Trimenon und Entbindung durch Kaiserschnitt vorgenommen wird. Da HIV über Muttermilch übertragen wird, sollten die Neugeborenen nicht gestillt werden.

HIV Infektion bei Kindern
Bei etwa 60% der infizierten Kinder beträgt die Zeit von Geburt bis Auftreten HIV spezifischer Symptome wenige Monate bis 3 Jahre. Wie bei erwachsenen AIDS-Patienten ist bei immungeschwächten Kindern das ZNS in hohem Mass am Krankheitsgeschehen beteiligt. Kaposi-Sarkome treten selten auf und das Spektrum der opportunistischen Infektionen ist umgebungsabhängig. EBV kann eine interstitielle Pneumonie und Lymphome auslösen. Bei bestehender Immunschwäche sind Kinder besonders anfällig für bakterielle Infektionen, die häufiger auftreten und schwerer verlaufen als bei erwachsenen AIDS-Patienten.

Häufigkeit und Verbreitung

Das erworbene Immunschwäche-Syndrom wurde 1981 erstmals in USA beschrieben. Zur Zeit sind weltweit etwa 4.5 Millionen AIDS-Fälle, darunter 1.5 Millionen Kinder, aufgetreten. Die wirkliche Zahl dürfte höher liegen. Die Zahl der HIV-Infizierten dürfte 10mal höher sein als die Zahl der AIDS-Fälle. Im Jahr 2000 werden 40 Millionen HIV-Infizierte erwartet. Man rechnet mit etwa 6 Mio. Neuinfektionen jährlich.

HIV-1 ist weltweit verbreitet. Gebiete mit hoher Prävalenz sind Zentralafrika, Nordamerika, Karibik, Südeuropa, Osteuropa und Südostasien. HIV-1 Gruppe O hat sein Epicenter in Kamerun und angrenzenden Staaten. HIV-2 findet sich vorwiegend in Westafrika, Mocambique, Westeuropa und Indien.

Verbreitungsmodus
HIV wurde in verschiedenen Körperflüssigkeiten wie Blut, Liquor, Sperma, Muttermilch und Speichel nachgewiesen. Der Nachweis in Urin und Tränenflüssigkeit bleibt zweifelhaft. Die Übertragung erfolgt durch:
- Sexualkontakt
- Blut

AIDS – Acquired Immunedeficiency Syndrome

– vertikal (Mutter, Kind)

Aus epidemiologischer Sicht geschieht die Ausbreitung von HIV im wesentlichen durch sexuellen Intimkontakt. Hauptbetroffene in Nordamerika und Europa sind männliche Homosexuelle; in Afrika sind es Heterosexuelle, in Südostasien und Süd- und Osteuropa Heterosexuelle und Drogeninjizierende. Bei der Injektion von Drogen besteht die Kontaminationsgefahr durch gemeinsame Benutzung von Nadeln und Spritzen und durch mit Blut kontaminierten Stoff.

Die iatrogene Übertragung von HIV durch Transfusion von Blut bzw. zelluläre und plasmatische Blutbestandteile in Deutschland ist heute durch Vortestung der Spender und Inaktivierungsverfahren weitgehend ausgeschlossen. Das Restrisiko für zellhaltige Blutpräparate liegt bei weniger als 1 in 1 Million.

Die materno-fetale Übertragung ist praenatal, perinatal und postnatal über das Stillen möglich. Tierische Vektoren wie Mücken, Wanzen etc. sind bei der HIV Übertragung nicht bekannt und nach allem Wissen und den epidemiologischen Daten höchst unwahrscheinlich.

Ätiologie

Erreger: Humanes Immunschwächevirus (HIV)

Vom menschlichen Immunschwächevirus sind 2 Typen bekannt, HIV-1 und HIV-2. Eine Genomanalyse im Hüllprotein ENV zeigt zwischen beiden Viren nur eine Homologie von 40%. 1990 wurde eine weitere HIV-1 Gruppe beschrieben. Das Virus zeigt ausgeprägte strukturelle Unterschiede zu den bisher bekannten HIV-1 Subtypen. Dieser neue Subtyp wurde von Patienten aus Kamerun isoliert und Gruppe O genannt. Neben Gruppe O gibt es innerhalb der Gruppe M die Subtypen A bis K, und die Gruppe N. Stammbaumanalysen zeigen, dass Gruppe O entwicklungsgeschichtlich mit Gruppe N-Viren zusammenhängt und der Ursprung wahrscheinlich im Schimpansen liegt.

Die Zielzellen von HIV sind hauptsächlich die T-Helfer/Induktor-Zellen (T4- oder CD4-Zellen) und Monozyten/Makrophagen. Durch spezifische Wechselwirkung zwischen Virushüllglykoprotein und dem CD4-Rezeptoren und weiteren Corezeptoren (Chemokin-Rezeptor 4 und 5, synonym mit CXCR4 oder Fusin und CKR 5) kommt es zur Anheftung des HIV an die Wirtszelle. Von HIV werden Mikrogliazellen des ZNS und Colonzellen befallen. Makrophagen und T-Helfer-Zellen bilden einen wesentlichen Teil der zellulären Immunantwort. Die Infektion dieser Zellen hat eine Vielzahl von Funktionsstörungen zur Folge. Da abhängig vom Zellaktivierungsgrad nur etwa jede 100ste T-Helfer-Zelle mit messbaren Mengen von HIV infiziert ist, werden neben den direkten zytopathogenen Wirkungen des HIV noch verschiedene indirekte Pathomechanismen, wie z. B. Nekrose und Apoptose induzierend, die alle letztlich zum Zelltod führen, diskutiert:

– Bildung von Riesenzellen (Synzytien) durch Fusion infizierter mit nicht infizierten Zellen

– Bildung und Reifung immuninkompetenter Zellen durch Abbauprodukte des HIV mit hormonartiger und Zytokin-ähnlicher Wirkung

– Autoimmunreaktion gegen nichtinfizierte T-Helfer-Zellen und anderen Zellen auf deren Membran Virusproteine, wie z. B. gp120 oder p24, exprimiert werden

Dauer der Ansteckunsfähigkeit

Alle HIV infizierten Patienten sind lebenslang über Blut und Sexualverkehr infektiös, auch wenn unter einer effektiven antiretroviralen Therapie die Virusmenge auf 0 Kopien pro ml Plasma gefallen ist.

Inkubationszeit

Bei der Inkubationszeit von AIDS müssen zwei Phasen unterschieden werden:

a) Infektion mit HIV und serologische Latenz

Dies ist gleichzusetzen mit der akuten Phase der HIV Infektion und dem diagnostischen Fenster. Bei der Mehrzahl der Infizierten kommt es zu einer relativ prompten Antikörperantwort nach 4–6 Wochen. Eine Antikörperantwort nach > 3 Monaten oder sogar nach Jahren tritt nur bei primär gestörter Immunantwort auf. Die Mehrzahl der publizierten Fälle einer sehr späten Serokonversion beruht auf falschen Laborbefunden.

> *b) Infektion mit HIV und klinische Latenz*
> Die Zeit bis zum Ausbruch der klinischen Symptome der Immunschwäche kann von mehreren Monaten bis theoretisch zu 25 Jahren reichen. Frühe klinische Symptome sind entweder die Akutkrankheit oder LAS und ARC.

Differentialdiagnose

Im Rahmen der differential-diagnostischen Überlegungen sollten andere Ursachen für eine zelluläre und humorale Immunsuppression ausgeschlossen werden.

Bei Patienten mit Fieber und Lymphadenopathie sollten andere virale Erkrankungen wie CMV (Cytomegalievirus) oder EBV (Epstein-Barr-Virus), aber auch bakterielle Infektionen mit Treponemen und Mykobakterien, mykotische oder chronische protozoale Infektionen ausgeschlossen werden. Zur Differentialdiagnose gehören weiter Neoplasien, besonders bei Vorliegen von Neutropenie, Lymphopenie oder Thrombozytopenie, und Intoxikationen wie mit Schwermetallen oder pflanzlichen Produkten.

Vor allem bei paediatrischen AIDS-Fällen müssen angeborene und genetisch bedingte Immunschwächen in die Differentialdiagnose einbezogen werden. Dies sind Hypo- und Agammaglobulinaemie, Di-George-Syndrom, Ataxia teleangiectasia (Wiskott-Aldrich-Syndrom), das Bruton-Syndrom und der schwere kombinierte Immundefekt (SCID). Ferner können Immunschwächen Adenosin-Desaminase-Defizienz, Purin-Nukleosid-Phosphorylase-Defizienz auslösen und Störungen der spezifischen Phagozytose-Aktivität (Duncan-Syndrom, Job-Syndrom) und schließlich Komplement-Defekte, die mehr als C2 und C4 Mangel beinhalten. Bei Kindern und Erwachsenen ist ferner an Immunschwächen, die durch immunsuppressive Therapie, lymphoretikuläre Erkrankungen und chronische, schwere Unterernährung verursacht wurden, zu denken.

Opportunistische Infektionen und/oder Neoplasien bei bestehendem zellulären Immundefekt zusammen mit einem positiven anti-HIV Test beweisen AIDS. Bei klinischem und anamnestischem Zweifel bringt die Bestimmung der CD4-Zellzahl zügig Abklärung. Bei Kindern sind vorhandene HIV-Antikörper nach dem 18.–21. Lebensmonat ein deutliches Zeichen einer bestehenden HIV-Infektion.

Immunität

Trotz des Vorhandenseins von HIV-neutralisierenden Antikörpern und gegen HIV-Komponenten gerichteten cytotoxischen T-Zellen verläuft die Infektion stets progredient. Im Vollbild von AIDS wurde bisher eine Rekonstitution der Immunkompetenz nicht beobachtet. Fast alle Patienten versterben nach der Diagnose-Stellung AIDS ohne Therapie in wenigen Jahren. Dieser Trend hat sich unter der 'Triple-Therapie' bzw 'Vierfach-Therapie' bei einem Teil der Patienten geändert.

Labordiagnostik

Die Diagnostik der HIV Infektion verläuft über den Antikörpertest und den Virusnachweis.

a) Antikörpernachweis

Der Zeitpunkt des Auftretens spezifischer Antikörper (Serokonversion) gegen HIV ist individuell verschieden und abhängig von der Geschwindigkeit des HIV-Wachstums und dem Reifegrad des Immunsystems. Die vorhandenen Angaben schwanken zwischen 4–8 Wochen. Bei einigen Personen, bei immunsupprimierten Patienten und mit Tests der 1. Herstellungsgeneration, trat die Serokonversion erst nach 12 Monaten auf. Bei über 99,9% der frisch mit HIV-Infizierten sind Antikörper (Anti-HIV IgM und Anti-HIV IgG) 3 Monate post infectionem mit hohem Titer nachweisbar. Die HIV-Antikörper bleiben lebenslang nachweisbar. Eine mögliche Ausnahme hiervon ist die schwere Immunsuppression durch die HIV-Infektion und die Adsorption der Antikörper an das zirkulierende HIV im Stadium AIDS.

a a) *Screening tests*

Für das primäre Testen (Suchtest) von Blutspendern und Infizierten auf Anti-HIV hat sich für die Routinediagnostik der ELISA bewährt. Diese Tests haben neben einer hohen diagnostischen Spezifität (wenig falsch positive Ergebnisse) vor allem eine hohe Sensitivität (möglichst wenig falsch negative Ergebnisse). Die Sensitivität ist hoch in der Frühphase der Infektion und bei AIDS, also in den zwei Phasen in denen die Antikörpertiter niedrig sind.

Für das primäre Testen werden Kombinationstest verwendet, die Antikörper aller Immunglobulinklassen erkennen und Antigene aller relevanten HIV-Typen und Subtypen enthalten. Neu entwickelte Tests erkennen anti-HIV und das p24-Antigen gleichzeitig.

Da die Diagnose anti-HIV positiv, d.h. HIV-infiziert von grosser Tragweite für den Patienten und seine Umgebung ist, muss jeder initial reaktive ELISA-Befund durch einen Bestätigungstest (Immunoblot/Westernblot) und eine zweite unabhängig entnommene Blutprobe bestätigt werden.

a b) *Bestätigungstest*

Die Bestätigung eines ELISA-reaktiven Ergebnisses erfolgt meist mit dem Immunoblot (Westernblot). Eine Bestätigung ist bei Erfahrung und ausreichender Sensitivität auch mit dem Immunofluoreszenztest möglich. Mit der Verwendung der Kombination Suchtest und Bestätigungstest ist die Möglichkeit der Erstellung eines falschen Ergebnisses minimiert. In Entwicklungsländern hat sich die Bestätigung mit 3 ELISA verschiedener Antigen-Zusammensetzung bewährt.

Ein negatives Testergebnis besagt, dass Antikörper gegen HIV nicht nachgewiesen worden sind. Wenn sie in einer so geringen Menge vorhanden sind, dass sie ausserhalb der Testsensitivität liegen wie z. B. in der serologischen Latenzphase, schliesst das negative Ergebnis die HIV-Infektion nicht aus. Je nach Zeitpunkt des Risikokontaktes zum Erwerb der HIV-Infektion sollte der Test innerhalb von 3 Monaten wiederholt oder ein Nukleinsäure- Nachweis durchgeführt werden.

b) Virusnachweis

b a) *Nachweis des HIV p24-Antigens*

Das Stukturprotein des inneren Viruskerns hat ein Molekulargewicht von 24 000 Dalton (p24) und kann über einen ELISA nach Detergenzlyse des HIV-Partikels nachgewiesen werden.

Der p24-Antigen-Test wurde zur Frühdiagnose bzw. als prognostischer Marker bei Fortschreiten der HIV-Infektion eingesetzt. Seine Sensitivität für die Früherkennung von HIV-infizierten Blutspendern ist nach der Kosten-Nutzen-Relation nicht ausreichend. Heute ist der p24-Antigen

Test für die Betreuung der AIDS-Patienten durch die Nukleinsäure-Nachweistechniken (NAT) ersetzt worden.

bb) *Virusisolierung*

Aus Sicherheitsgründen kann eine HIV-Isolierung nur in dafür spezialisierten Labors (S3 Bedingungen nach DIN) durchgeführt werden. Dazu werden die Lymphozyten des Blutes isoliert, mit Lymphozyten von nichtinfizierten Patienten costimuliert und die Virusproduktion im Kulturüberstand bestimmt durch

– Bestimmung des p24-Antigens
– Aktivität der reversen Transcriptase nach Konzentrieren und Lyse der Viruspartikel.

c) Nukleinsäurenachweistests (NAT - nucleic acid testing)

Beide Formen von HIV-Nukleinsäuren, RNA des Viruspartikels und provirale integrierte DNA aus z. B. Lymphozyten, können hochempfindlich, d. h. bis zu 5 Kopien pro Testansatz, nachgewiesen werden. Als Methoden stehen zur Verfügung: PCR- Polymerase-Kettenreaktion, NASBA – nucleic acid sequenced based amplification assay, die sog. isothermische Amplifikation, TMA – transcription mediated amplification und der b-DNA Test - branched DNA amplification assay, der sog. multi-Primer-multi-Sonden-Test. Die Durchführung der NAT bleibt speziellen Untersuchunganforderungen vorbehalten, z. B. Festellen der vertikalen Infektionsübertragung (Mutter-Kind), sehr frühe Phase der HIV-Infektion mit therapeutischer Indikation zur Minderung des Schadens, Abklärung von HIV-Doppelinfektionen oder HIV-Subtypen, Quantifizierung der Virusmenge in Plasma und Liquor cerebrospinalis, und zu forensischen Zwecken, um Infektionsketten abzuklären.

Beratung: Nationales Referenzzentrum für Retroviren
Leitung: Prof. Dr. B. Fleckenstein (s. S. 480)

d) Weitere diagnostische Maßnahmen – anamnestische Hinweise

Neben der virologischen Diagnostik können anmnestische Besonderheiten, sowie klinische und immunologische Untersuchungen für die HIV-Erkrankung entscheidende Hinweise geben. Unerklärte, generalisierte Lymphadenopathien, chronische Diarrhoen, Gewichtsverlust, Atemnot und ungewöhnliche, opportunistische Infektionen bestimmen

AIDS – Acquired Immunedeficiency Syndrome

das Bild von AIDS. Hautläsionen sind durch Biopsie mit der Fragestellung Kaposi-Sarkom oder andere Tumoren abzuklären. Rezidivierende CMV-Infektionen führen zu retinalen cotton-wool Exsudaten und bei Nichtbehandlung zur Blindheit. Persönlichkeitsveränderungen, Ataxien, Krampfanfälle und andere neurologische Symptome können bei bekannten Risikofaktoren einen Hinweis auf die vorliegende HIV-Infektion geben.

Bei Kindern äußert sich die HIV-Infektion in einer Verzögerung der normalen geistigen und körperlichen Entwicklung, besonders häufig in Minderwuchs.

Neben den genannten klinischen Symptomen können immunologische und haematologische Veränderungen, wie z. B. Lymphopenien, Verminderung der zellulären Immunantwort auf recall-Antigene, Verminderung der CD4-Zellen und des CD4/CD8-Quotienten, Thrombopenie und Hypergammaglobulinaemie weitere diagnostische Hinweise erbringen. Erhöhung der Plasmaspiegel von Neopterin, β2-Mikroglobulin, Thymosin oder des säurelabilen Alpha-Interferons treten im Verlauf der Erkrankung auf.

Anamnestische Risikofaktoren sind multiple Sexualpartner, männlich wie weiblich, Drogeninjektionen, Bluttransfusionen vor 1985 in Europa oder auch später im asiatischen oder afrikanischen Ausland, und erst die Gabe machen sie zum Risiko.

Behandlung

Weit über 200 Substanzen und Therapieverfahren zur Behandlung der HIV-Infektion bzw. von AIDS sind entwickelt bzw. klinisch erprobt worden. Neben der Hemmung der Virusvermehrung werden immunologische Rekonstitutionen nach Zufuhr von Mediatoren wie Interleukin 2, Immunstimulantien, Immunmodulation durch Impfung mit gp120/gp160 oder Gabe von Thymosinderivaten und eine Vielzahl von Naturstoffen geprüft. Geblieben sind wenige Langzeit-wirksame Substanzen und ein Großteil Hoffnung bei Infizierten und Behandlern.

a) Spezifische Behandlung

a a) *Inhibitoren der reversen Transkriptase (RT)*

Neben dem Azidothymidin (AZT, ZDV – Retrovir®) sind DDI (Didesoxyinosin, Didanosin – Videx®), DDC (Didesoxycytidin – Hivid®), 3TC (Lamivudin – Epivir®), D4T (Didehydrodesoxythymidin – Zerit®), ABC (Abacavir – Ziagen®) als Nukleosidanaloga zugelassen. Unter den Nichtnukleosid- reverse-Transkriptase (NNRT)-Inhibitoren sind erhältlich das Nevirapin (Viramune®), Efavirenz (Sustiva®), das Delavirdin (Respectovir®). Alle Substanzen verzögern die Replikation von HIV-1, jedoch ist keine ohne Nebenwirkungen. Kombinationen von mehreren RT-Inhibitoren sind notwendig, um eine schnelle Resistenzentwicklung gegen Einzelsubstanzen zu vermeiden. Die Monotherapie, mit welchem Medikament auch immer, ist unter allen Umständen zu vermeiden. Kombinationen, die die Virusvermehrung einschränken bzw. unterbrechen, führen zu einer verlängerten Lebensdauer, verbessern den Allgemeinzustand und verringern die Zahl der auftretenden opportunistischen Infektionen. Übelkeit, Kopfschmerzen, Muskelschmerzen, Schlaflosigkeit sind häufig auftretende Nebenwirkungen. Anaemie, Leukopenie, Pankreatitis und Hyperurikämie können vorkommen. Unter einer effektiven Therapie bildet sich ein Teil der Kaposi-Sarkome zurück.

a b) *Inhibitoren der Protease (PR)*

Derzeit erhältlich sind Saquinavir (Invirase®), Indinavir (Crixivan®), Ritonavir (Norvir®), Nelfinavir (Viracept®), Amprenavir (Agenerase®). Nebenwirkungen sind Unwohlsein, Durchfall, Appetitlosigkeit u. a. bis hin zu Nierensteinen. Autohämolytische Anämie ist berichtet worden. Bei Langzeiteinnahme kann sich das Lipodystrophie-Syndrom einstellen, mit Verschieben des Körperfetts in die Stammregion, Hypercholesterinaemie und Diabetes mellitus. Eine Monotherapie nur mit PR-Inhibitoren ist nicht zu empfehlen, da zwischen den einzelnen PR-Inhibitoren schnell Kreuzresistenzen auftreten.

Die empfohlene Triple-Therapie umfasst normalerweise zwei RT-Inhibitoren und einen PR-Inhibitor, denen bei Bedarf noch ein NNRT-Inhibitor zugegeben werden kann. Wenn Patienten diese Kombination einnehmen, und zusätzlich noch Medikamente z. B. zur Prophylaxe von Pneumocystis-Pneumonie oder Toxoplasmose einnehmen, müssen täglich zu vorgegebenen und verschiedenen Zeiten mehr als 20 Tabletten eingenommen werden.

b) Symptomatische Behandlung

Eine Behandlung der verschiedenen opportunistischen Infektionen ist durch spezifische Chemotherapie möglich. Vor allem Pneumocysytis carinii-Infektionen sind häufig und können durch Pentamidin-Inhalationen oder besser Cotrimoxazol-Einnahme verhindert werden. Nebenwirkungen dieser Behandlung sind Exantheme, Granulozytopenie, Leberzellschädigung, Nephritis und auch Übelkeit. Pentamidin kann zu Niereninsuffizienz, Granulozytopenie und Hypotension führen. Zur Therapie der Herpes simplex und Varizella-zoster-Virus-Infektionen steht Aciclovir (Zovirax®) für die Cytomegalievirus-Infektionen Ganciclovir (Cymevene®), Foscarnet (Foscavir®) und andere Medikamente zur Verfügung.

Mykobakterien müssen wie HIV mit einer Dreifach- oder Vierfach-Therapie angegangen werden. Gegen atypische Mykobakterien wirken Rifampicin und Clarithromycin.

Daunorubicin oder andere cytostatisch wirkende Medikamente verpackt in Liposomen führen zumindest zeitweise zu einem Einschmelzen der Tumoren, mit Rezidiven muss jedoch gerechnet werden. Anti-Herpes-Substanzen gegen die Infektion mit HHV-8 sind mit wechselndem Therapieerfolg beschrieben worden.

Bei paediatrischen Patienten mit AIDS führt die hochdosierte Immunglobulin-Therapie zu klinischer Besserung. Die Frequenz der opportunistischen Infektionen wird vermindert, die Überlebenszeit verlängert. Ohne anti-retrovirale Therapie ist die Überlebenschance der infizierten Kinder gering.

c) Schutzimpfungen

Jede Impfung führt zu einer Immunstimulation und ist teils verbunden mit einer Erhöhung der Virusmenge in Blut und Lymphknoten. Jede Impfung sollte deswegen nur unter dem Schutz antiretroviraler Medikamente gegeben werden. BCG-Impfung führt bei Immungeschwächten zur Tuberkulose und darf nie geimpft werden. Alle Lebendimpfungen sollen vermieden werden; sie sind bei Abwägung des Risikos einer Infektion allerdings weniger gefährlich als die Infektion mit dem Wildvirus.

AIDS – Acquired Immunedeficiency Syndrome

Die Poliovirus-Impfung soll mit dem Impfstoff von Salk durchgeführt werden. Bei Geburt von Kindern HBsAg-positiver Mütter – zusätzlich zur HIV-Infektion besteht eine HBV-Infektion – ist wie üblich die Simultanimpfung mit HBV-Immunglobulin (passive Impfung) und die aktive Impfung durchzuführen.

Bei vollausgebildetem Krankheitsbild sind alle Schutzimpfungen zu unterlassen.

Für das Überleben der Kinder ist wichtig, dass während der Schwangerschaftsvorsorge auf die Gefahr der HIV-Infektion beim Ungeborenen hingewiesen wird, damit mit der bisherigen AZT-Therapie und Entbindung durch Kaiserschnitt die kindliche Infektionswahrscheinlichkeit auf unter 5% gesenkt werden kann.

Absonderung und Quarantäne: Aufgrund der oben beschriebenen Infektionsmodi ist nur bei Vorliegen von opportunistischen Infektionen wie z. B. Tuberkulose eine Absonderung erforderlich. Bei gelegentlichen Kontakten mit AIDS-Patienten oder HIV-Infizierten besteht kein unmittelbares Infektionsrisiko für die Umgebung. Eine Exposition mit Blut sollte vermieden werden. HIV-Infizierte, die opportunistische Infektionen hatten, sollten einer engmaschigen, ärztlichen Kontrolle unterzogen werden. Sie dürfen kein Blut, Sperma oder Organe spenden. Sie müssen auf ihre Infektiosität beim Sexualverkehr hingewiesen werden, ebenfalls dass sie beim Weiterreichen von Spritzen zum Drogenkonsum andere infizieren. Aus Sicherheitsgründen sollten Utensilien, die mit Blut verschmiert sein können, wie Rasierapparat, Zahnbürste etc. nur von einer Person benutzt werden.

AIDS – Acquired Immunedeficiency Syndrome

Beim Sexualverkehr sollte mechanischer Schutz immer verwendet werden. Frauen, deren Partner HIV-infiziert ist, sollten bei gewollter Schwangerschaft auf das HIV-Infektionsrisiko des Neugeborenen hingewiesen werden.

Maßnahmen bei Ansteckungsverdächtigen:

Weitere Maßnahmen als die genannten sind nicht erforderlich. Auf die besondere Gefährdung durch ungeschützten Sexualverkehr und Blut ist hinzuweisen.

Weitere Maßnahmen der Seuchenbekämpfung:

Meldepflicht: In Deutschland besteht keine Meldepflicht für AIDS- oder die HIV-Infektion. Über das Robert Koch-Institut werden AIDS-Fälle anonym nach Bundesregionen und über die Labormeldepflicht – ebenfalls anonym – die neu diagnostizierten HIV-Infektionen gemeldet. Der epidemiologische Überblick durch dieses System ist zufriedenstellend. Seit 1997 bis heute (2000) infizieren sich jährlich in Deutschland 2000–3000 Personen neu mit HIV, etwa 60% über homosexuellen Verkehr, 15% über heterosexuellen und 15% über Drogenkonsum.

Impfprophylaxe

Eine Impfung gegen die HIV-Infektion steht nicht zur Verfügung. Wegen der genetischen Heterogenität der Viren, Typen und Subtypen, und wegen der Ausbildung von nur schwach neutralisierend wirkenden Antikörpern ist in naher Zukunft mit einem prophylaktisch wirkenden Impfstoff nicht zu rechen.

Die Versuche durch therapeutische Impfstoffe, die gp120 oder gp160 von HIV-1B enthielten, eine Steigerung der Immunantwort gegen HIV und die Produktion von gegen breitere Epitope im gp120 wirksamen Antikörpern im Infizierten zu erzeugen, haben keinen Erfolg gehabt.

Passive Immunisierung

Wirksame Immunglobuline zur passiven Immunisierung oder Infektionsprävention stehen nicht zur Verfügung. Anti-HIV-Applikation zur Minderung der Symptomatik bei AIDS-Patienten haben keinen klinisch nachweisbaren nutzbringenden Effekt.

Andere prophylaktische Maßnahmen

Erkrankte sollten zum eigenen Schutz vor Superinfektionen, auch wenn es nur Erkältungskrankheiten sind, Menschenansammlungen meiden und z. B. auf Tropenreisen verzichten.

Durch Änderung des Sexualverhaltens und der Praxis der Drogeninjektion vor allem bei homosexuellen Männern und Drogenabhängigen kann das Risiko einer HIV-Übertragung deutlich eingeschränkt werden. Durch die geringe Umweltstabilität von HIV reichen alle lizensierten Desinfektionsmittel aus, um Infektionen durch blutverschmierte Gegenstände oder Schmierinfektionen auszuschliessen. Durch den Gebrauch von Einmalmaterial auch bei Spritzen und Kanülen kann bei der ärztlichen Behandlung eine Übertragung von HIV, wie auch der Hepatitisviren, ausgeschlossen werden.

Die Gefahr der HIV-Übertragung durch Blut ist in Deutschland epidemiologisch unbedeutend. Durch Spenderselektion und Testen auf HIV Antikörper ist das verbleibende Risiko geringer als 1 in 1 Million Spenden, verglichen mit einer täglichen HIV-Übertragungsrate von durchschnittlich 7 Infektionen im privaten Bereich.

Die Gefahr der HIV-Übertragung durch zelluläre Blutprodukte ist etwa gleich wie die durch Blut. Die Gefahr der HIV-Übertragung durch Plasmaprodukte ist durch die vorhandenen Inaktivierungsschritte auf nicht mehr berechenbar gering zurückgegangen. Die Inaktivierung von HIV lässt sich durch Hitzeeinwirkung und durch Solvenz-Detergenz-Behandlung durchführen.

Immunglobuline zur intramuskulären Injektion haben auch vor der Einführung von Inaktivierungsverfahren keine HIV-Infektionen übertragen.

Deutschland und Nordeuropa haben für die Möglichkeit der HIV-Übertragung durch Blut einen höheren Standard erreicht als andere Länder in Süd- und Osteuropa. Besonders in Zentralafrika und Südostasien ist der Sicherheitsstandard geringer. Dieser in Deutschland erreichte hohe Standard lässt sich ohne einen nicht zu vernachlässigenden finanziellen Aufwand nicht aufrecht erhalten. Wie für Hepatitis C-Virus eingeführt, werden in Zukunft auch für HIV die Nukleinsäure-Nachweis-Verfahren zur Steigerung der Sicherheit eingeführt werden.

Adenovirus-Infektion

Krankheitsbild

Adenoviren können folgende Krankheiten verursachen:

a) *Pharyngokonjunktivitis* (PCF = Pharyngo-Conjunctival Fever) mit der Trias: Fieber, Tonsillopharyngitis mit lokaler Lymphknotenschwellung, Konjunktivitis. Außerdem können Kopfschmerzen, Rhinitis, Husten und Leibschmerzen auftreten, Krankheitsdauer 3–5 Tage. BSG ist normal oder nur wenig erhöht.

b) *Akute, respiratorische Erkrankung* (ARD = Acute Respiratory Disease) zeigt alle Abstufungen vom banalen Infekt, Nasen-Rachen-Katarrh bis zu Bronchitis und Pneumonie. Häufig findet man eine Beteiligung des Magen-Darm-Traktetsbilds (Durchfall, Erbrechen). Der Beginn ist grippeähnlich. Krankheitsdauer ca. 10 Tage.

c) Epidemische Keratokonjunktivitis und Konjunktivitis follicularis. Übertragung durch Tonometer des Ophthalmologen möglich. Das zweite Auge wird meist etwas später und leichter befallen. Häufig Mitbeteiligung der Kornea.
d) Diarrhoen bei Säuglingen und Kleinkindern, evtl. Invagination.
e) Akute hämorrhagische Zystitis (Typen 11 und 12).
f) Exantheme, Hepatitis, Mitbeteiligung des ZNS.

Häufigkeit und Verbreitung

Der Mensch ist das Hauptreservoir. Eine bemerkenswerte Besonderheit ist die Fähigkeit der Adenoviren, im adenoiden Gewebe für längere Zeit zu überleben. Dort dürfte auch die eigentliche Infektionsquelle zu suchen sein. Bei den endemischen Typen (1, 2, 5, 6) ist die Durchseuchung hoch, Erkrankungen treten jedoch nur sporadisch auf. Häufig Spätsommer und Herbst.
Bei Kleinkindern sind im Falle akuter Gastroenteritiden nach dem Rotavirus meist Adenoviren der Typen 40 und 41 verantwortlich.

Adenovirus-Infektion

Ätiologie
Erreger: Adenoviren, etwa 5 Typen.
Infektionsquellen sind oft die Schwimmbäder. Typ 8 ist verantwortlich für epidemische Keratokonjunktivitis. Etwa 5% aller Atemwegserkrankungen werden durch Adenoviren verursacht.

Ansteckungsmodus (Infektionsquelle): Die Ansteckung erfolgt vorzugsweise über den Respirationstrakt, seltener über den Gastrointestinaltrakt. In der Augenklinik epidemisches Auftreten der durch Typ 8 verursachten Keratokonjunctivitis gefürchtet.

Dauer der Ansteckunsfähigkeit
Während der ersten 4 Krankheitstage ist die Ansteckungsgefahr am größten, Viren können aber über 10 Tage an der Pharynxwand nachgewiesen werden.

Inkubationszeit
5–7–10 Tage.

Differentialdiagnose
a) Streptokokken-Angina, inf. Mononukleose, Herpangina, Diphtherie.
b) Andere „Erkältungskrankheiten", durch RS-, Reo-, Rhino-, Corona-Viren bedingt, außerdem Influenza, Ornithose, Q-Fieber.
c) Bakterielle und Chlamydien-Konjunktivitis, bei hämorrhagischer Konjunktivitis Infektionen mit Coxsackievirus A 24.

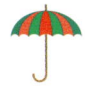

Immunität
Adenovirus-Infektionen hinterlassen eine lange typenspezifische Immunität. Zweiterkrankungen in einer Saison sind dann durch einen anderen Typ bedingt.

Labordiagnostik
Erregernachweis

a) Zur Virusisolierung in Zellkulturen eignet sich
Probenmaterial: Abstriche, Sekrete, Stuhl, Urin, Gewebeproben.

Für die Virusisolierung eignen sich verschiedene permanente Zelllinien. Die Ausbildung eines cytopathogenen Effektes reicht allerdings nicht zur Diagnosestellung aus. Die Identität des Isolats wird mit genusspezifischen Antikörpern im Immunfluoreszenztest bestätigt.

b) Antigennachweis

Vor allem im Immunfluoreszenztest

c) Nukleinsäurenachweis (in Geweben)

für die laufende Diagnostik ohne Bedeutung. Schwerpunkt Epidemiologie.

Antikörpernachweis: Auch zur Typenspezifizierung möglich.

Ein Antikörpertiteranstieg bei Untersuchung eines Serumpaares mit Hilfe verschiedener Nachweisverfahren bestätigt serologisch die Diagnose.

Konsiliarlaboratorium: PD Dr. F. Adrian (s. S. 488).

Behandlung

unspezifische symptomatische Maßnahmen, bei bakteriellen Sekundärinfektionen Antibiotika und Sulfonamide.

Bei schweren Verlaufsformen Immunglobulin-Präparate.

Seuchenbekämpfung und andere prophylaktische Maßnahmen

Meldepflicht bei gehäuftem Auftreten im Krankenhaus. Bei Säuglingen und Kleinkindern Einzelunterbringung erforderlich. Bei epidemischem Auftreten der Keratokonjunktivitis durch Adenovirus Typ 8 in Augenkliniken wird Isolierung der erkrankten Patienten empfohlen.

Sterilisation der augenärztlichen Instrumente zur Vermeidung der Keratokonjunktivitis.

Formol-inaktivierte Mischvakzinen und Lebendimpfstoffe aus attenuierten Viren in Erprobung.

Aktinomykose

Krankheitsbild

Der Erreger ist ein normaler Angehöriger der Mundflora und des Magen-Darm-Kanals und gilt als fakultativ pathogen. Durch Fermente von Begleitbakterien kann es zu einer chronisch-entzündlichen Granulationswucherung kommen, deren Eiter sich durch Fisteln entleert. Je nach Sitz dieser Geschwulst spricht man von einer zervikofazialen Form, einer thorakalen und einer abdominalen Form. Alle neigen zu Abszedierungen und Ausbreitung in andere Gewebe mit entsprechenden Verdrängungs- oder Kompressionserscheinungen. Durch hämatogene Ausbreitung können auch andere Organe einbezogen werden (Niere, Urogenitalsystem, Knochen). Soweit Drüsen sichtbar sind, ist die Diagnose leicht.

Häufigkeit und Verbreitung

Trotz der großen Verbreitung des Erregers seltene Erkrankung.

Ätiologie

Erreger: Actinomyces israelii. Von den an der Erkrankung mitwirkenden Begleitbakterien ist besonders der Actinobacillus actinomyceten-comitans zu erwähnen.

Ansteckungsmodus (Infektionsquelle)

Dauer der Ansteckunsfähigkeit	Inkubationszeit
Solange massiv infektiöses Material produziert wird, besteht auch eine Ansteckungsfähigkeit, obwohl Übertragungen von Mensch zu Mensch selten sind.	Da nicht eindeutig bestimmbare Faktoren (Gewebsverletzungen) bei der Entstehung der Erkrankung mitwirken, kann auch die Inkubationszeit nicht festgelegt werden.

Meist endogene „Infektion", deren Ursache noch unbekannt ist. A. israelii gehört wahrscheinlich zur normalen Mundflora. Kariöse Zähne, Tonsillenkrypten beherbergen A. isr. in einem beträchtlichen Maße (bis 50%).

Aktinomykose

Differentialdiagnose
Lungentuberkulose, Nocardiose, bösartige Tumore.

Immunität
Auffällig, dass Kleinkinder nicht erkranken. Welcher Faktor für das Entstehen der Erkrankung zu beschuldigen ist, bleibt rätselhaft.

Labordiagnostik
a) Mikroskopie
Untersuchungsmaterial: Fisteleiter
Im nach Gram gefärbten Quetschpräparat finden sich fädige, verzweigte Bakterienzellen.
b) Kultur
Kulturelles Wachstum kann bis zu einigen Wochen benötigen.

Konsiliarlaboratorium: Prof. Dr. K. P. Schaal (s. S. 482).

Behandlung
Penicillin G i.v. in hohen Dosen für 4–6 Wochen, dann Phenoxypenicillin oral für 2–6 Monate oder bei Penicillin-Allergie Doxycyclin i.v. Auch andere Antibiotika wie Imipenem, Ceftriaxon o. Clindamycin sind wirksam. Bei Mischinfektionen zusätzlich Doxycyclin oder bei Anaerobiern Metronidazol.

Seuchenbekämpfung und andere prophylaktische Maßnahmen
Mundhygiene, besonders nach Zahnextraktion oder anderen Eingriffen in der Mundhöhle.

Amoebiasis (Amöbenruhr)

Krankheitsbild
a) intestinale Amoebiasis
Dickdarmentzündung, häufig mit geschwürigen Veränderungen, charakterisiert durch Diarrhoe und Obstipation. Oft Schleim und Blut enthaltender, schaumiger Stuhl.
Die Symptomatik reicht von milden gastrointestinalen Beschwerden über perianale, perirektale und extraperitoneale Infiltration bis zu Darmperforationen. Tendenz zur Chronizität und zu Rezidiven.
b) extraintestinale Amoebiasis
Leberabszess als gefürchtete Komplikation (in 15%) durch hämatogene Aussaat. Seltener pleuropulmonale Amoebiasis mit Abszessbildung in der Lunge.

Häufigkeit und Verbreitung
In den Tropen außerordentlich verbreitet, etwa 40 Millionen Erkrankungen im Jahr. In Übergangszonen nur im Sommer und meist in milder Verlaufsform. Epidemien sind möglich durch verseuchtes Trinkwasser.

Ätiologie
Erreger: Entamoeba histolytica von unterschiedlicher Virulenz.
Ansteckungsmodus (Infektionsquelle): Genuss von Lebensmitteln, Obst, Salat, Wasser usw., die mit Amoebenzysten kontaminierten, menschlichem oder auch tierischem Kot verunreinigt sind. Die infektiöse Zyste verwandelt sich im Darm zu einem Trophozoiten. Die von diesem gebildeten neuen Zysten werden über den Stuhl wieder ausgeschieden.

Dauer der Ansteckunsfähigkeit	Inkubationszeit
Während der Dauer der Erkrankung; besonders auch durch symptomlose Dauerausscheider.	Wenige Tage bis zu einigen Monaten. Ausscheidung von Amöben bis etwa 2 Wochen nach einer Infektion.

Amoebiasis (Amöbenruhr)

Differentialdiagnose

Bazillenruhr (heftiger, fieberhafter Beginn), Gardiasis, Balantidienruhr (Protozoen-Infektionen). Amöben-Leberabszess gegenüber Hepatitiden, intestinale Bilharziose, Hydatidose, maligne Tumoren.

Immunität

Es gibt Hinweise darauf, die auch zur Entwicklung eines Impfstoffes anregten.

Labordiagnostik

Erregernachweis

a) Mikroskopie

Direkter Nachweis der Entamoeba-Trophozoiten oder -zysten im nativen, noch körperwarmen Stuhl. Der morphologische Nachweis im Stuhl gelingt allerdings nicht immer und erlaubt auch keine Unterscheidung zwischen E. histolytica (pathogen) und E. dispar (apathogen).

b) Antigennachweis

Enzymimmunoassay: Auf der Basis polyklonaler Antikörper ist der Nachweis eines Membranproteins von E. histolytica möglich.

Antikörpernachweis: Bei der invasiven Amoebiasis kommt es zur starken Antikörperbildung. Nachweis mittels IFT

Negative oder grenzwertige Befunde eines Erstserums sollten weitere Untersuchungen in kurzen Zeitabständen nach sich ziehen.

Eine Differenzierung von Entamoeba histolytica und E. dispar ist im Stuhl über Elisa möglich.

Konsiliarlaboratorium: Prof. Dr. B. Fleischer (s. S. 486).

Behandlung

a) unspezifische

Bei schweren Infektionen Bettruhe, Flüssigkeits- und Elektrolytersatz.

b) spezifischer Erfolg abhängig von einer exakten Diagnose des vorliegenden Infektionstyps.

In allen Fällen, einschließlich Leberabszess: Metronidazol i.v Mittel der Wahl. Die intestinalen Formen sind danach mit Diloxanitfuroat zu eliminieren. Für lokale Anwendung Paromomycin.

Amoebiasis (Amöbenruhr)

Behandlung der Zystenausscheider mit Metronidazol oder Phanquinon.

Seuchenbekämpfung und andere prophylaktische Maßnahmen
Wöchentliche Stuhluntersuchungen für 3 Wochen.
Erkrankte und Ausscheider dürfen nicht in Lebensmittelbetrieben oder in Trinkwasserversorgungsanlagen beschäftigt werden oder tätig sein.
Erkrankte oder Erkrankungsverdächtige dürfen Schulen und ähnliche Gemeinschaftseinrichtungen so lange nicht betreten, bis eine Weiterverbreitung der Krankheit nicht mehr zu befürchten ist.
Laufende Desinfektion ist zweckmäßig. Zur Vernichtung der Zysten sind nur thermische Verfahren wirksam.
Vorsicht bei rohen Speisen (Obst, Salat) in endemischen Gebieten. Nur abgekochtes Wasser genießen.

Ancylostomiasis (Hakenwurmbefall)

Krankheitsbild
Hautsymptome durch Eindringen der Larven, später Hustenreiz und Halsschmerzen; Eosinophilie. Darmerscheinungen meist gering. Bei starkem Befall schwere Anämie. Die Infektion kann auch unter dem Bild einer ekzematösen Vulvitis verlaufen.

Häufigkeit und Verbreitung
Verbreitet in feuchtwarmen Zonen. In manchen tropischen Gebieten Infektionsrate 50–80%. Nicht selten bei Gastarbeitern aus dem Mittelmeergebiet.

Ätiologie
Erreger: Ancylostoma duodenale und Necator americanus, geringe Unterschiede. Necator ist in den Tropen heimisch, während A. duodenale an kühlere Gebiete und die trockenere Jahreszeit adaptiert ist.

Ansteckungsmodus (Infektionsquelle)
Eier werden mit dem Stuhl ausgeschieden; die Larven entwickeln sich auf dem Erdboden, bohren sich in die intakte, unbedeckte Haut (vorzugsweise der Füße). Auf dem Blutweg gelangen sie in die Lunge, von hier über Bronchien zum Pharynx, werden geschluckt und kommen in den Darm, wo sie zu geschlechtsreifen Würmern heranreifen. Sie ernähren sich durch Blutsaugen an der Darmschleimhaut. Ein Wurm saugt etwa 0,03–0,15 ml Blut pro Tag.

Dauer der Ansteckunsfähigkeit	Inkubationszeit
Beginn etwa einen Monat nach der Infektion für die Dauer der Krankheit; die Larven überleben einige Wochen in feuchtwarmer Erde.	Etwa 5–6 Wochen nach der Infektion erscheinen die ersten Eier im Stuhl, gleichzeitig auch gastro-intestinale Symptome. Anämie nach Wochen bis Monaten.

Ancylostomiasis (Hakenwurmbefall)

Differentialdiagnose
Andere Wurmerkrankungen; Anämien anderer Genese; Asthma, Bronchitis; Duodenalulzera.

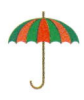

Immunität
Während der Adoleszenz wird eine progressiv schützende Immunität erworben. Auch im Tierversuch konnte eine partielle Immunität gegen Ancylostomen induziert werden.

Labordiagnostik
Erregernachweis
a) Mikroskopie
Nachweis der Eier im Stuhl mit SAF-Verfahren (Sodium Acetate, Acetic Acid, Formaldehyde).
b) Larvenauswanderungsverfahren

Behandlung
a) unspezifische
Anämiebehandlung, in Notfällen Bluttransfusion (cave Herzinsuffizienz).
b) spezifische
Mebendazol, Phenylendiisothiocyanat.

Seuchenbekämpfung und andere prophylaktische Maßnahmen
Hygienische Maßnahmen und Tragen von festem Schuhwerk in endemischen Gebieten. Kontrolle und Behandlung von Gastarbeitern und Asylanten aus dem Süden und feuchtwarmen Ländern.
Für den therapeutischen Einsatz in Endemiegebieten oder für die Massenprophylaxe Tetrachloraethylen (oral 0,1 ml/kg Körpergewicht bis zu einem Maximum von 5 ml) oder Bepheniumhydroxynaphthoat (5 g oral an 3 aufeinander folgenden Tagen).

Anthrax (Milzbrand)

Krankheitsbild
1. Milzbrand der Haut (90–95%).
Inokulationsinfektion, flohstichartiger Primärinfekt, Ausbildung eines schmerzlosen Karbunkels mit Umgebungsödem und schmerzhafter Lymphdrüsenschwellung. Ulcera mit bläulich-schwärzlicher Schorfschicht. Prognostisch ungünstig sind Lokalisationen im Gesicht und am Hals.

2. Lungenmilzbrand
Seltene Inhalationsinfektion. Beginn schlagartig mit Bronchitis und Bronchopneumonie, hohem Fieber, Schüttelfrost, blutigem Auswurf, Pleuraexsudat.

3. Darmmilzbrand
Selten; heftiges Erbrechen, blutige Durchfälle, starke Kopf- und Gliederschmerzen. Peritoneale Reizsymptome. Beteiligung von Leber und Milz, häufiger Übergang in Peritonitis, Sepsis mit Kreislaufversagen.

4. Die verschiedenen Verlaufsformen des Milzbrandes können sich beliebig miteinander vermischen.

Häufigkeit und Verbreitung
Ubiquitär, sporadisches, vom veterinärhygienischen Standard abhängiges Vorkommen.

Ätiologie
Erreger: Bacterium anthracis, grampositive Stäbchen, Bambusstabform. Bei anaerober Fäulnis, bes. bei hoch sommerlichen Temperaturen, schnell zu Grunde gehend. In Gegenwart von Sauerstoff Bildung von Sporen (Dauerform).

Ansteckungsmodus (Infektionsquelle)
Indirekt mit Milzbrandsporen durch Kontakt mit Fell oder tierischem Produkt. Eingangspforte kleine Hautverletzungen. Einatmen von sporenhaltigem Staub führt zu Lungenmilzbrand.

Anthrax (Milzbrand)

Dauer der Ansteckunsfähigkeit	Inkubationszeit
Keine Übertragung von Mensch zu Mensch. Sporen (in Fellen, Häuten, Wolle) können Jahrzehnte infektionstüchtig bleiben.	2–3 Tage, mitunter nur Stunden.

Differentialdiagnose
Hautmilzbrand: Gewöhnlicher staphylokokkenbedingter Karbunkel, Kuhpocken, Erysipel, Rotz, Pest. Lungenmilzbrand: Bronchitis, Pneumonie anderer Genese.

Immunität
Noch nicht übersichtlich. Meist dauerhafte Immunität, Reinfektionen kommen aber vor.

Labordiagnostik
Erregernachweis
Beim Kranken: aus Bläschenflüssigkeit (lokale Läsion), Eiter, Blut (Septikämie), Stuhl (Darm) und Sputum (Lungenmilzbrand), Operationsmaterial.
Bei Leichen: Milz, Lunge, Darmschlingen, Herzblut.
Bei verdächtigen Schlachttieren: Organe (vor allem Milz), Häute, Borsten, Haare.

a) Mikroskopie
1. Direktpräparat
Grampositives Stäbchen, typische „Bambusstabform".
2. Kulturpräparat
B. anthracis ist unbeweglich („hängender Tropfen").

b) Kultur und Tierversuch
Kultur auf flüssigen und festen Nährböden (anspruchslose Keime), biochemische Typisierung.
Tierversuch ist möglich.

Anthrax (Milzbrand)

Behandlung

a) unspezifische: bei Hautmilzbrand Ruhigstellung des betreffenden Körperteils, Schutzverband.

b) spezifische: Beginn hochdosiert mit Benzyl-Penicillin (bei Erw. tgl. 20 Mill. E, bei Kindern 0,5 Mill. E/kg), bei Penicillin-Allergie: Doxycyclin tgl. 0,2 g, Cephalosporine sind ebenfalls wirksam. Therapiedauer 2–4 Wochen. Sollten Penicilline und Tetracycline unwirksam sein: Ciprofloxacin i.v.

Absonderung und Quarantäne:	Behandlung der Patienten in Isolierstation, Verbandsmaterial verbrennen.
Maßnahmen bei Ansteckungsverdächtigen:	Absonderung vom Erkrankten und Desinfektion.
Weitere Maßnahmen der Seuchenbekämpfung:	Meldepflicht bei Verdacht, Erkrankung und Tod von Tier und Mensch. Absonderung kranker Tiere, spezifische Kadaverbeseitigung, Desinfektion, verseuchte Weiden aufforsten. Vermeidung der Einschleppung verseuchter Tierprodukte durch Importsperren aus verdächtigen Zonen. Strenge arbeitshygienische Maßnahmen. Zulassung nach Krankheit: Nach Abklingen der klinischen Symptome.

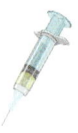

Impfprophylaxe

Wird für bestimmte Berufsgruppen in einigen Ländern empfohlen.

Passive Immunisierung

Entfällt.

Andere prophylaktische Maßnahmen

Bei Lungenmilzbrand Mundschutz des Pflegepersonals. Bei Exposition 0,2 g Doxycyclin oder Ciprofloxacin oral.

Ascariasis (Spulwurmbefall)

Krankheitsbild
Bei leichtem Befall häufig symptomloser Verlauf. Bei massivem Befall kommt es zu kolikartigen Leibschmerzen, Appetitlosigkeit und Diarrhoe. Durch Zusammenballungen von Wurmmassen kann es zu einem Okklusionsileus kommen. Gallenkoliken bei Befall des Ductus choledochus. Ebenso können toxisch-allergische, insbesondere Urtikaria, u. U. auch neurotoxische Reaktionen, gesehen werden. Eine Reizbronchitis wird oftmals während der Lungenpassage beobachtet. Blutbild: Eosinophilie.

Häufigkeit und Verbreitung
Weltweit, jedoch häufiger in Landgebieten mit Kopfdüngung. Hohe Befallsraten vorwiegend bei Kindern zwischen dem 5. und 9. Lebensjahr und bei Gastarbeitern aus südlichen Ländern.

Ätiologie
Erreger: Ascaris lumbricoides, 15–25 cm lang, rund.
Ansteckungsmodus (Infektionsquelle)
Unreife Eier gelangen im menschlichen Kot auf die Erde, hier erfolgt die Reifung. Aufnahme per os durch verschmutzte Hände, Spielzeug, Gemüse usw. Die Larven verlassen im Dünndarm ihre Eihülle, durchbohren die Darmwand, wandern auf dem Blutwege über Lunge, Trachea in den Pharynx, von hier durch den Schluckakt wieder in den Darm. Hier wachsen sie zu geschlechtsreifen Parasiten aus.

Dauer der Ansteckunsfähigkeit	Inkubationszeit
Etwa 6 Wochen nach Infektion, über die Dauer des Befalls. Die Lebensdauer des Wurmes liegt in der Größenordnung von etwa einem Jahr. Die in frischen Faeces enthaltenen Eier sind nicht infektiös.	Bronchialsymptome nach 10–12 Tagen; geschlechtsreife Parasiten werden 6–8 Wochen nach der Infektion im Darm gefunden. Die Eier benötigen 4–6 Wochen zur Reifung.

Ascariasis (Spulwurmbefall)

Differentialdiagnose

Andere Wurmerkrankungen; Appendizitis; Leber- und Gallenerkrankungen anderer Genese.

Immunität

In manchen Fällen wird eine gewisse Resistenz gegen Wurmerkrankungen beobachtet.

Labordiagnostik

Erregernachweis

Mikroskopischer Nachweis charakteristischer Eier im Stuhl nach SAF-Anreicherung.

Behandlung

a) unspezifische

Bei Darmokklusionen Absaugung, evtl. chirurgischer Eingriff.

b) spezifische

Mebendazol oral;

Pyrantelembonat oral.

Seuchenbekämpfung und andere prophylaktische Maßnahmen

Sauberkeit, übliche Desinfektions- und Reinigungsverfahren. Vermeiden von Kopfdüngung und Abwässer-Oberflächenverrieselung; abgegangene Würmer müssen verbrannt werden.

Aspergillose

Krankheitsbild
Das klinische Erscheinungsbild einer Aspergillose ist sehr vielgestaltig. Es reicht von Überempfindlichkeitsreaktionen der Haut- und Bronchialschleimhäute über Kolonisierung der oberen Atemwege, des Ohres, der Nägel bis zu systemischem Befall. In einer vorbestehenden Lungenzyste oder Kaverne kann es zur Bildung eines Pilzballens kommen – dem Aspergillom. Besiedelung und Infektion mit Aspergillus gilt als opportunistische Infektion bei immunsupprimierten Patienten (Cortison, Cytostatika, AIDS).

Häufigkeit und Verbreitung
Aspergillus spp. sind weltweit verbreitet. Sie sind prinzipiell Saprophyten; der mikrobiologische Nachweis ist jedoch immer verdächtig.

Ätiologie
Erreger: Aspergillus-Spezies bestehen aus etwa 200 Arten. Pathogenetisch bedeutsam sind vor allem A. fumigatus, A. flavus und A. niger.
Ansteckungsmodus (Infektionsquelle)
Alle häufig human-pathogenen Aspergillus spp. sind in unserer Umwelt ubiquitär verbreitet. Die Infektion erfolgt über die Inhalation von Aspergillus-Sporen.

Dauer der Ansteckunsfähigkeit	Inkubationszeit
Da der Erreger ein Saprophyt ist, stets gegeben.	Nicht bekannt.

Differentialdiagnose
Dermatitis, Ekzem, obere Atemwegsinfekte, Pneumonie.

Immunität
Nicht bekannt.

Aspergillose

Labordiagnostik

Erregernachweis

Aus Haut, Abstrichen (Mund, Rachen, Vagina), Sputum, Exsudaten, Stuhl.

a) Mikroskopie

Nachweis von typischen Hyphen und Konidiophoren.

b) Kultur

Anzüchtung auf verschiedenen Nährböden möglich.

Antigennachweis im Serum mit der ELISA-Technik.

Konsiliarlaboratorium: PD Dr. R. Kappe (s. S. 486).

Behandlung

a) unspezifische

eventuell Reduktion einer immunsuppressiven Therapie. Ein Aspergillom muss chirurgisch saniert werden.

b) spezifische

Amphotericin B in Kombination mit Flucytosin in voller Dosis. Bei Versagen liposomales Amphotericin B als Monotherapie, versuchsweise auch Itraconazol.

Seuchenbekämpfung und andere prophylaktische Maßnahmen

Immunglobulin-Substitution bei immunologischem Defekt. Im Bereich immunologisch gefährdeter Patienten keine Zimmerpflanzen (Topferde häufigste Erregerquelle im Krankenhaus).

Bei gehäuftem Auftreten im Krankenhaus Meldepflicht.

Astrovirus-Infektion

Krankheitsbild
Akute Gastroenteritis, mit Übelkeit, Erbrechen, Diarrhoe, Fieber und abdominalen Schmerzen. Ein Teil der Erkrankungen verläuft mit unspezifischen Symptomen. Die Erkrankung verläuft in der Regel milde und dauert etwa 1–4 Tage, häufig (bis zu 40% der Infektionen) inapparent, jedoch mit Virusausscheidung.

Häufigkeit und Verbreitung
Weltweit verbreitet, nur als Erkrankung von Kindern beobachtet; bei diesen wurden Astrovirus-Infektionen als Ursache von etwa 4–9% der Gastroenteritiserkrankungen nachgewiesen, vielfach bei Gastroenteritisausbrüchen, insbesondere als Nosokomialinfektion auf Säuglings- und Kinderstationen. Vorkommen: das ganze Jahr hindurch, mit Häufung in den Wintermonaten.

Ätiologie
Erreger: Zur Familie der Astroviridae gehörende, im Durchmesser 26–30 nm große Viren mit +ss RNS, ca. 6,8 Kb groß; Capsid einfach aufgebaut, ikosaederförmig mit „Sternstruktur"; sehr resistent gegen Umwelteinflüsse. Bis heute sind 7 Serotypen bekannt.

Ansteckungsmodus: Fäkal-oral, von Person zu Person oder durch kontaminierte Lebensmittel und kontaminiertes Wasser; sehr kontagiös.

Dauer der Ansteckunsfähigkeit	Inkubationszeit
8–10 Tage nach Erkrankungsbeginn.	14–48 Stunden.

Differentialdiagnose
Astrovirus-Infektionen führen zu akuten Gastroenteritiserkrankungen, meist bei Säuglingen und Kleinkindern mit ähnlichen Krankheitssymptomen wie bei Rotavirus-, SMRV-, Parvovirus-, Coronavirus- und enteralen Adenovirus-Infektionen. Bakterien wie Salmonellen, Shigellen und

Camphylobacter spielen bei diesem Krankheitsbild nur eine geringe Rolle.

Immunität
Über die Antikörperproduktion nach erfolgter Astrovirus-Infektion ist zur Zeit noch wenig bekannt. Da sich die Infektion auf Kinder beschränkt, scheinen ältere Personen immun zu sein.

Labordiagnostik
Erregernachweis
Seit einiger Zeit steht ein kommerziell erhältlicher Antigen-ELISA zur Verfügung; der Virusnachweis kann im Elektronenmikroskop erfolgen. Auch eine Polymerasekettenreaktion (RT/PCR) ist möglich.
Antikörpernachweis: Antikörperbestimmungen haben zur Zeit keine diagnostische Bedeutung.

Konsiliarlaboratorium: Dr. H.-G. Baumeister (s. S. 492).

Behandlung
Wie bei Erkrankungen durch andere Erreger der viralen Gastroenteritis empfiehlt sich eine orale Rehydratationstherapie.

Seuchenbekämpfung und andere prophylaktische Maßnahmen
Nach dem Bundesseuchengesetz (BSeuchG) besteht Meldepflicht für Krankheitsverdacht, Erkrankung und Tod wie bei allen Formen von infektiöser Gastroenteritis, eine besondere Meldepflicht gemäß BSeuchG bei Ausbrüchen in Gemeinschaftseinrichtungen und in Einrichtungen zur Betreuung von Kindern.
Bei Ausbrüchen auf Frühgeborenen-, Säuglings- und Kinderstationen sollte durch streng hygienische Pflege eine Virusausbreitung verhindert werden.

Bilharziose (Schistosomiasis)

Krankheitsbild
Das Eindringen der infektiösen Zerkarien in die Haut verursacht Prickeln und Juckreiz. Nach 4–8 Wochen folgt das akute Stadium mit uncharakteristischen Symptomen (Fieber, Kopfschmerzen, Schwindel, Erbrechen – sog. „eosinophiles Influenzasyndrom" oder „toxämische" Phase nach schwerer Erstinfektion). Diese Phase wird nach einigen Wochen vom chronischen Stadium abgelöst, das viele Jahre andauern kann. Je nach Schistosomenart und Organbefall kann sich das chronische Stadium in verschiedenen klinischen Formen manifestieren:

a) *Urogenitalbilharziose*
Beschwerden in der Harnröhre, Hämaturie, fibröse Verdickung der Blasenwand, Deformierung der Harnleiter und im schlimmsten Fall Blasenkarzinom.

b) *Darmbilharziose*
Im Gegensatz zu leichten Infektionen, die meistens mit uncharakteristischen Beschwerden wie Leibschmerzen, Mattigkeit und Gewichtsverlust verlaufen, führen schwere Infektionen zur Kolitis, dysenterischen Beschwerden mit Schleim- und Blutstuhl. Bei längeren Erkrankungen entwickelt sich eine Fibrose der Darmwand.

c) *Hepatolienale Bilharziose*
Anfänglich Vergrößerung der Leber und Milz sowie Zeichen portaler Stauung, Ösophagusvarizen, Abmagerung und Aszites.
Schwere Infektionen führen unter dem Bild einer Leberinsuffizienz zum Tode.

d) Eine *Beteiligung* des ZNS ist relativ selten. Die Schistosomiasis japonica soll aber eine der wichtigsten Ursachen der fokalen Epilepsie sein.

Häufigkeit und Verbreitung
Die Bilharziose gehört zu den weit verbreiteten Krankheiten der tropischen und subtropischen Gebiete Afrikas, Lateinamerikas, Südwest- und Südostasiens.
Die Schistosomiasis ist die einzige Trematodeninfektion, die durch Süßwasserkontakt erworben wird.

Bilharziose (Schistosomiasis)

Die Urogenitalbilharziose ist in Afrika und im mittleren Osten weit verbreitet.

Die Darmbilharziose ist ebenfalls in Afrika sowie in einigen Ländern Südwestasiens und Lateinamerikas endemisch.

Die heptaolienale Form, hervorgerufen durch *S. japonicum,* kommt in Südostasien, insbesondere in China, Kambodscha, Japan und auf den Philippinen vor.

Ätiologie

Erreger: Die Erreger der Bilharziose sind Parasiten der Gattung Trematoda, die Blutgefäße (Mesenterial- bzw. Blasenvenen) bewohnen. Die beiden Geschlechter leben paarweise vereinigt (Pärchenegel) und ernähren sich vom Wirtsblut. Die Weibchen produzieren spindelförmige Eier, die die Blasen- oder Darmwand durchdringen und in die Harnblase bzw. Darmlumen gelangen. Je nach geographischer Verteilung und Organbefall sind mehrere Schistosoma-Arten bekannt:

Schistosoma haematobium, vorwiegend im Urogenitaltrakt

Schistosoma mansoni, vorwiegend im Darmtrakt und *Schistosoma japonicum* (auch als Zoonose-Erreger bedeutsam), vorwiegend in Leber und Milz zu finden.

Ansteckungsmodus (Infektionsquelle)

Die Wurmeier gelangen mit dem Harn oder Stuhl in flache, offene Gewässer. Bei warmer Temperatur schlüpfen die Larven (Mirazidien) nach kurzer Zeit aus den Eiern und dringen in entsprechende Wasserschnecken ein. Dort vermehren sie sich ungeschlechtlich und reifen innerhalb von einigen Wochen zu Zerkarien aus. Nach Verlassen der Schnecke können die Zerkarien in die menschliche Haut eindringen. Von dort aus wandern die Schistosomula über den Lymph- oder Blutweg zur Lunge und von dort über den großen Kreislauf zum Pfortadersystem, wo sie innerhalb einiger Wochen geschlechtsreif werden.

Bilharziose (Schistosomiasis)

Dauer der Ansteckunsfähigkeit
Solange die Infektionskette Mensch-Schnecke-Mensch besteht. Die Pärchenegel können jahrzehntelang im Wirtsorganismus parasitieren.

Inkubationszeit
Nach der Zerkarieninvasion vergehen 6–8 Wochen bis zur akuten Krankheitsphase.
10–12 Wochen p.inf. zeigen sich bei Blasenbefall infolge zunehmender Eiausscheidung Hämaturie und andere Symptome.

Differentialdiagnose
Grippe, Typhus, Amöbenruhr, Hakenwurmerkrankung, Leberzirrhosen anderer Genese.

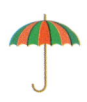

Immunität
Wahrscheinlich, vor allem nach längerem Bestehen (premunitive Immunität).

Labordiagnostik
Erregernachweis
Der direkte Ei-Nachweis in Urin, Stuhl oder Rektumschleimhaut gelingt erst 4–12 Wochen nach Infektion.
Antikörpernachweis: Mit den üblichen serologischen Verfahren ist eine Differenzierung der Schistoma-Arten nicht möglich.

Konsiliarlaboratorium: Prof. Dr. B. Fleischer (s. S. 486)

Behandlung
a) unspezifisch
Symptomatisch
b) spezifisch
Eine Behandlung sollte nie ohne Erregernachweis (lebende Eier in Exkrementen o. Biopsieproben) begonnen werden außer bei dem – seltenen – Verdacht auf eine ZNS-Beteiligung. Praziquantel bei S. mansoni und bei S. haematobium 1 x 40 mg/kg Körpergewicht oral. Bei der S. japonica 20 mg/kg Körpergewicht 3 x tgl. oral. Bei Kindern gleiche Dosis.

Bilharziose (Schistosomiasis)

Seuchenbekämpfung und andere prophylaktische Maßnahmen

Harn- und Stuhlkontrollen.

Ansteckungsgefahr besteht nur bei Kontakt mit verseuchtem Gewässer (natürliche Gewässer, Zisternen etc.).

Freihalten der Gewässer von Fäkalien und Harn, Meidung verseuchten Gewässers und Vernichtung der Schneckenzwischenwirte mit Molluskiziden.

Versorgung der gefährdeten Bevölkerung mit einwandfreiem Wasser durch Wasserleitungen, Anlage von Dorfbrunnen und Einrichtungen zum Baden und Wäsche waschen sowie Gesundheitserziehung.

Borreliose (Lyme-Arthritis, Erythema chronicum migrans)

Krankheitsbild
Stadienhafter Verlauf:

I. Erythema chronicum migrans:
Rötliche, livide Effloreszenz mit nachfolgenden typischen ringförmigen Anlagerungen von 5 cm und mehr ca. 3 Tage bis 4 Wochen nach Zeckenbiss um die Bissstelle herum.

II. Generalisation:
Leitsymptom des Stad. II ist in Europa die lymphozytäre Meningo-Radiculitis Bannwarth mit brennenden radikulären Schmerzen mit und ohne Lähmungen. Facialis-Parese bei Kindern (etwa 1/4 aller Facialis-Paresen Borreliose-bedingt). Weitere Syndrome wie Lyme-Arthritis (bes. Kniegelenke betroffen), Arthralgien.

Akrodermatitis atrophicans, Lymphadenosis cutis benigna (Borrelien-Lymphozytom als großknotig-bräunlich-rote Tumoren, gehäuft an Ohren, Mamillen und Skrotum, mit spontaner Rückbildung nach mehreren Monaten) treten auf. Herzmuskelbefall (Reizleitungsstörungen), Leberbeteiligung (hepatitis-ähnliche Bilder) und Nierenschädigung sind eher selten.

III. Spätstadium (persistierende Infektion):
Im seltenen Spätstadium große Ähnlichkeit zu anderen Spirochaeten-Erkrankungen mit chronisch-rezidivierenden Schüben und Hirnbefall.
Keine der Krankheitsmanifestationen ist obligat.
Hohe Spontanheilung.

Häufigkeit und Verbreitung
Erstmals 1975 in Lyme (USA) beobachtet. Inzwischen in allen Kontinenten häufiges Krankheitsbild. Wesentlich häufiger als die vom gleichen Zwischenwirt übertragene FSME (Frühsommer-Meningoenzephalitis). Ca. 20% der Zecken in der Schweiz, in Frankreich und Süddeutschland tragen Borrelien.
Reservoirtiere: Nager, Insektenfresser (z. B. Igel), auch Wild, Vögel und Haustiere.

Borreliose 88

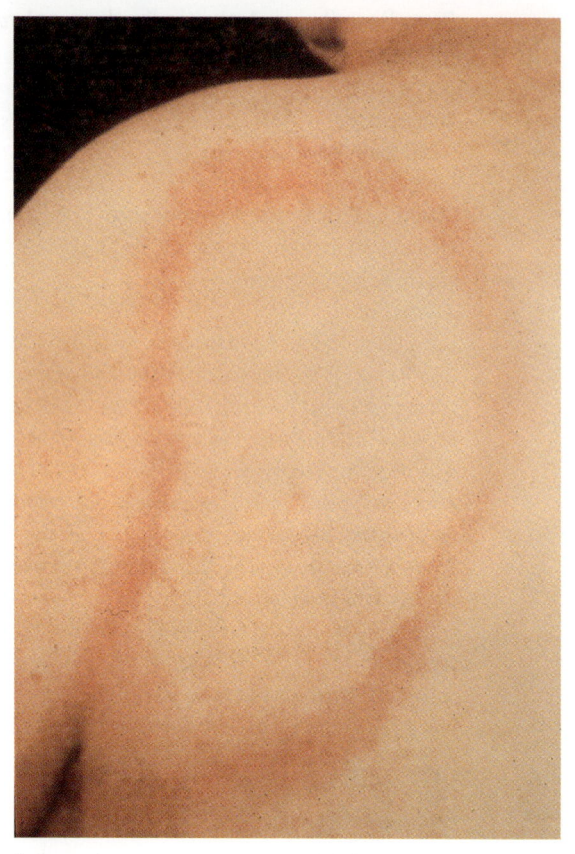

Erythema migrans

Ätiologie

Erreger: Borrelia burgdorferi sensu lato, gramnegatives Bakterium aus der Familie Spirochaetaceae, mehrere serologische Typen (OspA, OspB, OspC und weitere für die Immunantwort wichtige Proteine). In Zentraleuropa kommen alle drei bekannten pathogenen Spezies B. burgdorferi sensu stricto, B. afzelii und B. garinii nebeneinander vor. In den USA dagegen ist nur B. burgdorferi sensu stricto vertreten. Darüberhinaus besteht

Borreliose

bei allen Spezies ein molekularer Polymorphismus, der sich in einer Heterogenität der Oberflächenproteine äußert.

Ansteckungsmodus und Infektionsquelle

Übertragung durch Zeckenstich (Holzbock, Ixodes ricinus und andere Zeckenarten), selten durch andere Insekten (Mücken).

Dauer der Ansteckunsfähigkeit	Inkubationszeit
Keine direkte Übertragung von Mensch zu Mensch.	Stadium I (Erythem) 6–32 Tage nach Zeckenstich. Unbehandelt nach Wochen bis Monaten Übergang in Stadium II. Der Erkrankungsbeginn liegt in Europa fast ausnahmslos zwischen Mai und November.

Differentialdiagnose

Multiple Sklerose, Myokarditis, Hepatitis, Arthritis, Lues, andere Infektionen mit ZNS-Beteiligung.

Immunität

Früher durchgemachte Infektionen bzw. erhöhte AK-Titer bedeuten keinen Schutz gegen erneute Infektion. Insofern sind sowohl der passiven als möglicherweise auch der aktiven Immunisierung Grenzen gesetzt.

Labordiagnostik

Erregernachweis

a) Die Kultivierung von B. burgdorferi aus Patientenmaterial (Liquor, Gelenkpunktat, Haut, Blut) ist ätiologisch beweisend. Die Anzucht gelingt jedoch nur selten, da die Borrelien meist nur in geringer Keimzahl vorliegen. Darüber hinaus erschweren komplexe Wachstumsansprüche die Anzüchtung der Borrelien.

b) Nukleinsäurenachweis

PCR möglich aus Hautbiopsie, Gelenkflüssigkeit, Liquor. Bei hoher Spezifität liegt die Sensitivität jedoch nur bei etwa 70%.

Borreliose

Antikörpernachweis: Die Antikörperantwort setzt relativ spät ein, d. h. mehrere Wochen (bis wenige Monate) nach Erregerkontakt. Nach dieser seronegativen Phase werden in der Regel zunächst spezifische IgM- und erst später spezifische IgG-Antikörper nachweisbar. Ein negativer Befund in der Frühphase der Infektion schließt eine akute Infektion also nicht aus. Bei bestehendem Verdacht auf eine Infektion, z. B. bei unspezifischer Symptomatik nach einem Zeckenstich und zunächst negativem Testausfall für IgG und IgM, sollte eine zweite Blutprobe nach 4–6 Wochen entnommen und auf spezifisches IgG und IgM getestet werden. Eine Serokonversion von „negativ" bei der ersten zu „positiv" bei der zweiten Probe gilt als Hinweis auf eine frische Infektion.

Auf Grund der bei der Lyme-Borreliose oft zu beobachtenden unabhängigen Kinetik der IgG- und IgM-Antikörperbildung wird dringend empfohlen, beide Antikörperklassen parallel zu testen.

Zum Einsatz kommen heute:

a) Screeningtests
- ELISA
- IFT (weniger spezifisch)

B. burgdorferi verfügt über ein breites Antigenspektrum. Diskrepante Befunde zwischen Testkits verschiedener Hersteller sind daher möglich.

b) Bestätigungstest
- Immunoblot

Mit dieser Technik werden Antikörper gegen einzelne Proteinantigene von B. burgdorferi aus der Früh- bzw. Spätphase der Infektion nachgewiesen.

Wichtige Hinweise zur Interpretation serologischer Befunde:
- Borrelia-spezifische IgM-Antikörper können lange, auch hochtitrig, persistieren und bei endogener Reinfektion kann erneut IgM gebildet werden. Deutlich erhöhte IgM-Antikörperspiegel lassen sich damit nicht grundsätzlich als Beweis für eine frische Borrelia-Infektion werten.
- Negative Testergebnisse sind nicht nur im Frühstadium der Infektion zu erwarten. Es sind Einzelfälle beschrieben, die auch im Spätstadium der Erkrankung antikörpernegativ blieben.
- Bei einem isoliert positiven IgM-Befund und gleichzeitiger fehlender Borreliose-Anamnese muss differenzialdiagnostisch eine infektiöse

Mononukleose ausgeschlossen werden (polyklonale B-Lymphozyten-Stimulation).
– Eine im Frühstadium der Lyme-Borreliose durchgeführte Antibiotika-Therapie kann die Entwicklung einer Antikörperantwort unterdrücken.
– Borrelia-Reaktivierungen bzw. Reinfektionen mit entsprechendem Titeranstieg sind beschrieben worden.
– Bei Verdacht auf eine neurologische Manifestation ist der Nachweis intrathekal produzierter Antikörper ein wichtiges diagnostisches Kriterium.

Konsiliarlaboratorien: PD Dr. B. Wilske (s. S. 483)
                         PD Dr. J. Süss (s. S. 481)

Behandlung
Möglichst frühzeitig, schon im Stadium migrans – u. U. bereits bei Verdachtsdiagnose – Doxycyclin (100–200 Milligramm/tgl. oral) für mindestens 2–3 Wochen, bei Kontraindikation (Kinder) Oralpenicilline, Oralcephalosporine oder Erythromycin bzw. Amoxicillin, im vorgerückten Stadium Cephalosporine. Bei Neuroborreliose Ceftriaxon i.v. oder Cefotaxim i.v. über 3 Wochen (bessere Liquorgängigkeit).
Etwa 15% der Patienten entwickeln eine Herxheimer-Jarisch-ähnliche Reaktion innerhalb von 24 Stunden.

Seuchenbekämpfung und andere prophylaktische Maßnahmen
In der Haut fest sitzende Zecken möglichst umgehend entfernen, da die Wahrscheinlichkeit einer Infektion mit der Dauer des Saugaktes zunimmt. Erst nach etwa 12 Stunden gelangen die Borrelien aus dem Darm der Zecken in den menschlichen Organismus. Beim Herausziehen der Zecke den Leib möglichst nicht quetschen.
Ein Schutz gegen Zecken kann durch entsprechende Kleidung oder Repellentien nur bedingt erzielt werden.
Impfstoffe auf verschiedener Basis sind in Entwicklung.

Botulismus

Krankheitsbild

Intoxikation durch Clostridium botulinum-Neurotoxin; es werden 3 Krankheitsformen des Botulismus unterschieden.

a) Der Nahrungsmittelbotulismus als Lebensmittelintoxikation setzt die enterale Resorption des bereits im Lebensmittel präformierten Toxins voraus.

Die Krankheit beginnt häufig mit gastrointestinalen Beschwerden wie Überkeit, Erbrechen, Völlegefühl und Durchfall.

Danach treten typische Symptome wie Akkommodationsstörungen, Diplopie, Mundtrockenheit, quälender Durst, Heiserkeit und Dysphagie auf. Ferner stellen sich Obstipation, Miktionsstörungen und zunehmende Schwäche der Rumpf- und Extremitätenmuskulatur ein. Falls nicht unverzüglich intensivmedizinische Maßnahmen eingeleitet werden, können die Patienten durch Atemlähmung innerhalb weniger Tage ad exitum kommen.

b) Der Säuglingsbotulismus entsteht nach Ansiedlung von Clostridium botulinum im Darm von Säuglingen. Das Toxin wird enteral gebildet und resorbiert. Als Symptome werden Trinkunlust, mehrtägige initiale Obstipation, allgemeine Schwäche, Ptosis, ausdrucksloses Gesicht, schlaffe Kopfhaltung, Schluckstörungen mit Speichelansammlung im Mund und kraftloses Schreien mit veränderter Tonlage beobachtet. Als Komplikation können Atemlähmung und Aspirationspneumonie auftreten. Fulminante Verläufe unter dem Bild des plötzlichen Kindstodes („sudden infant death") sind möglich.

c) Wundbotulismus setzt die Kontamination einer Wunde bei anaeroben Wundverhältnissen mit Clostridium botulinum-Sporen und anschließender Auskeimung sowie Toxinbildung voraus.

Der Erreger selbst dringt nicht aktiv in das Gewebe ein. Die Symptomatik entspricht der des Nahrungsmittelbotulismus, allerdings fehlen die beschriebenen initialen gastrointestinalen Symptome.

Häufigkeit und Verbreitung

Botulismus tritt weltweit als Einzel- oder Gruppenerkrankung auf. Die hitzeresistenten Sporen sind im Erdboden und in Sedimenten von

Flüssen, Seen und Küstengewässern verbreitet. Clostridium botulinum Typ E ist häufig im Darm von Fischen nachweisbar.

In den Bundesrepublik Deutschland wurden von 1996–1999 zwischen 9 und 23 Erkrankungen pro Jahr gemeldet.

Ätiologie

Erreger: Clostridium botulinum ist ein grampositiver, sporenbildender obligater Anaerobier, der nach der Fähigkeit zur Bildung immunologisch unterschiedlicher Toxine in die Typen A–G eingeteilt wird. Typ G wird als Clostridium argentinense bezeichnet. Nahrungsmittelintoxikationen beim Menschen werden durch die Typen A, B, E, sehr selten auch durch Typ F hervorgerufen. Säuglingsbotulismus wird durch Toxine von Clostridium botulinum Typ A und B, selten durch Typ G (Clostridium argentinense) verursacht.

Clostridium botulinum-Toxin ist das stärkste bekannte biologische Gift; bereits eine Dosis von 0,1 mg ist für den Menschen tödlich.

Es wirkt durch Blockierung der Azetylcholin-Freisetzung und damit auf die Reizübertragung an den postganglionären parasympathischen Nervenfaserecken sowie an den motorischen Endplatten.

Ansteckungsmodus: Die Intoxikation erfolgt meist durch Verzehr botulinusvergifteter Speisen, vor allem Fleisch, Wurstwaren, selbstgeräucherter Schinken und Gemüsekonserven (typische „Bombage" von Konservendosen). Auch Inhalation ist möglich (Aerosol).

Für das Zustandekommen des Säuglingsbotulismus ist das Vorhandensein von Clostridium botulinum-Sporen im Erdboden (Gartenerde, Wohnungsstaub im häuslichen Umfeld des Säuglings) sowie deren Nachweis in Bienenhonig von Bedeutung.

Die Kontamination von Wunden erfolgt durch Verschmutzung mit Erdpartikeln.

Botulismus

Dauer der Ansteckunsfähigkeit
Keine Übertragung von Mensch zu Mensch.

Inkubationszeit
Die ersten Krankheitssymptome treten je nach aufgenommener Toxinmenge 2–48 Stunden, spätestens 14 Tage nach dem Genuß vergifteter Nahrung auf. Die Inkubationszeit des Wundbotulismus beträgt 4–18 Tage.

Differentialdiagnose

Atropin-, Methylakohol- und Pilzvergiftung, Diphtherie, bulbäre Formen der Poliomyelitis und der Enzephalitis, Guillain-Barré-Syndrom, multiple Sklerose und Myasthenia gravis pseudoparalytica.

Immunität
Noch nicht übersichtlich.

Labordiagnostik
Erregernachweis
a) Kulturelle Anzucht unter anaeroben Bedingungen auf geeigneten festen Nährböden bzw. in flüssigen Nährmedien.
b) Identifizierung mit Hilfe licht- und fluoreszenzmikroskopischer, biochemischer und molekularbiologischer Methoden möglich. Nachweis des Toxinbildungsvermögens im Tierversuch (Bioassay).
Toxinnachweis: Nachweis des Toxins in Patientenmaterialien (Serum vor Antitoxingabe, Erbrochenes, Mageninhalt) oder in kontaminierten Nahrungsmitteln im Tierversuch (Bioassay).

Konsiliarlaboratorium: Dr. R. Bergmann (s. S. 483)
PD Dr. Chr. von Eichel-Streiber (s. S. 483)

Behandlung
a) unspezifisch
Sofortige Einweisung in ein Krankenhaus mit Intensivstation (drohender Atemstillstand!).

Konsequente Entfernung von Erreger und Toxin aus dem Magen-Darm-Trakt, Toxinverdünnung im Blut durch Infusionen; Schocktherapie, Parasympathikomimetika.

b) Sofortige Anwendung von Botulismus-Antitoxin bei Nahrungsmittel- und Wundbotulismus unter strikter Beachtung der Produktinformationen, Anwendungs- und Dosierungshinweisen des Herstellers.

Bei Wundbotulismus ist eine gründliche chirurgische Wundtoilette erforderlich. Als Antibiotikum der Wahl gilt Penicillin G.

Seuchenbekämpfung und andere prophylaktische Maßnahmen

Meldepflicht bei Verdacht, Erkrankung und Todesfall; Sicherstellung der verdächtigen Speisen.

Strenge Einhaltung der hygienischen Vorschriften bei der Herstellung von Fleischwaren, Fischgerichten und Gemüsekonserven. Das Toxin ist thermolabil; frisch gekochte Speisen (15 min bei 100 °C) enthalten kein Toxin. Säuglinge sollten keinen Honig erhalten.

Durch mehrmalige Sterilisation werden eventuell gekeimte Sporen ebenfalls abgetötet.

Bereits bei Verdacht auf Botulismus erhalten Erwachsene und Kinder 500 ml Botulismus-Antitoxin.

Brucellosen (Maltafieber, Abortus Bang, Abortus suis)
(Bangsche Krankheit, Mittelmeerfieber, undulierendes Fieber)

Krankheitsbild
Die während der Inkubationszeit auftretenden Prodromalerscheinungen sind beim Maltafieber stark, bei der Bangschen Krankheit und dem Abortus suis schwächer ausgeprägt. Erste Anzeichen sind Kopf-, Muskel- und Gliederschmerzen oder gastrointestinale Störungen; allgemeine Abgeschlagenheit bis zu Depressionen. Im *Generalisationsstadium* nehmen die Symptome an Heftigkeit zu. Das beherrschende Geschehen ist jetzt Übelkeit, Erbrechen und Durchfall. Dabei ist die Milz oft vergrößert. Die Hepatosplenomegalie kann beim Maltafieber zum Ikterus und zur hämorrhagischen Diathese führen. An diese Phase schließt sich das *Stadium der polyvalenten Organmanifestation* an, auch das Zentralnervensystem kann betroffen sein.

Das Fieber nimmt gegen Abend in schweren Fällen bis auf 40 °C zu. Über 20–30 Tage bleibt die Erkrankung in diesem Stadium. Danach folgen 15–20 fieberfreie Tage, auf die eine weitere Phase wie die erste folgt. Dieses Undulieren zeichnet besonders das Maltafieber aus.

Häufigkeit und Verbreitung
Hängt vom Auftreten der Tierbrucellose ab. Die oral-alimentäre Übertragung (Milch, Käse, Fleisch) tritt gegenüber der Kontaktinfektion mehr und mehr in den Vordergrund.

Zunahme der Brucellose beim Menschen durch Tourismus, Gastarbeiter und Asylanten.

Maltafieber: Infektionsquelle Ziege, Schaf, endemisch besonders in Mittelmeerländern, Indien, Südamerika.

Bangsche Krankheit: Infektionsquelle Rind, weltweit, in Deutschland häufigste Form, endemisch, Häufung in Sommermonaten.

Infektion mit Brucella suis und Brucella canis in Europa sporadisch.

Ätiologie
Erreger: 3 Arten sind für die menschliche Brucellose von Bedeutung: Brucella melitensis (Maltafieber), Brucella abortus (Bangsche Krankheit)

und Brucella suis. Brucella canis ist nur gering pathogen für den Menschen.

Gramnegative, unbewegliche Stäbchen von 500–2000 nm Länge und etwa 500 nm Dicke.

Ansteckungsmodus (Infektionsquelle)

Eintrittspforten sind scheinbar unverletzte Haut, der Verdauungstrakt sowie die Atmungs- und Genitalorgane. Aufnahme der Erreger mit roher Milch bzw. Milchprodukten oder durch Kontaktinfektion (Rind, Ziege, Schaf, Schwein). Übertragung von Mensch zu Mensch ist äußerst selten und nur bei Säuglingen infizierter Mütter beobachtet.

Dauer der Ansteckunsfähigkeit	Inkubationszeit
Unbekannt.	Brucella melitensis: 1–3 Wochen. Brucella abortus und suis: 2 Wochen bis einige Monate.

Differentialdiagnose

Abzugrenzen ist gegen alle fieberhaften Infektionskrankheiten.

Immunität

Die Brucellose hinterlässt eine lang anhaltende Immunität.

Labordiagnostik

Erregernachweis

Als Untersuchungsmaterialien sind geeignet: Blut (möglichst im Fieberanstieg), Urin, Liquor, Gewebebiopsien.

a) Kultur

Anzüchtung möglich auf komplexen, flüssigen Kulturmedien mit anschließender Differenzierung der Erreger.

b) Mikroskopie

Im Grampräparat finden sich gramnegative, kokkoide Stäbchen.

Antikörpernachweis: Brucellen-Widal

Bei einer frischen Infektion findet sich im Serumpaar (Abstand 1 Woche) ein signifikanter Titeranstieg. Der Nachweis von brucella-spezifischem

Brucellosen

IgM ist ebenfalls möglich. Falsch positive Reaktionen möglich bei Yersinia, Salmonella, Cholera (auch Schutzimpfung!).

Behandlung
a) unspezifische
Symptomatische Behandlung. Körperliche Schonung.
b) spezifische
Doxycyclin tgl. 0,2 g (Kinder ab 8. LJ. tgl. 4 mg/kg) oral für 6 Wochen, eventuell ergänzt durch Rifampicin. Bei schweren Erkrankungen gleichzeitig Aminoglykoside, z. B. Gentamicin. Kinder unter 8 Jahren statt Doxycyclin Co-Trimoxazol in Kombination mit Rifampicin.
Alternativen sind die Behandlung mit Co-Trimoxazol (2mal täglich 2 Tbl. in den ersten Wochen, u. U. auch 2mal täglich 3 Tbl.) oder die Kombination von Ampicillin, einem Aminoglykosid sowie Chinolonen (z. B. Ofloxacin, Ciprofloxacin).
c) der Keimträger oder Ausscheider
Bisher keine auf Dauer wirksame Behandlung bekannt.

Seuchenbekämpfung und andere prophylaktische Maßnahmen
Meldepflicht bei Erkrankungs- und Todesfall.
Beim Umgang mit Erkrankten hygienische Vorschriften einhalten; Blut, Urin, Milch, Sperma, Fruchtwasser und Lochialsekret als infektiös betrachten.
Die größte Bedeutung kommt den veterinärpolizeilichen Vorbeuge- und Bekämpfungsmaßnahmen zu.

Campylobacter-Infektionen

Krankheitsbild
Campylobacter-Infektionen sind charakterisiert durch Fieber, krampfartige Abdominalschmerzen und Diarrhoe. Die Durchfälle sind anfangs wässrig, später enthalten sie Blut und Schleim. Die Diarrhoen sind relativ mild und sistieren spontan nach 48–72 Stunden. Seltene Komplikationen: Endokarditis bei vorgeschädigtem Herzen sowie Sepsis (septische Meningitis und Arthritis).

Häufigkeit und Verbreitung
Campylobacter-Infektionen sind, besonders in tropischen Gebieten, eine der häufigsten Ursachen einer Enterocolitis. Man schätzt die durch Campylobacter verursachten akuten Diarrhoen in den industrialisierten und den Entwicklungsländern auf 5–10%. In Deutschland nehmen sie nach den Salmonellen den zweiten Rang ein.

Ätiologie
Erreger: Der weitaus häufigste Erreger ist Campylobacter jejuni mit mindestens 100 Serotypen. Campylobacter gehört wie die Gruppe der Shigellen zu den entero-invasiven Erregern. Die enteritischen Symptome werden vermutlich durch ein hitzelabiles Enterotoxin ausgelöst.
Ansteckungsmodus: Als Erregerquelle sind vor allem Lebensmittel tierischer Herkunft und hier besonders nicht-pasteurisierte Milch zu nennen. Campylobacter werden in den Faeces gesunder Haustiere ausgeschieden. Campylobacter wird außerdem häufig in Oberflächenwasser nachgewiesen. Wildvögel sind das hauptsächliche Virus-Reservoir.
Die fäkal-orale Infektionsroute findet sich besonders bei homosexuellen Männern.

Dauer der Ansteckunsfähigkeit	Inkubationszeit
3–5 Tage.	Die Inkubationszeit beträgt 3–5 (1–10) Tage.

Campylobacter-Infektionen

Differentialdiagnose
Salmonellose, Yersinia enterocolitica, Vibrio parahaemolyticus und Protozoon-Infektionen.

Immunität
Keine.

Labordiagnostik
Erregernachweis
Kultur
Als Untersuchungsmaterial sind geeignet: Blut, Stuhl und andere Körperflüssigkeiten.
Campylobacter lässt sich unter mikroaerophilen Bedingungen auf verschiedenen Kulturmedien anzüchten.
Antikörpernachweis: Serumantikörper der Klasse Ig G, Ig M, Ig A können innerhalb von 1–3 Wochen nach Infektionsbeginn nachgewiesen werden.

Konsiliarlaboratorium: Prof. Dr. M. Kist (s. S. 483).

Behandlung
a) unspezifische
Bei Zeichen eines Flüssigkeits- oder Salzverlustes sind orale oder intravenöse Flüssigkeitsgaben angezeigt.
b) spezifische
C. jejuni verursacht eine kurz dauernde, selbst limitierende Krankheit, die in der Regel keiner chemotherapeutischen Behandlung bedarf. Allerdings führt Erythromycin zu einer signifikant kürzeren Ausscheidung von Erregern. Alternativ Ciprofloxacin, Ofloxacin.
C.-Endokarditis: Therapie mit Gentamycin i.m. und Clindamycin i.v.
Bei homosexuellen Männern sollte der Partner in eine vorgesehene Erythromycinbehandlung mit einbezogen werden.

Seuchenbekämpfung und andere prophylaktische Maßnahmen
Sorgfältige Einhaltung der Hygienevorschriften beim Umgang mit Nutztieren. Pasteurisierung von Milch.

Candidiasis

Krankheitsbild

Die Candida-Mykosen zeigen ein viel gestaltiges Krankheitsbild; sie können Haut und Schleimhäute, Finger- und Fußnägel sowie innere Organe befallen. Am häufigsten ist die intertriginöse Form der Haut *(Finger- und Zehenmykosen)*. Eine Generalisierung, ausgehend vom Primärherd, ist nicht selten. Die *Nagelmykosen* sind durch Verdickung der Nagelfalze und Matrix mit Abschilferung gekennzeichnet.

Dem Kinderarzt ist vor allem die *orale Candidiasis* (Soor) bekannt.

Die Zunahme der *vaginalen Candidiasis* ist mit bedingt durch die Pille und Veränderung der Sexualgewohnheiten.

Die *systemische Candidiasis* wird häufig bei Patienten mit Dauerkathetern beobachtet – vor allem nach Organtransplantation, Herzklappenersatz oder anderen prothetischen Implantaten. Sie verursacht Endokarditis, Pyelonephritis, Pneumonie oder Meningitis. Die Erkrankung nimmt häufig einen letalen Verlauf. Bei systemischen Soorinfektionen immer nach immunologischem Defekt suchen.

Häufigkeit und Verbreitung

Sprosspilze sind als Saprophyten auf der menschlichen Haut und Schleimhaut zu finden und werden fakultativ pathogen. Die Besiedelung des Darmtrakts beim Säugling erfolgt in den ersten Lebensmonaten. Bei 20–40% aller Menschen lässt sich der Pilz in der Mundhöhle nachweisen. Infektionen haben in den letzten Jahren stark an Häufigkeit zugenommen, besonders bei Patienten mit geschwächtem Immunsystem in Verbindung mit der antibiotischen und/oder zytotoxischen Therapie.

Ätiologie

Erreger: Gruppe Candida (etwa 25 Arten), meist Candida albicans aber mit zunehmender Tendenz eines Shiftes zu Non-albicans-Arten.

Ansteckungsmodus (Infektionsquelle)

Da Sprosspilze als Saprophyten auf der Haut und Schleimhaut des Menschen zu finden sind, entscheiden vor allem lokale Faktoren des Wirtes, ob aus der Besiedlung eine Infektion wird. Die klinische Manifestation wird einmal durch allgemeine Faktoren – z. B. Nährschäden, konsumierende Krankheiten, Diabetes mellitus, Gravidität – zum anderen durch lokale Faktoren – Hyperhidrosis, Dermatitis, Ekzem u. a. – begünstigt. Vor allem unter der Behandlung mit Antibiotika, Steroiden, hormonellen Kontrazeptiva und Zytostatika kann aus dem Candida-Saprophytismus ein Parasitismus werden.

Dauer der Ansteckunsfähigkeit	Inkubationszeit
Da der Erreger ein Saprophyt ist, stets gegeben.	Nicht bekannt.

Differentialdiagnose
Dermatitis, Ekzem, Pyodermien, Trichophytie, Avitaminose, Tbc.

Immunität
Nicht bekannt.

Labordiagnostik
Erregernachweis
a) Kultur
Anzüchtung auf verschiedenen Nährböden möglich. Eine Identifizierung erfolgt über Fermentationsuntersuchungen („bunte Reihe").
b) Mikroskopie
Das mikroskopische Bild ist durch Sprosszellen, Pseudomyzel und Chlamydosporen gekennzeichnet.
c) Antigennachweis
Zirkulierende Candida-Antigene können im Serum mit verschiedenen Bestimmungsmethoden nachgewiesen werden.
Antikörpernachweis: Von fraglichem klinischem Nutzen.
Einzelbestimmungen sind in der Regel ohne Aussagewert.

Konsiliarlaboratorium: Frau Prof. Dr. H. Bernhardt (s. S. 487).

Candidiasis

Behandlung

a) unspezifische

Einpinseln mit Triphenylmethan-Farbstoffen; Kaliumpermanganatbäder.

b) spezifische

Fluconazol, Itraconazol, Amphotericin B Mittel der Wahl zur systemischen Behandlung lebensbedrohlicher C.-Sepsis, eventuell in Verbindung mit Flucytosin.

Bei Vaginalinfektion Kombination topischer Cremes mit Vaginaltabletten oder Pessaren, die Polypen oder Imidazol enthalten. Meist ist eine systemische Einmaltherapie mit Fluconazol oder Itraconazol vorzuziehen.

c) der Keimträger oder Ausscheider

Keine.

Seuchenbekämpfung und andere prophylaktische Maßnahmen

Standardhygiene. Meldepflicht bei gehäuftem Auftreten im Krankenhaus.

Chagas-Krankheit

Krankheitsbild

Je nach Virulenz und Gewebstropismus des Erregers, Alter und Abwehrlage des befallenen Organismus unterscheidet man drei Verlaufsformen:

a) Akutphase

Diese Form kommt vorwiegend bei Kindern vor.

An der Eintrittsstelle des Erregers kann sich eine entzündliche lokale Reaktion (Chagom) entwickeln. Da die Bindehaut der Augen sehr häufig die Eintrittspforte ist, kommt es zu Konjunktivitis und Ödem im Bereich der Augenlider, Wangen- und Schläfenregion. Schmerzhafte Lymphknotenschwellung. Später generalisierte Streuung: Fieber zwischen 39 und 40 °C, das 10 bis 30 Tage andauert. Oft entwickelt sich ein urtikariaähnliches Exanthem, Hepatosplenomegalie (20–30%). Seltener foudroyante Verläufe unter dem Bild des akuten Herzversagens (akute diffuse Myokarditis) oder einer Meningoenzephalitis. Das akute Stadium klingt nach 3–4 Wochen ab; Spontanheilung in etwa 70%.

b) Intermediärphase

Nach Abklingen der akuten Infektionsphase tritt eine symptomlose Phase von langer Dauer ein (7–20 Jahre). Chagas-Kardiopathie ist die häufigste klinische Erscheinung der chronischen Form.

c) Chronische Phase

Das Chagas-Leiden entsteht durch Zerstörung von Ganglienzellen, was zur Denervierung der inneren Hohlorgane führt. Es kommt zu Funktionsstörungen und Dilatation von z. B. Herz (Kardiomegalie) und Verdauungstrakt (Enteromegalie). Nicht selten auch Beteiligung des Zentralnervensystems.

Häufigkeit und Verbreitung

Die Chagas-Krankheit ist in Mittel- und Südamerika weit verbreitet. Jährlich etwa 10 Mio. Neuinfektionen, die Zahl der chronisch Erkrankten wird auf 20–30 Mio. geschätzt.

Ätiologie

Erreger: Erreger der Chagas-Krankheit ist Trypanosoma cruzi, ein Parasit, der bei vielen Säugetierarten vorkommt. Es handelt sich um ein Protozoon mit einer Länge von 17–20 μm, das am Vorderende eine Geißel (Flagellum) besitzt.

Ansteckungsmodus (Infektionsquelle)
Die Übertragung von Mensch zu Mensch oder von Tier zu Mensch (Zoonose) erfolgt durch blutsaugende Raubwanzen. Im Insektendarm entwickeln und vermehren sich die beim Saugakt aufgenommenen Parasiten. Diese metazyklischen Trypanosomen werden mit dem Insektenkot ausgeschieden und gelangen über die Schleimhäute des Auges oder Stich- und Kratzwunden der Haut in die Blutbahn des Wirtsorganismus. In den Körperzellen, vor allem in Zellen des RES, Herz- und Skelettmuskulatur vermehren sich die Trypanosomen und gelangen nach weiteren Entwicklungsprozessen in die Blutbahn (Parasitämie). Damit beginnt erneut eine Phase der intra-zellulären Vermehrung.

Dauer der Ansteckunsfähigkeit	Inkubationszeit
Solange die Infektkette Mensch/Säugetier–Raubwanze–Mensch besteht.	Etwa 10–30 Tage.

Differentialdiagnose
Malaria, Typhus-Paratyphus, viszerale Leishmaniose, Brucellose, infektiöse Mononukleose.

Immunität
Der Trypanosomenbefall des Blutes bewirkt eine Antikörperbildung, die zu einer Zerstörung der Parasiten führt. Nähere Angaben über die Immunitätslage nach der Infektion sind nicht bekannt.

Labordiagnostik
Erregernachweis
Im Blut, nur während der akuten Phase der Infektion.
Nucleinsäurenachweis mit Hilfe der PCR möglich.
Antikörpernachweis: Antikörper werden oft erst Wochen nach der Infektion gebildet. Sowohl bei der akuten als auch bei der chronischen

Chagas-Erkrankung werden hohe Titer gefunden, die wohl lebenslang bleiben. Nach erfolgreicher Behandlung einer akuten Infektion sinken die Titer in den folgenden Monaten nur langsam ab.

Konsiliarlaboratorium: Prof. Dr. B. Fleischer (s. S. 486).

Behandlung

a) unspezifische

Symptomatisch, bei fortgeschrittener Erkrankung Kontrolle der Herzinsuffizienz.

b) spezifische (akute und frühchronische Phase)

Lampit® oder Radanil® oral über 1–3 Monate je nach Wahl des Präparates.

Die Behandlungsdauer beträgt je nach Alter 3–4 Monate. Nebenwirkungen mit zunehmender Behandlungsdauer.

Seuchenbekämpfung und andere prophylaktische Maßnahmen

Ansteckungsgefahr besteht nur bei Reisen in endemische Gebiete Mittel- und Südamerikas.

Vernichtung der Raubwanzen durch regelmäßige Sprühprogramme in den endemischen Wohngebieten mit Residualinsektiziden. Verbesserung der Lebens- und Wohnbedingungen. Impfstoffe (attenuierte und inaktivierte) im Tierversuch erfolgreich erprobt.

Chlamydien-Infektionen

Krankheitsbild

Zu den durch Chlamydien (C.)-Infektion bedingten schon lange bekannten Erkrankungen gehören die Ornithose*, die Lymphogranulamatosis inguinalis, das Trachom (Einschlusskörperchen-Konjunctivitis) sowie die C.-bedingten Urogenitalerkrankungen, insbesondere die nicht gonorrhoische Urethritis beim Mann und die Cervicitis der Frau.

Neu in diese Gruppe gehören die durch Chlamydia pneumoniae verursachten Erkrankungen.

a) Chlamydia pneumoniae

In den meisten Fällen verlaufen diese Infektionen subklinisch als leichte Affektion der oberen Luftwege. Seltener sind schwere Verläufe mit asthmoider Bronchitis, Bronchiolitiden und Pneumonie. Komplikationen sind reaktive Arthritiden, von seiten des Herzens Endocarditiden und Myocardinfarkte.

Die schon seit einigen Jahren bekannten Komplikationen von seiten des Herzens haben möglicherweise einen ätiologisch engen Zusammenhang mit C. pneumoniae (C. p.). Demnach soll C. p. für das entstehen der Arteriosklerose mit verantwortlich sein als Ursache einer ultrachronischen Endarteriitis. Die Primärinfektion könnte als respiratorische Infektion bereits im Kindes- bzw. jungen Erwachsenenalters stattgefunden haben, wobei dann Co-Faktoren wie Nikotin, Cholesterinämie und Bluthochdruck nur unterstützende Bedeutung zukäme. Histologische Untersuchung von Atheromen mit einer Nachweisquote von C. p. zu etwa 40% und hohen Antikörpertitern beim akuten Herzinfarkt lassen demzufolge auf eine wesentliche Rolle von C. p. auf die Pathogenese der Arteriosklerose schließen. Gleiches gilt für die positiven Nachweise von C. p. bei arteriosklerotischen Gefäßveränderungen an Aorta, Carotis und Beckenarterien (15–25%) gegenüber einem stets negativen Befund bei Gefäßen ohne Arteriosklerose.

Studien, die auch einen Zusammenhang mit der Multiplen Sklerose für möglich halten, müssen hinsichtlich ihrer Aussage noch mit Zurückhaltung bewertet werden. Gleiches gilt für eine mögliche Beteiligung von

---

* Die Ornithose, durch C. psittaci verursacht, wird auf S. 319 abgehandelt

Chl. pn. beim Entstehen der Alzheimer'schen Erkrankung; immerhin war in 90% der Gewebsproben aus betroffenen Hirnregionen mit der PCR Chlamydia pn. nachweisbar, dagegen nur in 5% der Proben von anderen Kranken gleichen Alters.

Die durch Chlamydia trachomatis verursachten Infektionen sind, entsprechend unterschiedlichen Serotypen, für drei sehr verschiedene Krankheitsbilder verantwortlich:

b) Das Lymphogranuloma inguinalis (L.i.) bzw. venereum kann sich in 3 Stadien entwickeln, nicht selten wird das 1. Stadium unbemerkt überstanden oder heilt in ambulanter Behandlung aus.

Das 1. Stadium ist durch eine hirse- bis reiskorngroße schmerzlose Papel gekennzeichnet, die ulcerieren kann und dann an initiale Ulcera mollia erinnert. Beim Mann finden sich die Veränderungen meist an der Glans penis im Bereich der Kranzfurche, bei der Frau an der Vulva, in der Vagina, Zervix oder Portio.

Das 2. Stadium beginnt nach etwa 2 Wochen nach Auftreten der Primärläsion mit der Ausbreitung auf lymphogenem Wege zu den Leistenlymphknoten, die meist einseitig schwellen, hühnereigroß werden, aber auf der Unterlage verschiebbar sind. Später kommt es zum Befall der perirektalen und paraaortalen Lymphknoten (Gerota-Drüsen). Dabei Fieber und allgemeines Krankheitsgefühl, mitunter Exanthem und rheumatoide Beschwerden.

Das 3. (End-)Stadium führt zu der gefürchteten Komplikation der Elephantiasis der äußeren Genitalien. Bei Frauen und Homosexuellen kommt es oft zu Strikturen im Rektum. Der Befall des anorektalen Bereichs stellt die größte Gefahr beim L.i. dar, da es zu schweren Stauungsphänomenen oberhalb des Afters kommt, wobei der Enddarm infiltriert, verstärkt und im Lumen eingeengt und damit die Stuhlentleerung aufs äußerste erschwert wird.

c) Trachom und Paratrachom sind infektiöse Bindehaut-Hornhaut-Erkrankungen mit sog. „Elementarkörperchen" als Infektionsträger. Die Keratokonjunktivitis beginnt meist am Oberlid und führt dann, nach dem Platzen der Follikel, zu einer diffusen Keratitis punctata sowie zu einem frühen Pannus. Diese können über Monate bestehen bleiben oder in ein „florides Stadium" mit Zunahme der papillären Hypertrophie und der

Pannusentwicklung übergehen. Letztendlich kann es zu Deformationen des Tarsus und zu einer Trübung der Hornhaut kommen.

Zum *Paratrachom* gehören die Neugeborenenkonjunktivitis und die Einschlusskörperkonjunktivitis der Erwachsenen ("Schwimmbadkonjunktivitis").

Die C.-trachomatis-Konjunktivitis ist relativ gutartig und heilt meist folgenlos ab.

Für das Neugeborene besteht allerdings in hohem Grade die Gefahr einer pulmonalen Komplikation. Rund 50% der Neugeborenen, die eine C.-trachomatis-Blennorrhoe haben, entwickeln danach eine Pneumonie. Diese verläuft protrahiert, meist ohne Fieber und ohne schwere Allgemeinsymptome, begleitet von einer Otitis media in einem hohen Prozentsatz.

Die Prognose ist meist gut, zumal Chlamydien gut auf die Antibiotikatherapie ansprechen.

d) Urogenitalinfektionen

Bei Erwachsenen gehört C. trachomatis zu den häufigsten Erregern der nichtgonorrhoischen Urethritis beim Mann und der Cervicitis der Frau. Chlamydien-Urethritiden gehören zu den häufigsten sexuell übertragenen Erkrankungen und sind damit öfter zu beobachten als die Gonorrhoe.** Die Chlamydien-Infektion ist die häufigste Ursache der infektionsbedingten Sterilität.

Das "Reiter-Syndrom" mit der Trias: Arthritis, Urethritis und Keratokonjunktivitis ist in einem erheblichen Prozentsatz durch C. trachomatis bedingt.

Häufigkeit und Verbreitung

Chlamydien aller Typen sind weltweit verbreitet, wenn auch unterschiedlich je nach serologischer Untergruppe. Besonders häufig ist das Trachom in Nordafrika (Ägypten) und Asien. Wegen der Schwierigkeit, Chlamydia pneumoniae (C. p.) zu züchten, fehlen aus den meisten Ländern, so auch aus Deutschland, epidemiologische Untersuchungen über die Verbreitung und pathogenetische Bedeutung dieser durch C. p. be-

---

** Die neonatalen Infektionen gehen immer von einer Genitalerkrankung der Mutter aus. Im Vordergrund steht die Konjunktivitis.

dingten Infektion. Sie scheint jedoch wesentlich häufiger zu sein, worauf erste Untersuchungen aus der Bundesrepublik hinweisen.

Ätiologie

Erreger: Chlamydia pneumoniae, ein intrazelluläres Bakterium, mit den Stämmen TW-183 und A-R-39, die auch als Referenzstämme für die Labordiagnostik dienen.
Chlamydia trachomatis mit 15 Serotypen. Für Trachom verantwortlich sind die Serotypen A, B, AB und C; die Serotypen L1, L2 und L3 verursachen das Lymphogranuloma inguinale und die Typen D bis K die okulogenitalen sowie neonatalen Infektionen.

b) Ansteckungsmodus:
Chlamydia pneumoniae: Die Übertragung von Mensch zu Mensch scheint, wie epidemische Ausbreitungen in Skandinavien vermuten lassen, häufig zu sein. Es ist wahrscheinlich, daß praktisch jeder Mensch im Laufe eines Lebens infiziert wird.
Chlamydia trachomatis: Trachom durch Schmierinfektion, meist bereits im 1. Lebensjahr. Übrige Formen weitgehend durch Sexualkontakte bzw. neonatale Infektionen. L. i. wesentlich häufiger bei Männern als bei Frauen.

Dauer der Ansteckunsfähigkeit

Wochen bis Monate, im Falle des Trachoms und des Lymphogranuloma inguinale auch Jahre bis zur vollständigen Ausheilung, stark abhängig vom Erfolg der Antibiotikatherapie. Allerdings kann ein klinisch geheilt erscheinender Patient infektiös bleiben. Bei Chlamydia-pneumoniae-Infektionen dürfte die Ansteckungsfähigkeit nach einer meist wirksamen Antibiotikatherapie fast immer erloschen sein.

Inkubationszeit

6–10 Tage, bei Chlamydia pneumoniae wohl länger, wenn man das relativ späte Auftreten von Antikörpern als Indiz werten darf.

Chlamydien-Infektionen

Differentialdiagnose

Andere Formen der Keratokonjunktivitis, der Urethritis, Vaginitis sowie im Falle des Lymphogranuloma inguinalis das Ulcus molle und die Lues. Bei der Abgrenzung der C. p.-bedingten Infektionen der Luftwege ist die Palette anderer Erkrankungsursachen so zahlreich, dass eine Auflistung den Rahmen sprengt.

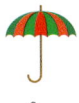

Immunität

Keine belastbare Immunität.

Labordiagnostik

Erregernachweis

Zum Nachweis geeignet sind Urin, Urethralabstrich, Rektalabstrich, Zervixabstrich, Konjunktivalabstrich. Nicht jedes Material ist für jeden Test geeignet!

a) Kultur

Bedingt durch sehr hohe Spezifität lange Zeit Goldstandard der Diagnostik.

Erfasst allerdings nur 70–80% der Positiven.

b) Antigennachweis

Jeder positive Antigentest sollte durch einen anderen Test bestätigt werden, da Antigenteste falsch positiv ausfallen können.

c) Nukleinsäurenachweis

Im Vergleich zur Zellkultur bis zu 10% sensitiver.

Antikörpernachweis: Die Serologie ist nur eine ergänzende Maßnahme, die anzeigt, dass eine Chlamydien-Infektion abgelaufen ist. Zum Einsatz kommen, je nach Antigenaufbereitung im Test, gruppenspezifische (Erfassung von Antikörpern gegen alle Chlamydienarten) und speziesspezifische (Differenzierung zwischen C.-pneumoniae- und C.-trachomatis-Antikörpern) Tests.

Konsiliarlaboratorium: Prof. Dr. E. Jacobs (s. S. 485)
Dr. Chr. Lück (s. S. 484)
Prof. Dr. E. Straube (s. S. 483)
Dr. A. Groht (s. S. 483)

Behandlung

Hochwirksam sind Tetracyclin (z. B. Doxycyclin), Makrolide (z. B. Erythromycin, Roxythromycin) und Chinolone (z. B. Ofloxacin). Azithromycin als Ersatz für die Tetrazyklin-Augensalbe bei der Therapie des Trachoms. Im Falle der Säuglings-Pneumonie Erythromycin (40–60 mg/kg), das in 2–3 Einzeldosen für 2–3 Wochen verabreicht wird.

Seuchenbekämpfung und andere prophylaktische Maßnahmen

Das Trachom als weltweit verbreitete Erkrankung kann nur durch frühzeitige Behandlung der Patienten, bereits im Säuglings- und Kleinkindesalter, eingedämmt werden.

Chlamydienbedingte urogenitale Erkrankungen der Serotypen D bis K sind, da durch Sexualkontakt verbreitet, durch entsprechende Schutzmaßnahmen zu verhindern und durch konsequente therapeutische Maßnahmen bei der Gruppe häufig wechselnder Sexualpartner.

Im Falle des Lymphogranuloma inguinale Meldepflicht nach dem Gesetz zur Bekämpfung der Geschlechtskrankheiten.

Die Crédésche Augenprophylaxe mit Argentum nitricum verhindert eine Chlamydien-Konjunktivitis nicht.

Cholera

Krankheitsbild
Beginn entweder allmählich mit zunächst breiigen, später dünnflüssigen Durchfällen oder plötzlich mit Brechdurchfällen. Die Entleerungen werden im weiteren Verlauf häufiger und reiswasserartig.
Durch starken Wasser- und Elektrolytverlust (Hyponatriämie und Hypokaliämie) sehr bald schwere Allgemeinerscheinungen (Durstgefühl, Austrocknung der Schleimhäute, zunehmender Verfall, tief liegende Augen, Wadenkrämpfe).
Kreislaufsymptome treten in den Vordergrund: Pulsbeschleunigung, Blutdrucksenkung, Atemzüge flach und unregelmäßig (Kreislaufschock). Urinmenge nimmt ab (Oligurie bis Anurie), Koma und Zustand des schweren Nierenversagens (Urämie). Erkrankung kann mit den Anzeichen des schweren Exsikkose-Schocks innerhalb weniger Stunden oder Tage tödlich enden.

Häufigkeit und Verbreitung
Endemisch in Südostasien, besonders in Indien und Indonesien, außerdem in Vorderasien, Afrika, seit 1991 mit epidemieartigem Charakter in Süd- und Mittelamerika.
In den meisten Fällen liegt eine unzureichende Hygiene bei der Wasserversorgung vor.

Ätiologie
Erreger: Die Erreger der Cholera bei früheren Epidemien gehörten der Serogruppe Vibrio cholerae O 1 an und lassen sich in den klassischen Biotyp und den Biotyp El Tor unterteilen. El Tor ist für die meisten Erkrankungen der aktuellen Pandemie verantwortlich; allerdings tritt seit 1992 eine neue Serogruppe, Vibrio cholerae O 139 (Non-O 1) auf, die erstmals in Indien entdeckt und vereinzelt auch in europäische Länder importiert wurde. Inzwischen hat sie sich auf zahlreiche asiatische Länder ausgebreitet mit Schwerpunkt Bangladesch.
Bei den Choleraerregern handelt es sich um bewegliche, gramnegative, kurze, gekrümmte Stäbchen, die ein Exotoxin (Choleraenterotoxin) bilden.

Andere Vibrionen mit medizinischer Bedeutung sind die marinen oder halophilen (salzliebende) Vibrionen. Dazu gehört der Vibrio parahaemolyticus als Auslöser einer Lebensmittelvergiftung nach dem Genuss von Meerestieren und der Vibrio vulnificus, der oral oder über eine offene Wunde acquiriert, zu einer Sepsis führen kann.

Ansteckungsmodus (Infektionsquelle)

Durch direkten Kontakt mit Kranken und Rekonvaleszenten; indirekt über Wasser oder Nahrungsmittel, besonders Milch oder Trinkwasser. Reservoir ist der erkrankte oder genesende Mensch, vorübergehend auch kontaminiertes Wasser und die darin lebenden Meeresfrüchte.

Dauer der Ansteckunsfähigkeit

In der Zeit der Ausscheidung, meist 2–3 Wochen, maximal 40–50 Tage. Im Allgemeinen sind die Cholera-Vibrionen 14 Tage nach der akuten Erkrankung verschwunden.

Inkubationszeit

Im Durchschnitt 1–3 Tage, mitunter nur wenige Stunden!

Differentialdiagnose

Infektionen durch andere Bakterien, insbesondere Salmonellen und Shigellen sowie Vergiftungen durch bakterielle Toxine (Clostridium botulinum, Staphylococcus) oder andere Gifte (Pilze, Arsen).

Immunität

Die überstandene Erkrankung hinterlässt eine Immunität, deren Dauer aber begrenzt ist; durch eine Dosis von 1 ml Cholera-Impfstoff aber für $1/2$ Jahr wieder mobilisiert werden kann.

Labordiagnostik

Erregernachweis

Als Untersuchungsmaterial sind geeignet: Stuhl, Erbrochenes, Duodenalsaft.

Cholera

a) Kultur
Anzucht auf Selektiv-Medien möglich mit anschließender biochemischer Differenzierung.

b) Serologie
Fragliche Bakterienkolonien werden durch eine Agglutination mit polyvalentem Cholera-Anti-01-Antiserum identifiziert.

c) Mikroskopie
Im Dunkelfeldpräparat massenhaft kommaförmige, bewegliche Stäbchen.

Konsiliarlaboratorien: Prof. Dr. I. Bockemühl (s. S. 480 u. 491)
Prof. Dr. M. Kist (s. S. 491)

Behandlung

Die wichtigste Maßnahme ist die Rehydrierung und der Einsatz von Elektrolyten. Es hat sich gezeigt, dass die orale Rehydrierung mit einer Elektrolytlösung plus Glucose einer Infusionstherapie überlegen ist, da sie einfacher durchzuführen und zudem wirksamer ist (Glucose fördert die aktive Resorption des Darminhalts über die Epithelzellen, während die Sekretion vermindert wird). Dafür gibt es in Beuteln verpackte sog. „Oral Rehydration Formula" der WHO in jeder Apotheke südlicher Länder.

Eine Therapie mit Doxycyclin (Erwachsene und ältere Kinder 2x tgl. 0,1 g mindestens 3 Tg.) führt meist zum Erfolg. Alternativ Co-Trimoxazol oder bei Erwachsenen Chinolone (z. B. Ciprofloxacin, Ofloxacin).

Absonderung und Quarantäne:	Für Verdächtige und Erkrankte Absonderungspflicht in einem Krankenhaus. Quarantäne nach den Sanitätsbestimmungen der WHO.
Maßnahmen bei Ansteckungsverdächtigen:	Zur Massenprophylaxe aktive Immunisierung mit Cholera-Impfstoff. Bei Ansteckungsverdacht Isolierung, soweit das bei Massenausbrüchen überhaupt möglich ist.

Cholera

Weitere Maßnahmen der Seuchenbekämpfung:	a) Meldepflicht Bei Verdachts-, Erkrankungs- und Todesfall sowie Ausscheiden von Choleravibrionen. Isolierung von Erkrankten und Verdächtigen, lückenlose Erfassung von Kontaktpersonen. Zulassung nach Krankheit: nach negativem bakteriologischem Befund. Zulassung von Ansteckungsverdächtigen: 5 Tage nach Absonderung des Erkrankten, Desinfektion und negativem bakteriologischem Befund. b) Internationale Maßnahmen Kontrolle und Überwachung von Reisenden aus Endemie- und Epidemiegebieten. In solchen Fällen können einige Länder ein gültiges Impfzeugnis verlangen, das nicht älter als 6 Monate alt sein darf, auch wenn laut WHO offiziell von keinem Land mehr eine Impfbescheinigung gefordert wird.

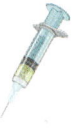

Impfprophylaxe

Zur Erlangung eines gültigen Impfzertifikates genügt nach den Empfehlungen der WHO eine Impfung (1,0 ml bei Erwachsenen bzw. 0,5 ml bei Kindern). Der Impfstoff sollte in 1 ml enthalten: insgesamt 8×10^9 inaktivierte Keime. Für einen etwa 70–80%igen Impfschutz, sollte folgendes Schema eingehalten werden:

1. Injektion 0,5 ml,   subkutan
2. Injektion 1,0 ml.

Der Abstand zwischen beiden Impfungen sollte 1 Woche nicht unter- und 8 Wochen nicht überschreiten.

Kinder im Alter von 1–10 Jahren erhalten die halbe Dosis, Kinder zwischen 7. und 12. Lebensmonat 0,2 ml.

Schutzdauer etwa 6 Monate. Bei anhaltender Exposition Auffrischimpfungen im Abstand von 6 Monaten notwendig, die nach Empfehlung der

WHO, besonders bei älteren, sensibilisierten oder chronisch kranken Personen, auch mit 0,1 ml i.c. durchgeführt werden können (bessere Verträglichkeit, bei Wiederholung der i.c.-Impfung anderen Ort der Injektion wählen).

Impfreaktionen: häufig lokale Infiltrate an der Impfstelle für 1–2 Tage, Fieber, Abgeschlagenheit und Kopfschmerzen, ferner Kontraktion der glatten Muskulatur (auch der Gefäßmuskulatur), deshalb Vorsicht bei Kolikneigung und Herzinfarkt-Anamnese.

Auch Impfungen in der Schwangerschaft sollten vermieden werden, da ein erhöhtes Abort-Risiko besteht. Bei eindeutiger Indikation sollte die intrakutane Injektion von 0,1 ml in Erwägung gezogen werden (abhängig vom Monat der Gravidität), im Falle einer Auffrischimpfung sind 0,1 ml i.c. sowieso ausreichend. Impfungen in der Stillzeit sind jedoch möglich.

Orale Impfstoffe sind in einigen Ländern zugelassen, zeigen gute Ergebnisse und werden von der WHO empfohlen.

Passive Immunisierung
Keine.

Andere prophylaktische Maßnahmen
Vorrangig für persönlichen Schutz hygienische Maßnahmen (Schutz des Trinkwassers und der Lebensmittel), laufende Desinfektion aller Räume und Gegenstände, mit denen Kontakt bestand. Sicherung der Abwässer.

Choriomeningitis, lymphozytäre (LCM)

Krankheitsbild
Grippeähnliches Vorstadium mit schwerer Beeinträchtigung des Allgemeinzustandes, Muskel- und Gelenkschmerzen, katarrhalischen Erscheinungen sowie Konjunktivitis. Danach scheinbare Erholungsphase und Übergang in ein meningeales Stadium mit Kopfweh, Erbrechen, Nackensteifigkeit, oft Lichtscheu und retrobulbäre Schmerzen. Meist nach etwa 2 Wochen vollständige Erholung. Die grippale Phase kann in eine tödliche Allgemeininfektion mit Enzephalitis oder Myelitis übergehen. In der Frühschwangerschaft können Infektionen zum Abort führen, häufigste Folge pränataler Infektionen sind fetale Schäden mit Hydrocephalus und Chorioretinitis.

Häufigkeit und Verbreitung
Die LCM ist weltweit verbreitet, tritt aber wegen der wahrscheinlich vorherrschenden stillen Feiung nur sporadisch in Erscheinung.

Ätiologie
Erreger ist das LCM-Virus aus der Arena-Gruppe mit einer Größe von 30–60 nm.
Ansteckungsmodus (Infektionsquelle)
Ansteckung über den Verdauungs- oder Respirationstrakt durch Schmier- oder Tröpfcheninfektion. Die wichtigsten Infektionsquellen sind die virushaltigen Ausscheidungen von Haus- und Feldmäusen sowie von Goldhamstern, Meerschweinchen, Hunden und Affen.

Dauer der Ansteckunsfähigkeit	Inkubationszeit
Infektionen von Mensch zu Mensch sind unwahrscheinlich.	Die Inkubationszeit beträgt 6–13 (–21) Tage.

Differentialdiagnose
Es müssen sämtliche virusbedingten Infektionen des ZNS berücksichtigt werden.

Choriomeningitis, lymphozytäre (LCM)

Immunität
Über Resistenz und Empfänglichkeit liegen keine genauen Daten vor. Wahrscheinlich kommt es häufig zur stillen Feiung.

Labordiagnostik
Erregernachweis
– Kultur
Anzüchtung auf Zellkulturen möglich, Nachweis des Antigens mittels IFT.
Antikörpernachweis: mittels verschiedener Techniken möglich.

Konsiliarlaboratorium: Prof. Dr. H. Schmitz (s. S. 488)
Prof. Dr. V. ter Meulen (s. S. 493)
Dr. B. Weißbrich (s. S. 493)

Behandlung
Symptomatisch. Bei kompliziertem Verlauf i. v. Applikation von Ribavirin. Zu diskutieren wären Immunglobuline. Antibiotika nur bei bakteriellen Komplikationen. Bei Enzephalitis evtl. Kortikosteroide.

Seuchenbekämpfung und andere prophylaktische Maßnahmen
Meldepflicht des Erkrankungs- und Todesfalles bei Meningitis.
Bekämpfung der Haus- und Feldmäuse. Vorsicht bei Kontakt mit Nahrungsmitteln, die von Mäusen (auch Laboratoriumsmäuse und Goldhamster) verunreinigt sind.

Coxsackie-Virus-Infektionen

Krankheitsbild

Da die Erreger dazu neigen, eine Vielfalt klinischer Syndrome zu bewirken, sind die Krankheitsbilder recht vielseitig. Myokarditiden (Perimyokarditiden) kommen bei allen Formen vor.

a) *Herpangina:* Uncharakteristischer Beginn mit Fieber bis 40 °C und Allgemeinbeschwerden; ab 2. Krankheitstag erscheinen im Bereich des geröteten Rachens helle Bläschen, die platzen und gelbliche kreisrunde Ulcera mit rotem Hof bilden. Abheilung innerhalb von 3–4 Tagen.

b) *Hand-, Fuß- und Munderkrankungen:* Gleichzeitig mit einer schmerzhaften Stomatitis im Bereich von Zunge, Zahnfleisch und weichem Gaumen bestehen Bläschen an Händen und Füßen, die von einem roten Saum umgeben sind.

c) *Myalgia epidemica* (Bornholmsche Krankheit):
Plötzlicher Krankheitsbeginn mit Schüttelfrost, Fieber, Übelkeit, Erbrechen, Durchfällen; stechende Schmerzen am unteren Brustkorb (Pleurodynie mit Atemnot, Zyanose, Kollapsneigung), im Ober- und Unterbauch oder in der Muskulatur des Schultergürtels und der Extremitäten. Krankheitsdauer 4–13 Tage, Prognose ist gut.

d) *Meningitis myalgica:* Komplikation der Myalgia epidemica. Fieber, Kopfschmerzen, meningitische Zeichen, auch meningoenzephalitische Symptome und reversible Paresen werden beobachtet.

e) *Encephalomyocarditis neonatorum:* Die Infektion erfolgt entweder intrauterin, während oder kurz nach der Geburt. Im Vordergrund stehen: Tachykardie, Dyspnoe, Zyanose, im EKG Zeichen einer Myokarditis.

f) *Myokarditis, Perikarditis,* besonders bei Neugeborenen und Kleinkindern (relativ häufig).

g) *Erkrankungen des Respirationstraktes* („Sommergrippe"): Im Vordergrund stehen fieberhafte Pharyngitis, Halsschmerzen, Hustenreiz.

h) *Pankreatitis*-Manifestation möglicherweise Ursache des juvenilen Diabetes, Orchitis.

i) *hämorrhagische Conjunctivitis,* meist beiderseits.

Coxsackie-Virus-Infektionen 121

Häufigkeit und Verbreitung

Weltweit. In gemäßigten Zonen gehäuft in den Sommermonaten. Kinder erkranken häufiger als Erwachsene.

Ätiologie

Erreger: Coxsackie-Viren der Gruppe A (A1–24) und B (B1–6) sind Enteroviren.

A-Viren führen hauptsächlich zu Herpangina (Typen 2, 3, 4, 5, 6, 7, 8, 10), Hand-, Fuß-, Munderkrankungen (Typen 5 und 16).

B-Viren führen vorzugsweise zur Myalgia epidemica (Typen 1 und 5), Meningitis myalgica (Typen 3, 4, 5), Enzephalomyokarditis (Typen 3 und 4) sowie Myokarditis und Perikarditis (meist komb., Typ 2–4; eine spezielle kardiotrope Wirkung der Coxsackie-Viren wird angenommen). Gelegentlich können A-Viren auch meningitische Symptome verursachen (meist mit Paresen, Typen 4, 7, 9, 14 und 23). Die Sommergrippe kann sowohl durch A- als auch durch B-Viren hervorgerufen werden (A9, 16, 21, 24, B1, 2, 3).

Exantheme durch B3, 4, 5.

Conjunctivitiden durch A24.

Ansteckungsmodus (Infektionsquelle)

In erster Linie durch direkten Kontakt mit Keimträgern oder erkrankten Personen (Schmierinfektion).

Dauer der Ansteckunsfähigkeit	Inkubationszeit
Nicht genau bekannt; wahrscheinlich am größten 2–3 Tage vor Ausbruch der Erkrankung und während der Dauer der klinischen Symptome. Die Virusausscheidung im Stuhl hält 2 Wochen länger an.	2 Tage bis 2 Wochen, meist 3–5 Tage.

Coxsackie-Virus-Infektionen

Differentialdiagnose

zu a) Stomatitis aphthosa, Angina lacunaris, Soor, Mononucleosis infectiosa.

zu c) Pleuro-Pneumonie, Myocard-Ischämie; Appendizitis, Cholezystitis, Pankreatitis; Rheumatismus, Lumbago, Trichinose.

zu d) Meningitis tuberculosa, Meningitiden nach Infektion mit ECHO-, Mumps- und Poliomyelitis-Viren, Leptospirose.

zu f) Influenza, Echovirus-Erkr., lymphozytäre Choriomeningitis, Arbovirus-Infektionen.

Immunität

Nur typenspezifisch. Daher Rezidive durch Varianten möglich.

Labordiagnostik

Erregernachweis

Als Untersuchungsmaterial sind Blut, Liquor, Stuhl, Rachenspülwasser, Rektal- und Konjunktivalabstriche geeignet.

a) Kultur

Die Isolierung von Coxsackie-A-Viren in Zellkulturen ist im Gegensatz zu Coxsackie-B-Viren nur eingeschränkt möglich.

b) Tierversuch

Anzüchtung verschiedener Coxsackie-A-Viren derzeit nur verlässlich in neugeborenen Mäusen.

c) Antigennachweis

d) Nukleinsäurenachweis

Antikörpernachweis: Möglich, wobei der Nachweis neutralisierender Antikörper im Zellkulturversuch am zuverlässigsten ist.

Konsiliarlaboratorium: Robert Koch-Institut Berlin
Dr. habil. E. Schreier (s. S. 480)

Behandlung

Symptomatisch: Antipyretika, Analgetika.
Bei schwerem Krankheitsverlauf: Immun-Globulin.

Bei sekundären bakteriellen Infektionen: Antibiotika nach Erregernachweis.
Bei Myokarditis: Digitalisierung.

Seuchenbekämpfung und andere prophylaktische Maßnahmen
Meldepflicht bei Erkrankung und Todesfall nur für die Coxsackie-Virus-Meningitis als „übertragbare Hirnhautentzündung" sowie bei gehäuftem Auftreten im Krankenhaus.
Zulassung nach Krankheit (nur Meningitisform): nach Abklingen der klinischen Symptome.

Dengue-Fieber und Hämorrhagisches Dengue-Fieber

Krankheitsbild

Die klassische Form des Dengue-Fiebers zeigt Symptome, wie sie einem „grippalen Infekt" entsprechen, mit Abgeschlagenheit, Kopf- und Gliederschmerzen. Typisch ist ein biphasiger Fieberverlauf mit einer ein- bis zweitägigen Remission, wobei mit dem 2. Temperatur-Anstieg häufig ein schnell vorübergehendes Exanthem erscheint. Am 5.–7. Krankheitstag setzt eine lytische Entfieberung ein, die Infektion ist damit komplikationslos überstanden. Nicht selten kommt es zur Beteiligung der Leber. Gewisse Topotypen, z. B. Dengue II, können auch schwere, das Nervensystem betreffende Infektionen auslösen.

Bei Kindern kommt es durch besondere pathogenetische Umstände (fast immer handelt es sich um Zweitinfektionen, möglicherweise mit einem anderen Virustyp oder das Vorhandensein von spez. Antikörpern) zu dem Hämorrhagischem Dengue-Fieber, das den biphasigen Verlauf nicht zeigt, sondern nach uncharakteristischen Allgemeinsymptomen und einer kritischen Entfieberung zu Hämorrhagien, blutigem Erbrechen, anschließend durch hochgradige Gefäßpermeabilität zu einem hypovolämischen Schock führt (Dengue-Schock-Syndrom). Dieses Krankheitsbild endet ohne kompetente Behandlung oft letal.

Häufigkeit und Verbreitung

Das Dengue-Fieber hat sich in den letzten Jahrzehnten erheblich ausgeweitet, besonders im südostasiatischen Raum, ist aber im Pazifik, im tropischen Afrika und Mittelamerika (einschl. der Karibik) immer häufiger anzutreffen. Das Hämorrhagische Dengue-Fieber findet sich unter den häufigsten Ursachen für Sterbefälle bei Kindern in den Ländern zwischen Sri-Lanka, China und Indonesien, gefördert durch das rapide Wachstum der Städte und daran gekoppelt die Verschlechterung der umwelthygienischen Bedingungen, die der Verbreitung der Moskitos in jeder Weise entgegenkommen (unhygienische Wasserbehälter, Mangel zentraler Wasserversorgung, Sorglosigkeit bei der Beseitigung kleiner Wasseransammlungen in alten Büchsen und Autoreifen).

Dengue-Fieber

Dengue-Fieber tritt epidemisch auf, es ist im südostasiatischen und pazifischen Raum wesentlich häufiger als die Malaria. Die WHO schätzt 20 Mill. Fälle pro Jahr, davon mehrere Hunderttausend der Verlaufsform Hämorrhagisches Dengue-Fieber.

Ätiologie

Erreger: Das *Dengue*-Virus mit 4 Serotypen (Dengue I, II, III, IV) ist ein Flavivirus (Togaviridae), früher Gruppe B der Arboviren. Es ist in Zellkulturen züchtbar und zeigt Kreuzphänomene mit anderen Arbo-B-Viren.

Ansteckungsmodus (Infektionsquelle): Übertragung von Mensch zu Mensch. Als Vektor gilt überwiegend der Blut saugende Moskito Aedes aegypti, daneben A. polinesiensis, A. albopictus und A. scutelaris. Tierische Virusreservoire, besonders Nagetiere, haben keine epidemiologische Bedeutung, dennoch sind sie wichtige natürliche Wirte.

Dauer der Ansteckunsfähigkeit	Inkubationszeit
Noch unklar, wahrscheinlich während der virämischen Phase, etwa 1 Woche.	5 Tage (2–8).

Differentialdiagnose

Malaria, Chikungunya und Onyong-nyong-Virus-Infektionen (bd. Arborirosen mit fast gleichen Übertragungswegen und ähnlicher Verbreitung, letztere weitgehend auf Afrika beschränkt. Leitsymptom Gelenk- und Muskelschmerzen, gute Prognose), Rückfallfieber, exanthematische Erkrankungen, hämorrhagisches Fieber, Hepatitis bei Beteiligung der Leber.

Immunität

Die Erkrankung hinterläßt eine typenspezifische, lang anhaltende Immunität, jedoch nur eine vorbeugende Kreuzimmunität.

Bei vorhandenen Antikörpern, bei jungen Säuglingen diaplazentar, bei Kindern oft nach der Zweitinfektion, scheinen anamestische Immunreaktionen mit Bildung von Immunkomplexen für die hämorrhagischen

Dengue-Fieber

Reaktionen und das Krankheitsbild des Dengue-Schock-Syndroms verantwortlich zu sein.

Labordiagnostik
Erregernachweis
a) Kultur
Dengue-Viren lassen sich aus Serum bis etwa 12 Tage nach der Infektion auf speziellen Zellkulturen anzüchten. Für die Typisierung ist die PCR geeignet.

Antikörpernachweis
Die primäre Dengue-Infektion kann durch die Bestimmung von IgM und IgG festgestellt werden.
Kreuzreaktionen gegen andere Flaviviridae sind möglich.

Konsiliarlaboratorium: Prof. Dr. H. Schmitz (s. S. 488)

Behandlung
unspezifisch: symptomatisch, im Falle des hämorrhagischen Dengue-Fiebers intensivmedizinische Maßnahmen mit Bekämpfung des hypovolämischen Schocks innerhalb der ersten Stunden. Cave Acetylsalicylsäure (Blutungsneigung)

Seuchenbekämpfung und andere prophylaktische Maßnahmen
Die Prophylaxe richtet sich vor allem gegen die Virus übertragenden Mücken. Hier sind ähnliche Kriterien zu beachten wie bei dem Schutz gegen Malaria, mit Ausnahme der medikamentösen Prophylaxe.
Die gewaltige Vermehrung der als Zwischenträger dienenden Moskitos und gekoppelt damit eine Vermehrung der Erkrankungen um eine Zehnerpotenz innerhalb weniger Jahre wird auch die Touristikmedizin vor neue Aufgaben stellen. So zeigten Stichproben, dass bei Tropenrückkehrern, die vorübergehend febril erkrankt waren, zu 15% Dengue-Antikörper nachgewiesen werden konnten.
Attenuierte Lebend-Impfstoffe und Impfstoffe auf der Basis rekombinanter Proteintechnologie sind in klinischer Prüfung bzw. in vorklinischer Entwicklung.

Diphtherie

Krankheitsbild

Akute Schleimhautinfektion, die durch Toxinbildung der Erreger zu schweren Lokal- und Allgemeinreaktionen führt (Intoxikation). Nach Verlauf werden zwei Hauptformen unterschieden:

Lokalisierte Formen
Rachen- und Kehlkopfdiphtherie: Nach uncharakteristischer Prodromi (Krankheitsgefühl, mäßiges Fieber, Kopfschmerzen) treten unter Schluckbeschwerden im Rachen grau-weiße, konfluierende, festhaftende Beläge auf. Typischer süßlicher Mundgeruch. Die Pseudomembranen können auf die Tonsillen beschränkt bleiben oder auf Gaumenbögen, Zäpfchen und Rachenhinterwand übergreifen. Teigige Schwellung der zervikalen Lymphdrüsen. Gefährlich ist das Übergreifen auf den Kehlkopf, das sich durch inspiratorischen Stridor und Heiserkeit ankündigt (diphtherischer Croup); Erstickungsgefahr!
Nasen-Diphtherie: Blutiger Schnupfen, subfebrile Temperaturen, Inappetenz. Kommt vorwiegend bei Säuglingen und Kleinkindern vor. Verläuft meist schleichend und wird daher erst spät erkannt.

Seltene Lokalisationen: Wunden, Konjunktiven, Mittelohr, Vulva, Neugeborenennabel.

Primär toxische Diphtherie
Sofort schwerstes Krankheitsgefühl. Ausgedehnter Lokalbefund im ganzen Rachen bis zu Larynx und Trachea mit durch Blutungen grau-braunen, schmutzigen Belägen (Rachenbräune), ödematöser Schwellung von Rachen und Hals (Cäsarenhals) mit Atemnot. Toxische Kreislaufreaktion mit blass-zyanotischem Aussehen, schnellem flachen Puls, hämorrhagischer Diathese. Anzeichen von Herz-, Nieren- und Leberschädigung. Schlechte Prognose bei Abfall der Körpertemperatur, arrhythmischem, bradycardem Puls, Erbrechen, Hautblutungen. Trotz rechtzeitiger Therapie oft letaler Ausgang in 2–10 Tagen.

Diphtherie

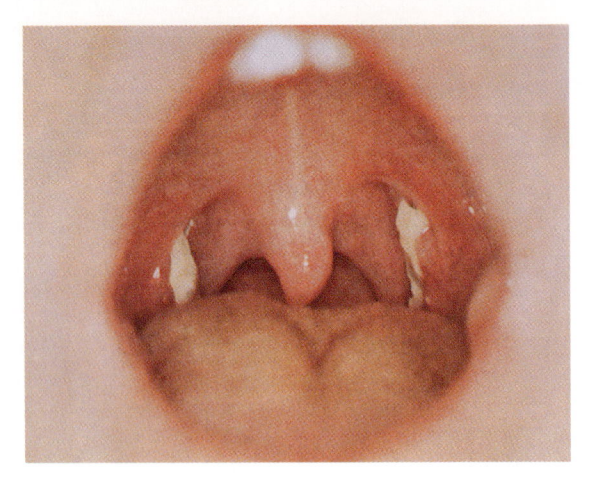

Rachendiphtherie

Komplikationen
Bei allen Formen können vorkommen: Stenose von Larynx und Trachea; Frühmyocarditis (8–10 Tage nach Krankheitsbeginn), Spätmyocarditis (4–8 Wochen nach Krankheitsbeginn); neurale Früh- oder Spätschäden wie Gaumensegelparese, Lähmungen an Gesichts-, Rumpf- oder Atemmuskulatur.

Häufigkeit und Verbreitung
Weltweites Vorkommen. Noch bis zum 2. Weltkrieg traten auch in Europa große Epidemien auf. Seitdem kontinuierlicher Rückgang, nicht zuletzt durch konsequente Schutzimpfungen.
Eine Diphtherie-Epidemie in den GUS hat ihren Höhepunkt überschritten, die Erkrankungszahlen sind dank konsequenter Impfkampagnen rückläufig. In Deutschland werden jährlich mehrere eingeschleppte Fälle registriert.
Die WHO erklärte die Diphtherie zu einem globalen Problem. Da in Deutschland etwa 20% der Jugendlichen und 60% der Erwachsenen keinen ausreichenden Schutz vor Diphtherie haben, besteht ein Risiko der Einschleppung auch nach Deutschland.

Vor diesem Hintergrund gewinnt eine ausreichend hohe Durchimpfung von mindestens 80% aller Bevölkerungs- und Altersgruppen eine zunehmende Bedeutung („Populationsimmunität").

Ätiologie
Erreger: Corynebacterium diphtheriae ist ein grampositives, sporenloses, unbewegliches Stäbchen mit verdickten Enden und unregelmäßiger Anfärbung (Pol-Körperchen). Kulturell werden 3 Wachstumsformen unterschieden: C. mitis, intermedium und gravis.

Ansteckungsmodus: Tröpfcheninfektion durch Erkrankte, Inkubierte und symptomlose Keimträger; selten durch infizierte Gegenstände oder Staub. Der Mensch ist der einzige Wirt von C. diphtheriae. Der Manifestationsindex liegt bei ca. 10%. Während einer Epidemie gibt es bis zu 50% Keimträger, außerhalb ca. 3%.

Dauer der Ansteckunsfähigkeit	Inkubationszeit
Prinzipiell solange Bakterien nachweisbar. Allgemein verschwinden die Bakterien einige Tage nach antibiotischer Behandlung, spätestens nach einigen Wochen.	Meist 2–5 Tage, selten länger. Bei toxischen Formen evtl. nur wenige Stunden.

Differentialdiagnose
Alle Formen von Angina und Rachenaffektionen, besonders Angina Plaut-Vincent, ferner Agranulozytose, Leukämie, infekt. Mononukleose, Pseudokrupp, Glottisödem, Bronchiolitis u. a. Bei peripheren Nervenparesen (Gaumensegel) kommen symptomatische und systemische neurologische Erkrankungen in Betracht.

Labordiagnostik
Erregernachweis
Als Untersuchungsmaterial sind geeignet: Rachenabstriche bzw. Abstriche von verdächtigen Stellen mit Pseudomembranbildung

a) Kultur
Anzüchtung auf Spezial-Nährmedien. Identifizierung über biochemische Testreihe („bunte Reihe").
b) Mikroskopie
Neisser-Präparat zum Nachweis der charakteristischen Morphologie (Pol-Körperchen).
c) Toxinnachweis
Gewebekultur und Immundiffusionsmethoden ersetzen heute weitgehend den Tierversuch.

Antikörpernachweis
– ELISA zur Abklärung der Immunitätslage

Konsiliarlaboratorium: Dr. A. Roggenkamp
Prof. Dr. J. Heesemann (s. S. 484)

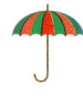

Immunität

Die Erkrankung hinterlässt eine relative antitoxische Immunität von unterschiedlicher Dauer. Zweiterkrankungen sind jedoch möglich! Durch klinisch inapparente Infektionen kann es zur Immunität kommen („stille Feiung").

Behandlung

Schon bei Diphtherie-Verdacht ist die Gabe von Diphtherie-Antitoxin (Immunserum vom Pferd)* erforderlich; keinesfalls die bakteriologische Untersuchung abwarten.** Je nach Schweregrad und Lokalisation sind 250–1000–2000 IE/kg/Kg erforderlich. (Genaue Dosierungen und Allergietestung s. Gebrauchs–information.)
Gleichzeitig hoch dosierte Antibiotika-Therapie mit Penicillin G i.m. (100 000 E/kg/KG 14 Tage lang) oder Clarithromycin bei Penicillin-Unverträglichkeit.
Symptomatische Herz-Kreislaufbehandlung, evtl. Intensivstation.

---

* Diphtherie-Antitoxin ist in allen Notfalldepots vorrätig.
** Abstriche sollten vor Beginn der therapeutischen Maßnahmen entnommen werden, da sonst u. U. kein Erreger- bzw. Toxinnachweis mehr gelingt. Vorabinformation an das Laboratorium.

Diphtherie

Absonderung und Quarantäne:

Stationäre Einweisung und Isolierung erforderlich. Aufhebung allgemein nach drei negativen Abstrichen (Nase und Rachen) im Abstand von 3 Tagen. Die erste Probe darf frühestens 24 Stunden nach Abschluss der antimikrobiellen Behandlung entnommen werden. Das gilt auch für Keimträger Toxin-bildender Diphtherie-Bakterien. Eine Nachkontrolle frühestens 2 Wochen nach Beendigung der Therapie sichert das Ergebnis. Quarantäne nicht erforderlich.

Maßnahmen bei Ansteckungsverdächtigen:

Sichere Kontaktpersonen und Keimträger müssen Gemeinschaften (Schulklassen, Kindergärten usw.) meiden. 1 Woche nach Absonderung des Erkrankten Desinfektion und 3 Abstrichkontrollen. Einmalige Depot-Penicillin G-Applikation (intramuskulär) oder 7–10 Tage Clarithromycin.
Impfdokumentation prüfen. Bei den engen Kontaktpersonen sollte die Diphtherie-Grundimmunisierung mit DaPT-(IPV)- oder Td-(IPV)-Impfung (altersabhängig) begonnen oder vervollständigt werden. Bei kompletter Grundimmunisierung (mindestens 3 Diphtherie-Impfungen) wird eine Boosterdosis verabreicht, wenn die letzte Impfung länger als 5 Jahre zurückliegt.

Weitere Maßnahmen der Seuchenbekämpfung:

Meldepflicht bei Erkrankungs- und Todesfall; zu empfehlen auch die Mitteilung von Verdachtsfällen und Keimträgern (toxinbild. C. diphtheriae) an das GA. Erkrankte und Erkrankungsverdächtige dürfen Schulen und ähnliche Einrichtungen nicht betreten, bis eine Weiterverbreitung der Krankheit nicht mehr zu befürchten ist. Zulassung von Ansteckungsverdächtigen: 1 Woche nach Absonderung des Erkrankten, Desinfektion und negativem bakteriologischem Befund.

Impfprophylaxe

Grundimmunisierung aller Kinder ab 3. Lebensmonat, routinemäßig mit Kombinationsimpfstoffen: DaPT, DaPT-IPV, usw. Impfmodi siehe Impfplan S. 24.

Ab dem 6. Lebensjahr sind Grundimmunisierungen stets mit Diphtherie-Impfstoff für Erwachsene (mind. 2 IE Di-Toxoid = d) oder mit Td-(IPV)-Impfstoff durchzuführen. Nicht Geimpfte in dieser Altersgruppe oder Personen mit fehlendem Impfnachweis sollten 2 Injektionen (Td-Impfstoff, z. B. Td-pur® oder Td-IPV, z. B. Td-Virelon®) im üblichen Abstand von 4–6 Wochen und die 3. Impfung 6–12 Monate später erhalten. Besonders notwendig ist der Impfschutz für:

• medizinisches Personal, das ersten Kontakt mit Erkrankten haben kann,
• Beschäftigte mit umfangreichem Publikumsverkehr,
• Aussiedler, Flüchtlinge und Asylbewerber aus Gebieten mit Diphtherie-Risiko, die in Gemeinschaftsunterkünften leben sowie für das Personal dieser Einrichtungen,
• Bedienstete des Bundesgrenzschutzes und der Zollverwaltung

und bei Reisen in Länder mit Diphtherie-Risiko.

Diphtherie-Impfstoffe mit mindestens 20 IE Di-Toxoid = D verursachen jenseits des 6. Lebensjahres oft verstärkte Lokal- und Allgemeinreaktionen, in Einzelfällen mit neurologischer Symptomatik.

Auffrischimpfungen: Routinemäßig im 6. (mit Td) und zwischen dem 11.–18. Lebensjahr (mit Td-IPV); weiterhin alle 10 Jahre. Im Expositionsfall auch früher.

Die Verwendung von Td(-IPV) bietet sich auch dann an, wenn gelegentlich einer Verletzung nach dem 6. Lebensjahr eine Tetanusboosterung bzw. eine Grundimmunisierung im Rahmen der Tetanusprophylaxe notwendig ist. Umgekehrt sollte bei notwendigen Auffrischimpfungen gegen Diphtherie, besonders bei beruflich exponierten Personen, ebenfalls Td(-IPV)-Impfstoff verwendet werden, um die Gelegenheit zur Boosterung der Tetanus-Immunität zu nutzen.

Schwangerschaft: Strenge Indikationsstellung, kann jedoch bei Gefährdung (Umgebungsinfektionen, Reisen) indiziert werden, vorzugsweise im 2. oder 3. Trimenon mit Td(-IPV). (S. Teil I, Tab. S. 18).

Gegenindikationen: Akute Erkrankungen, aktive Tbc, eitrige Hautaffektionen, rheumatische Herzerkrankungen, chronische Nierenleiden, Thrombopenie oder neurologische Symptome nach vorangegangenen Impfungen. Vorsicht bei ausgesprochener allergischer Reaktionsbereitschaft.

Passive Immunisierung
Nicht bei Kontaktpersonen und Keimträgern.

Andere prophylaktische Maßnahmen
Siehe vorige Kapitel.

Ebolaviruskrankheit und Marburgviruskrankheit

Krankheitsbild
Fieber mit länger dauernder Kontinua, Desorientiertheit bis zum Koma, Exanthem (ab 5.–8. Tag) und Enanthem, Haemorrhagien infolge Thrombozytensturz. Beteiligung von Leber, Pankreas und besonders der Nieren bis zur Anurie sowie Orchitis. Letalität zwischen 25 und 50% meist als Folge einer Verbrauchskoagulopathie. Bei der Ebolaviruserkrankung stehen daneben Muskelschmerzen und schwere Diarrhoen im Vordergrund. Die Erkrankung verlief bei 70% von 500 gemeldeten Erkrankungsfällen tödlich. Allerdings gibt es mildere und sogar asymptomatische Verläufe. Die Krankheiten gehören in die Gruppe des „hämorrhagischen Fiebers", deren Ätiologie sehr unterschiedlich ist.

Häufigkeit und Verbreitung
Beim Ebolavirus gab es bisher folgende schwere Ausbrüche: Typ Zaire: Zaire 1976 und 1995, Gabon 1994, 1996. Subtyp Sudan: Sudan 1976 und 1979; zusammen 1152 Patienten, Letalität im Durchschnitt 69% (53% bis 88%). Die verwandte Marburgviruserkrankung trat erstmalig 1967 in Marburg, Frankfurt und Jugoslawien, 1975 in Johannisburg sowie 1998 im Norden der Demokratischen Republik Kongo auf.

Ätiologie
Erreger: Marburg-Virus, Länge von 0,7–4,0 nm, 0,1 nm breit. Ebola-Virus morphologisch ähnlich, kann aber immunologisch abgegrenzt werden. Beide zur Familie der Filoviridae gehörend.

Ansteckungsmodus (Infektionsquelle)
Infektion durch Kontakt mit infizierten Affen (Ansteckungsquelle für Ebola-Virus [Zaire], Schimpansen für Marburg-Virus Corcopithecus aethiops) und Übertragung von Mensch zu Mensch durch Blut oder andere Körperflüssigkeiten. Zwischenwirt bisher unbekannt (daher noch abgegrenzt vom „haemorrhagischen Fieber" – s. d.).

Ebolaviruskrankheit und Marburgviruskrankheit

Dauer der Ansteckunsfähigkeit
Ansteckungsfähigkeit über Körperflüssigkeiten schon am Ende der Inkubationszeit und mindestens für die Dauer der Fieberperiode (2–3 Wochen). Ansteckungsfähigkeit über infiziertes Sperma bis zu 3 Monate nach der Erkrankung bei Marburg- und Ebola-Virus nachgewiesen.

Inkubationszeit
3–9 Tage (Marburg-Virus), 4–16 (21 Tage) Ebola-Virus.

Differentialdiagnose
Hantavirus-Infektionen vor allem Hantaan-Virus (Korea) und Sin Nombre-Virus (USA), Argentinien und Bolivien. Hämorrhag. Fieber, Meningokokken-Sepsis (Waterhouse Friederichsen-Syndrom), Leptospirose (Morbus Weil u. a.).

Immunität
Homologe Immunität.

Labordiagnostik
Virus- bzw. AK-Nachweis mit PCR nur in Sicherheitslaboratorien der Klasse 4.

Konsiliarlaboratorien: Prof. Dr. W. Slenczka (s. S. 488)
Prof. Dr. H. Schmitz (s. S. 488)
Prof. Dr. H. Gerlich (s. S. 493)

Behandlung
Als Virostatikum steht Ribavirin (i. v. oder/und als Aerosol) zur Verfügung. Symptomatisch im Sinne der Behandlung einer Verbrauchskoagulopathie: Rekonvaleszenten-Serum, PPSB oder Frischblut, evtl.. Hämodialyse.

Seuchenbekämpfung und andere prophylaktische Maßnahmen

Umgehende Verständigung des Seuchenreferenten des betreffenden Bundeslandes.

Meldepflicht bei Verdacht, Erkrankung und Todesfall.

Strenge Quarantänezeit. Gründliche Desinfektion entsprechend BGA-Empfehlungen. Vorsichtsmaßnahmen des betreuenden Personals (Tragen von Schutzkleidung, Gummihandschuhen, Schutzbrillen).

Echinokokkose

Krankheitsbild
Zu unterscheiden ist zwischen Cystischer Echinokokkose (CE) und Alveolärer Echinokokkose (AE). Das Krankheitsbild richtet sich nach dem befallenen Organ. Bei der CE ist in etwa 70% die Leber betroffen, einen Lungenbefall findet man in etwa 20% der Fälle. Hirn, Milz oder andere Organe sind nur selten betroffen. Die AE ist fast ausschließlich in der Leber anzutreffen; Mitbeteiligungen von Milz, Peritoneum, Lunge, Knochen oder ZNS können vorkommen.

Häufigkeit und Vorkommen
Die CE kommt weltweit vor. Die AE ist auf die nördliche Hemisphäre beschränkt; sie ist im Südosten Frankreichs, der Schweiz, Österreich, Deutschland und Osteuropa endemisch. Während Fälle von CE fast ausschließlich importiert sind, ist die AE als einheimische Parasitose aufzufassen. Die jährliche Inzidenz dürfte bei ca. 0,1 pro 100.000 Einwohnern (mit deutlichen regionalen Schwankungen) liegen.

Ätiologie
Erreger: Larven des Hundebandwurms *(Echinococcus granulosus)* und des Fuchsbandwurms *(E. multilocularis)*.
Ansteckungsmodus (Infektionsquelle)
Für *E. granulosus* ist der Hund der Endwirt, für *E. multilocularis* der Fuchs, eventuell auch Hund und Katze. Mit dem Kot ausgeschiedene Eier werden vom Menschen oral aufgenommen; die sich daraus entwickelnden Larven wachsen in den oben genannten Organen heran. Das Larvenstadium von *E. granulosus* wächst dabei abgegrenzt als Zyste, während die *E. multilocularis*-Larven infiltrierend das Gewebe durchsetzen.

Dauer der Ansteckunsfähigkeit	Inkubationszeit
Keine Ansteckungsgefahr von Mensch zu Mensch.	mehrere Jahre

Echinokokkose

Differentialdiagnose
Hepatitis, Leberzirrhose, Lungentumoren, Zysten anderer Genese.

Immunität
Keine.

Labordiagnostik
Erregernachweis
Der direkte Erregernachweis spielt bei der Laboratoriumsdiagnostik keine Rolle. Die Bedeutung von Nukleinsäure-Nachweisverfahren ist noch im experimentellen Stadium, und Speziallabors in ausgewählten Fällen vorbehalten.

Antikörpernachweis
– IHA
– FT
– EIA

Mit der Verfügbarkeit rekombinanter Antigene ist serologisch eine Differenzierung zwischen AE und CE möglich.

Konsiliarlaboratorium: Prof. Dr. M. Frosch (s. S. 487)

Behandlung
chirurgische Eingriffe zur Entfernung der Zysten und des abgrenzbaren Tumorgewebes.
Mebendazol oder Albendazol zur perioperativen Prophylaxe und Chemotherapie bei inoperablen und nicht komplett entfernbaren Tumoren.

Seuchenbekämpfung und andere prophylaktische Maßnahmen
Erlegte Füchse nur mit Handschuhen anfassen und in Plastiksäcken transportieren. Waldfrüchte (Beeren, Pilze) und Gemüse/Salat vor Verzehr gut waschen und nach Möglichkeit erhitzen (>60 °C). Einfrieren bei –20° tötet die Eier nicht ab. Infizierte Hunde sind einer Wurmkur zu unterziehen. Exponierten Personen ist eine jährliche Ultraschalluntersuchung der Leber und eine serologische Untersuchung anzuraten.

ECHO-Virus-Infektionen

Krankheitsbild
Die klinischen Erscheinungen sind vielgestaltig und nicht charakteristisch für die Erreger: Fieber, Exantheme, ähnlich den Röteln-Exanthemen, Meningitis mit relativ hoher Zellzahl, leichte Lähmungen, blutige und schleimige Durchfälle und Erbrechen, Infekte des Respirationstraktes.
Der Verlauf und die Prognose sind im Allgemeinen gutartig.
Neugeborene, besonders Frühgeborene, gelten in den ersten 2 Lebenswochen als besonders empfänglich für ECHO-Viren mit entsprechend hohem Risiko einer schwerer Erkrankung.

Häufigkeit und Verbreitung
Weltweite Verbreitung; Erkrankungen werden vorzugsweise in den Sommermonaten beobachtet (Juni bis Oktober), jedoch werden die Viren auch gelegentlich im Winter als Darmparasiten nachgewiesen. Meist findet man an einem Ort während einer bestimmten Zeitspanne nur einen Typ (Juni 1997 Typ 30 im Land Brandenburg), der dann einige Jahre später durch einen anderen Typ ersetzt wird.

Ätiologie
Erreger: ECHO-Viren (enteric cytopathogenic human orphan viruses) sind Enteroviren. Zurzeit sind 33 serologisch differente Typen bekannt. Neben den drei klassischen Enterovirusgruppen Polio, Coxsackie und Echo sind weitere humanspezifische Enteroviren gefunden worden. Dazu gehört das Enterovirus Typ 70. Eine Infektion ruft eine akute haemorrhagische Konjunctivitis hervor. Enterovirus Typ 71-Infektionen verlaufen unter dem Bild einer „hand-foot-mouth disease" und können, wie letztlich in Taiwan, bei Säuglingen tödlich verlaufen.
Bei serösen bzw. aseptischen Meningitiden sind hauptsächlich die Typen 3, 4, 6, 9, 16 und 30 aus dem Liquor gezüchtet worden. Epidemische Gastroenteritiden sind sehr häufig auf Infektionen mit ECHO-Viren der Typen 2, 8, 11, 14, 16 und 17 zurückzuführen. Poliomyelitisähnliche paralytische Erkrankungen werden nach Infektion mit Typ 6, bisweilen auch mit den Typen 4 und 9 beobachtet. Bei respiratorischen Infekten war ein-

deutig Typ 20 nachgewiesen worden. ZNS-Defekte bei Neugeborenen treten nach Infektion der Mütter mit Typ 7 auf.
Ansteckungsmodus (Infektionsquelle)
Von Mensch zu Mensch durch Tröpfchen- oder Schmierinfektion, auch durch Badegewässer. Übertragung durch Fliegen ist ebenfalls denkbar. Diskutiert wird auch die Übertragung durch Blut saugende Insekten, da man ECHO-Viren in Arthropoden nachgewiesen hat.

Dauer der Ansteckunsfähigkeit	**Inkubationszeit**
Sie besteht wahrscheinlich schon einige Tage vor Ausbruch der Erkrankung (die Ausscheidung beginnt bereits 3 Tage zuvor) sowie während der Krankheitsdauer. Die Virusausscheidung im Stuhl kann mehr als 2 Wochen anhalten.	1–5 (–12) Tage.

Differentialdiagnose
Bei sporadischen Fällen ist die Diagnose klinisch sehr schwierig zu stellen; es kommen zahlreiche andere febrile Erkrankungen mit oder ohne Exanthem in Betracht, ebenso Poliomyelitis, abakterielle Meningitis, Enteritis, Grippe, bei Typ 9 rötelnähnliches Exanthem mit Lymphknoten am Hals.

Immunität
Die Durchseuchung mit ECHO-Viren beginnt kurz nach der Geburt. Sie hinterlässt eine dauernde, typenspezifische Immunität.

Labordiagnostik
Erregernachweis
Als Untersuchungsmaterial sind Blut, Liquor, Stuhl, Rachenspülwasser, Rektal- und Konjunktivalabstriche geeignet.
Kultur bzw. Nukleinsäurenachweis: weitgehend auf epidemiologische Fragestellungen beschränkt.

ECHO-Virus-Infektionen

Antikörpernachweis: Typenspezifische Aussagen nicht möglich (s. auch Coxsackie-Virus-Infektionen)

Konsiliarlaboratorium: Robert Koch-Institut Berlin
Dr. Habil. E. Schreier (s. S. 480)

Behandlung
Symptomatisch: Bei Meningitis entlastende Lumbalpunktionen, evtl. Kortikosteroide.
Bei schweren Verlaufsformen sind Gamma-Globuline angezeigt.

Absonderung und Quarantäne:	Nicht erforderlich.
Maßnahmen bei Ansteckungsverdächtigen:	Keine; evtl. bei Risikokindern Immun-Globulin, mindestens 0,5 ml/kg Körpergewicht.
Weitere Maßnahmen der Seuchenbekämpfung:	Meldepflicht als „übertragbare Hirnhautentzündung" bei Erkrankungs- und Todesfall, sofern die Infektion unter dem klinischen Bild der Meningitis verläuft.

Impfprophylaxe
Z. Z. noch nicht möglich.

Passive Immunisierung
Immun-Globulin-Präparate bei Epidemien auf Neugeborenenstationen möglicherweise einzig wirksame Methode.

Andere prophylaktische Maßnahmen
Da nosokomiale Infektionen aus neonatologischen Zentren bekannt geworden sind, ist dort für peinliche Hygiene zu sorgen. Besonders sollte auf die Desinfektion der Hände geachtet werden, da die Hände des Pflegepersonals wahrscheinlich der Hauptübertragungsfaktor sind.

Ehrlichiose

(Humane monozytäre E. [HME], Humane granulozytäre E. [HGE])

Krankheitsbild

Meist akute Erkrankungen mit grippeähnlichen, uncharakteristischen Erscheinungen wie Fieber, Kopfschmerzen, Myalgien, Übelkeit, Leberfunktionsstörungen. Seltener bei Kindern auch Exantheme.

Daneben gibt es wegen des möglicherweise immun suppressiven Effektes des Erregers auch kompliziertere Krankheitsbilder mit ZNS-Beteiligung (lymphozytäre oder granulozytäre Meningitis), Ateminsuffizienz, Nierenfunktionsstörungen und gastrointestinale Blutungen. Charakteristisch sind – wenn auch meist mäßige – Leukopenie und Thrombozytopenie.

Häufigkeit und Verbreitung

Bisher selten diagnostiziert. Erstmalig in den USA beschrieben – dort mit zunehmender Häufigkeit. In Europa Verdachtsfälle in Portugal und Spanien, nachgewiesen in Slowenien. Entsprechend der Infektionsquelle Auftreten besonders in den Sommermonaten.

Ätiologie

Erreger: Rickettsiaceae, Genus Ehrlich, mit 2 Formen, die jeweils für die HME und HGE verantwortlich sind. Obligat intrazelluläre Vermehrung, sie bilden in den Leukozytenfraktionen Morulae.

Ansteckungsmodus (Infektionsquellen)
Biß verschiedener Zeckenarten, mit Vorrang der Zecke Ixodes ricinus. Erregerreservoir offenbar Wild- und Haustiere.

Dauer der Ansteckunsfähigkeit	Inkubationszeit
Keine Übertragung von Mensch zu Mensch.	2–7 Tage (für HME 7–21 Tage).

Ehrlichiose

Differentialdiagnose
Ohne den Hinweis eines Zeckenbisses (der nicht immer bemerkt wird) alle fieberhaften, grippeähnlichen Infekte. Bei Nachweis eines Zeckenbisses: FSME und Borreliose.

Immunität
Obwohl IgG- und IgM-Antikörper gebildet werden, ist nach bisherigen Erkenntnissen daraus eine sichere Immunität nicht abzuleiten.

Labordiagnose
Die z. Z. sensitivste Methode des Erregernachweises ist die Polymerase-Kettenreaktion. Ein Antikörpernachweis gelingt mit dem Immunfluoreszenztest. Die Untersuchungen sind Speziallaboratorien vorbehalten, wo auch Auskünfte über das einzusendende Material einzuholen sind (s. u.). Auch durch den Nachweis von Morulae in den Granulozyten im nach Giemsa gefärbten Blutausstrich kann man die Diagnose sichern, allerdings gelingt das nicht sehr häufig.

Konsiliarlaboratorium: Frau PD Dr. B. Wilske (s. S. 484)

Behandlung
Tetracyclin als zellgängiges Antibiotikum (Doxycyclin oral oder i. v. für eine Woche). Bei Kindern unter 8 J. Rifampicin.

Seuchenbekämpfung und andere prophylaktische Maßnahmen
Sofortige Zeckenentfernung und Verhalten in Endemiegebieten wie zum Schutz gegen die FSME und Borreliose.

Enterobacteriaceae-(Klebsiella-Enterobacter-Serratia-Proteus)-Infektionen*

Krankheitsbild

Alle Enterobacteriaceae-Infektionen dieser Gruppen sind im Krankenhaus sehr verbreitet und unter Einschluss der Proteusbakterien Ursache des so genannten „gramnegativen Hospitalismus", besonders als Erreger von Wundinfektionen (postoperativ, nach Verbrennungen etc.). Voraussetzung einer klinischen manifesten Infektion ist die immunologische Abwehrschwäche des Patienten im Alter, bei Tumorleiden oder chronischen, auszehrenden Erkrankungen, daneben als Folgen einer invasiven Therapie (künstliche Beatmung, Dauerkatheter, Dauerinfusionen, Herzkatheterismus). Da es sich bei den Enterobacteriaceae um unterschiedliche Keimarten handelt, gibt es neben gemeinsamen, uncharakteristischen Symptomen auch selbstständige Krankheitsbilder.

Eine Pneumonie können außer Klebsiella pneumoniae auch Enterobacter und Serratia verursachen, wie wiederum auch alle die Meningen, die die oberen Luftwege, die Gallenwege und besonders häufig die Harnwege einbeziehen und letztlich auch zu einer Sepsis führen können. Auf Intensivstationen ist eine Besiedlung der Tracheotomiewunde besonders häufig.

Die Verkeimung von Geräten und auf Intensivstationen spielt bei sämtlichen Enterobacteriaceaen eine ebenso große Rolle wie bei den Pseudomonas-Infektionen. Selbst durch Serratia ausgelöste Endokarditiden sind beschrieben. Bei Proteus-Infektionen kommt es mit Vorliebe zur Ansiedlung im Bereich der ableitenden Harnwege und auf den Wunden Brandverletzter.

Häufigkeit und Verbreitung

Endemisches Auftreten vor allem in Kliniken, insbesondere Intensivstationen, Entbindungs- und Säuglingsstationen sowie bei Tumorpatienten.

---

* Siehe a. Escherichia coli-Infektionen, Salmonella-Gastroenteritis, Shigella-Dysenterie, Yersiniose.

Enterobacteriaceae-Infektionen

Ätiologie

Erreger: sporenlose gramneg. Stäbchen, fakultative Anaerobier. Die Wichtigsten davon:

Klebsiella mit 5 humanpathogenen Spezies: Ätiologisch von Bedeutung sind Klebsiella pneumoniae (mit mindestens 72 Serotypen), sowie Klebsiella ozaenae und rhinoscleromatis.

Enterobacter mit 2 Spezies: Enterobacter cloacae und aerogenes.

Serratia mit 3 Spezies: Serratia marcescens, hibideae und liquefaciens.

Proteus mit 5 Spezies: Proteus mirabilis, vulgaris, morganii, rettgeri und inconstans.

Dauer der Ansteckunsfähigkeit	Inkubationszeit
Da alle Keime auch als Normalbesiedlung vorkommen, ist der Übergang zur Pathogenität fließend und zeitlich nicht abgrenzbar.	Stunden bis wenige Tage.

Differentialdiagnose

Alle bakteriellen und viralen Infektionen, soweit sie atypisch und nicht streng organspezifisch verlaufen.

Pseudomonas aeruginosa-Infektionen.

Proteusinfektionen der Harnwege sind oft schon daran zu erkennen, dass der bakterienhaltige Urin stark alkalisch reagiert und nach Ammoniak riecht.

Immunität

Resistenz und Empfänglichkeit gegenüber den genannten Bakterien können je nach Alter und Grundkrankheit, immunologischem Status sowie Pathogenität der Erreger variieren.

Enterobacteriaceae-Infektionen

Labordiagnostik

Erregernachweis

Als Untersuchungsmaterial sind je nach Fragestellung geeignet: Blut, Eiter, Liquor, Sputum, Urin, Punktatflüssigkeit und Abstriche.

Kultur: Anzüchtung auf verschiedenen Nährmedien leicht möglich. Identifizierung der angezüchteten Bakterien erfolgt über biochemische Merkmale („bunte Reihe").

Mikroskopie: Durch weitgehende morphologische Ähnlichkeit der Enterobakterien wenig zuverlässige Ergebnisse.

Serologie: Die Typisierung fakultativ pathogener Enterobakterien ist möglich, jedoch nicht Bestandteil bakteriologischer Routineuntersuchungen.

Sie dient epidemiologischen Fragestellungen.

Konsiliarlaboratorien: Prof. Dr. H. Werner (s. S. 482)
PD Dr. R. Podschun (s. S. 484)

Behandlung

unspezifisch: Hygienische Maßnahmen.

spezifisch: Gezielte Therapie: Je nach Erreger und Antibiogramm. Verlässlich oft: Cefotaxim, Ceftriaxon bzw. Cefotaxim plus Aminoglykosid, Imipenem, Gyrase-Hemmer (Ofloxacin, Ciprofloxacin, Norfloxacin); pseudomonaswirksame Penicilline. Bei immuninkompetenten Patienten i.v.-Immunglobuline.

Seuchenbekämpfung und andere prophylaktische Maßnahmen

Personen mit Enterobakter-Infektionen sollen von Stationen entfernt werden, auf denen eine Übertragung auf andere Patienten vermieden werden soll (z. B. Pädiatrie, Onkologie, Urologie). Besondere Maßnahmen der Isolierung (Einzelbox) sind bei Verbrennungspatienten erforderlich.

Da Enterobacteriaceae keine Sporen bilden, werden sie durch mäßige Hitzeeinwirkung (60° für 20 Min.) sicher abgetötet.

Enterobiasis (Oxyuriasis)

Krankheitsbild
Juckreiz in der Analgegend, hauptsächlich nachts. Hierdurch Schlafstörungen und insbesondere bei Kindern Nervosität und Schulschwierigkeiten.

Vulvitis, selten Vaginitis; gelegentlich heftige Leibschmerzen mit Verdacht auf Appendizitis. Bei Durchfall und Fieber erfolgt oft ein massiver Abgang der Würmer.

Häufigkeit und Verbreitung
Weltweit; vorwiegend bei Kindern, nicht selten bei Gastarbeitern aus südlichen Ländern.

Ätiologie
Erreger: Enterobius (Oxyuris) vermicularis. Männchen 2–6 mm, Weibchen 8–12 mm lang; weiß, zwirnartig.

Ansteckungsmodus (Infektionsquelle)
Zur Eiablage (bis zu 12 000 Stück) wandern die Weibchen aus dem Darm – vor allem bei Bettwärme – da die Eier zur Entwicklung Sauerstoff benötigen. Verbreitung durch digitale Autoinfektion (Juckreiz – Hand – Mund). Kontakt von Mensch zu Mensch oder über Nahrungsmittel, Spielzeug, Kleidung, Staub, Kopfdüngung. Die Larven schlüpfen im Zwölffingerdarm; die geschlechtsreifen Würmer entwickeln sich im Dünn- und oberen Dickdarm. Lebensdauer der Würmer bis zu drei Monaten.

Dauer der Ansteckunsfähigkeit	Inkubationszeit
Etwa 14 Tage nach der Infektion über die Dauer des Befalls.	Die Würmer sind etwa 2 Wochen nach Aufnahme der Eier geschlechtsreif.

Enterobiasis (Oxyuriasis)

Differentialdiagnose

Andere Wurmerkrankungen; Pruritus allergischer Genese; perianale Hautinfektionen; Appendizitis.

Immunität

Keine.

Labordiagnostik

Erregernachweis

– Makroskopischer Nachweis von Würmern im Stuhl.
– Mikroskopie

Nachweis von Eiern im Analabstrich (Klebestreifenpräparat, Entnahme frühmorgens), evtl. im Vaginalabstrich; im Stuhl werden keine Eier gefunden.

Behandlung

unspezifische

Allgemeine hygienische Maßnahmen u. a. Kurzschneiden der Fingernägel, nachts Tragen einer eng anliegenden Hose.

spezifische

der Keimträger oder Ausscheider

Mebendazol (bei Kindern unter 2 Jahren und während der Schwangerschaft kontraindiziert) Einzeldosis 100 mg, nach 2 Wochen wiederholen.
Pyrantelembonat (Einmaldosis 10 mg/kg, maximal 1 g)

Seuchenbekämpfung und andere prophylaktische Maßnahmen

Gleichzeitige Behandlung aller Kontaktpersonen eines Haushaltes ist empfehlenswert.

Erysipel

Krankheitsbild
Akute, hoch fieberhafte, schmerzhafte Erkrankung der Haut und zum Teil auch der Schleimhäute. Schweres Krankheitsgefühl, Fieber, Frösteln oder Schüttelfrost, manchmal Erbrechen und Durchfall. In schweren Fällen toxische Kreislaufschäden mit Bewusstseinstrübung.

Umschriebene Rötung und Schwellung der infizierten Hautbezirke mit ziemlich scharfer Begrenzung. Die Haut ist glatt, gespannt und fühlt sich heiß an.

Schwellung der regionalen Lymphknoten. Häufige Lokalisation ist das Gesicht, ferner Extremitäten bei bestehender venöser Insuffizienz. Dauer der Erkrankung 1–3 Wochen. Ein letaler Ausgang ist heute in Folge wirksamer Antibiotikabehandlung selten. Neigung zu Rezidiven.

Häufigkeit und Verbreitung
Nicht sehr häufig.

Ätiologie
Erreger: b-hämolysierende Streptokokken der Gruppe A.
Ansteckungsmodus (Infektionsquelle)
Tröpfcheninfektion.

Dauer der Ansteckunsfähigkeit	Inkubationszeit
Wenig kontagiös, aber bis zur Abheilung möglich.	1–4 (–10) Tage.

Differentialdiagnose
Ekzem, Dermatitis, allergische Hauterkrankungen, Erythema infectiosum, Erysipeloid, Zellgewebsentzündung.

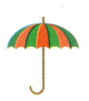

Immunität
Hinterlässt keine Immunität.

Erysipel

Labordiagnostik
siehe Streptokokken-Infektionen.

Behandlung
Mindestens 1,2 Mio. E Penicillin G bzw. Oralpenicillin für 1–2 Wochen. Bei Penicillin-Allergie Makrolide (z. B. Clarithromycin), bei Erwachsenen auch Doxycyclin.
Bei chronisch rezidivierendem Erysipel mit Penicillin G i.v. oder i.m., tgl. 10 Mio. E für 10 Tage, evtl. anschließend Langzeitbehandlung mit Benzathin-Penicillin G, 1mal im Monat 1,2 Mio. E, für mehrere Monate.
Bei schweren Krankheitsfällen zusätzlich Immunglobulin zur i.v.-Anwendung.

Seuchenbekämpfung und andere prophylaktische Maßnahmen
In Krankenhäusern ist eine Absonderung zweckmäßig. Strenge Isolierung der Kranken von Frischoperierten, Verletzten, Wöchnerinnen und kleinen Kindern. Laufende und Schlussdesinfektion.
Das gehäufte Vorkommen in Krankenhäusern und Entbindungsheimen ist meldepflichtig.

Erythema infectiosum (Ringelröteln)

Krankheitsbild
Akute Infektionskrankheit, die meist ohne Prodromalzeichen unmittelbar mit dem Exanthem beginnt: Makulo-papulöse Effloreszenzen auf den Wangen, die rasch zu einem großflächigen Erythem konfluieren (Schmetterlingsform). Nach 1–3 Tagen Übergang des Exanthems auf die Extremitäten, bevorzugt auf die Streckseite. Im weiteren Verlauf Abblassen vom Zentrum her. Da die Ränder der Flecken stets leuchtend rot bleiben, kommt es zur Bildung von ringförmigen und netzartigen Zeichnungen. Nach etwa 6–10 Tagen ist das Exanthem in der Regel verschwunden. Die Rötung kann aber nach unspez. Reiz (z. B. Sonneneinwirkung) erneut auftreten. Das Allgemeinbefinden ist kaum gestört, gelegentlich besteht Juckreiz.. Die Patienten entwickeln eine vorübergehende Anämie. Das Risiko ernsthafter Komplikationen besteht bei Patienten mit chronischer hämolytischer Anämie (hämoblastische Krise), Personen mit Immundefizienz und schwangeren Frauen. B-19-Infektionen im 2. und 3. Trimenon können zu einem Hydrops fetalis mit resultierendem Fruchttod führen. Etwa 20% der Infektionen verlaufen mit verzögerter Viruselimininierung (chronisch-persistierend). In seltenen Fällen werden schwere Thrombozytopenien und Myokarditiden gefunden. Bei Erwachsenen, besonders Frauen, kann als einzige Manifestation einer Infektion oft eine lang anhaltende Arthritis beobachtet werden.

Häufigkeit und Verbreitung
Die Krankheit tritt meist in kleinen Epidemien auf und befällt vorwiegend Kinder im Schulalter und junge Erwachsene.

Ätiologie
Erreger: Humanes Parvovirus B 19 (kleines, sehr widerstandsfähiges Einzelstrang-DNA-haltiges Virus.
Ansteckungsmodus (Infektionsquelle)
Durch Tröpfcheninfektion, auch durch Blutkonserven und Plasmaprodukte.

Dauer der Ansteckunsfähigkeit	Inkubationszeit
Nicht genau bekannt, die Hauptausscheidungsphase liegt vor Ausbruch der klinischen Symptomatik.	13–17 Tage.

Differentialdiagnose
Röteln, Masern, allergisches Exanthem, Erythema exsudativum multiforme, Exantheme bei ECHO- und Coxsackie-Infektionen, Rheumatoide Arthritis.

Immunität
Die Krankheit hinterlässt eine spezifische Immunität.

Labordiagnostik
Erregernachweis
Nukleinsäurenachweis
Vorzugsweise in der Pränataldiagnostik eingesetzt.
Antikörpernachweis: Eine Antikörperklassendifferenzierung (IgM, IgG) ist möglich. IgM-Antikörper sind in der Regel in der zweiten Woche nach Infektion nachweisbar und können bis zu drei Monaten persistieren. IgG-Antikörper sind ab der zweiten Woche nachweisbar und bleiben lebenslang erhalten.

Konsiliarlaboratorium: Prof. Dr. Susanne Modrow (s. S. 490)

Behandlung
Symptomatische Maßnahmen gegen Juckreiz. Bei aplastischen Krisen sind Bluttransfusionen und Klinikeinweisung notwendig. Immundefiziente Patienten (Transplantationspatienten u. ä.) sind beim Auftreten von B 19-assoziierten Symptomen mit Immunglobulinpräparaten zu behandeln.

Erythema infectiosum

Seuchenbekämpfung und andere prophylaktische Maßnahmen
Wegen des leichten Verlaufs der Erkrankung normalerweise nicht erforderlich. Immundefiziente Patienten mit chronischer Erythema infectiosum sind als infektiös anzusehen und für die Dauer der Erkrankung zu isolieren.

Escherichia Coli (EHEC)-Infektionen

Krankheitsbild

Im Falle der enteropathogenen Erreger (s. u.) uncharakteristische Dyspepsie mit Nahrungsverweigerung, Gewichtssturz, Erbrechen, Durchfall, Fieber. Im Spätstadium Exsikkose und Gefahr der Toxikose mit schwerstem Krankheitsbild. Befallen werden vorwiegend darmvorgeschädigte Neugeborene und Säuglinge bis zum 4. Lebensmonat.

Bei Erwachsenen wässrige Stühle, Typ der „Reise-Diarrhoe" oder dysenterieähnliche Verläufe mit Blutbeimengungen.

Im Falle einer Infektion mit dem EHEC (s. u.) wässrig-blutige Colitis mit z. T. lebensbedrohlichen Komplikationen, u. a. hämolytisch-urämischem Syndrom (HUS) und thrombotisch-thrombozytopenischer Purpura (TTP), besonders bei Erwachsenen neurologische Störungen. Allerdings sind beim Auftreten dieser Komplikationen die Durchfälle oftmals bereits abgelaufen oder anamnestisch nicht mehr zu ermitteln.

Die extraintestinalen Infektionen durch E. coli betreffen meist die ableitenden Harnwege einschließlich des Nierenbeckens, weiterhin Galle, Lunge und Meningen (s. d.). Wirtsbedingte Faktoren wie z. B. der vesicorenale Reflux, selbst Blutgruppenantigene haben offenbar eine wichtige Bedeutung für Entstehung und Verlauf der Harnwegsinfektionen.

Häufigkeit und Verbreitung

Weltweite Verbreitung, wobei die durch enteropathogene Serotypen verursachten Infektionen rückläufig sind, dafür aber Ausbrüche mit dem Erreger der hämorrhagischen Colitis zunehmen, auch bereits in epidemieartiger Form; 1998 wurden immerhin 644 Erkrankungen durch EHEC erfaßt, 1997: 573).

Nach den Salmonellen und den Campylobactern der dritthäufigste Enteritiserreger. Die saisonale Häufung in den Sommermonaten ist nicht mehr die Regel.

Ätiologie

Erreger: Unterschiedliche Serotypen (Pathovare) von intestinal pathogenen Escherichia coli verursachen die verschiedenen Verlaufsformen, ohne dass man klare Vorstellungen über den Pathogenitätsmechanismus hätte:

Escherichia Coli (EHEC)-Infektionen

1. enteropathogen: Diarrhoe, vor allem bei Säuglingen; Mechanismus: unbekannt, jedenfalls Coli-Stämme mit speziellen Virulenzfaktoren;
2. enterotoxisch: profuse, wässrige choleraähnliche Diarrhoe, Typ Reise-Diarrhoe; Mechanismus: 2 Enterotoxine: ST-hitzestabil, LT-hitzelabil;
3. enteroinvasiv: Dysenterie-ähnliche Verläufe wie bei der Shigellen-Ruhr; Mechanismus: Invasion und Zerstörung von Mukosazellen;
4. enterohämorrhagisch (EHEC): schwerste Diarrhoe mit blutigen Stühlen; Erreger: E. coli Serovar 0157:H7 und mehrere andere; Mechanismus: Toxin, vermutlich identisch mit dem Shigella dysenteriae-Toxin (Verotoxin [VTEC], Shiga-Toxin bzw. Shiga-like-Toxin [STEC]) mit zytotoxischer und neurotoxischer Wirkung.

Ansteckungsmodus (Infektionsquelle)
Vorwiegend durch Schmierinfektion von außen in die Pflegegemeinschaften eingeschleppt oder innerhalb dieser weiter verbreitet. Vehikel sind Gebrauchsgegenstände (Wäsche) oder infizierte Nahrungsmittel.
Bei älteren Kindern und Erwachsenen meist infizierte Nahrungsmittel (kontaminierte Rohmilch, Käse, Fleisch, Gemüse) oder Trinkwasser.
Die bei Wiederkäuern ausgeschiedenen verotoxinogenen E.-coli (VTEC) sind potenzielle Verursacher der EHEC-Inf. des Menschen. Auch eine direkte Übertragung von Mensch zu Mensch ist wahrscheinlich.

Dauer der Ansteckunsfähigkeit
Solange E.-coli-Pathovare im Stuhl ausgeschieden werden (meist 2–3 Wochen, aber auch länger), ist eine Infektion möglich.

Inkubationszeit
Nicht konstant, meistens 1–3 Tage, Schwankungen von 3–22 Tage sind möglich.

Differentialdiagnose
Zu bedenken sind alle Formen infektiöser Enteritis, wie Campylobacter-Infektionen, Yersiniosen, Typhus, Paratyphus, Salmonellosen, Shigellosen, Virusenteritiden, andere bakterielle Infekte wie Staphylokokkenenteritis, ferner Protozoenerkrankungen.

Escherichia Coli (EHEC)-Infektionen

Immunität

Welche immunogene bzw. protektive Bedeutung den meist in der 2.–3. Krankheitswoche erscheinenden Antikörpern zukommt, ist noch nicht geklärt.

Labordiagnostik

Erregernachweis

Kultur: (Bei EHEC erschwert durch die biochemische Ähnlichkeit dieser Erreger mit den Kommensalen der Darmflora und durch die geringe Anzahl im Vergleich zur physiologischen Flora.) Nach Isolierung entsprechender Kolonien erfolgt der

Antigennachweis: Objektträger – Agglutination

Polyvalente Coli-Testsera (Pools) enthalten Antikörper gegen verschiedene E. Coli-Stämme. Monovalente Testsera stehen ebenfalls zur Verfügung.

Toxin-Nachweis: Möglichkeit des direkten Nachweises von Shiga-Toxinen im Stuhl oder bei dem isolierten Erreger.

Antikörpernachweis: Antikörper gegen das Zellwand-Antigen Lipopolysaccharid (LPS) sind nachweisbar.

Diese Tests werden überwiegend zur Diagnose des EHEC O 157-assoziierten HUS eingesetzt.

Konsiliarlaboratorien: Prof. Dr. J. Bockemühl (s. S. 491)
Prof. Dr. med. M. Kist (s. S. 491)
Robert Koch-Institut Wernigerode
Prof. Dr. H. Tschäpe (s. S. 480)

Behandlung

unspezifische: Symptomatische Therapie entsprechend dem klinischen Bild. Von besonderer Bedeutung ist der Ersatz der verlorenen Körperflüssigkeit und bei beginnendem Nierenversagen die nephrologische Therapie.

spezifische: Entsprechend der individuellen Resistenztestung, insbesondere bei nosokomialen Infektionen sind ausgeprägte Resistenzen zu beachten. Bei schwerer, besonders durch E. coli O 157 verursachter Infektion Co-Trimoxazol oder Ampicillin, bei Erwachsenen Ofloxacin (2x tgl. 0,2 g für

Escherichia Coli (EHEC)-Infektionen

1–5 Tage) oder Ciprofloxacin. Zusätzlich Nystatin (gegen Soor-Überwucherung). Bei verotoxinbildenden E. coli kein Ampicillin oder Amoxicillin.

Absonderung und Quarantäne:	Der hohen Infektiosität und Gefährlichkeit besonders der EHEC wegen ist eine Isolierung der Patienten in einer Infektionsabteilung dringend geboten.
Maßnahmen bei Ansteckungsverdächtigen:	Im Verdachtsfall bis zur labordiagnostischen Klärung Isolierung ebenfalls erforderlich. Auch das zuständige Gesundheitsamt sowie das Referenz-Zentrum des Robert Koch-Institutes in Wernigerode sollten verständigt werden, wenn sich der Verdacht bestätigt.
Weitere Maßnahmen der Seuchenbekämpfung:	Das epidemische Auftreten von Erkrankungen in Krankenhäusern, Entbindungsheimen, Säuglingsheimen, Säuglingstagesstätten sowie Durchfallerkrankungen, die durch EHEC hervorgerufen werden, sind meldepflichtig, selbstverständlich auch Todesfälle.

Impfprophylaxe
Zurzeit nicht möglich.

Passive Immunisierung
Über die Anwendung mancherorts empfohlener Injektionen von i.v.-Immunglobulin bei Dysgammaglobulinämie der Frühgeburten und jungen Säuglinge liegen keine abschließenden und aussagekräftigen Erfahrungen vor.

Andere prophylaktische Maßnahmen
Die Expositionsprophylaxe besteht in peinlichster Einhaltung der hygienischen Vorschriften bei der Pflege und Behandlung.

Exanthema subitum
(Dreitagefieber, Roseola infantum)

Krankheitsbild

Abrupt einsetzendes, 2–4 Tage anhaltendes hohes Fieber, meist zwischen 39° und 40 °C, mitunter entsprechend der Temperatur Fieberkrämpfe. Allgemeinbefinden jedoch meist nur gering beeinträchtigt. Anfangs uncharakteristische katarrhische Erscheinungen, Rachenrötung, seltener Erbrechen und Durchfälle. Mit der kritischen Entfieberung wird ein kleinfleckiges, makulopapulöses Exanthem (masern- oder rötelnähnlich) sichtbar, besonders am Stamm, auch am behaarten Kopf, kaum aber im Gesicht. Dauer des Exanthems 1–3 Tage. Im Blutbild Leukopenie mit rel. Lymphozytose von 80–90%.

Vor wenigen Jahren wurde aus Japan über lebensbedrohliche Erscheinungen bei Kindern berichtet: fulminante Hepatitis oder letal verlaufendes hämophagozytisches Syndrom.

Bei Erwachsenen – und dort nur immungeschwächte Patienten betreffend – Müdigkeit, Antriebsschwäche, uncharakteristische Lymphknotenschwellungen, meist als Erkältungskrankheit oder Mononukleose gedeutet.

Häufigkeit und Verbreitung

Ubiquitär, bis Ende des 2. Lebensjahrs hat eine fast komplette Durchseuchung stattgefunden. Neugeborene haben dank maternaler Antikörper zu etwa 90% positive Seren, die bis zum 4. Lebensmonat im Titer abfallen und zum Ende des 1. Lebensjahrs bereits wieder zu 80% positiv sind.

Ätiologie

Erreger ist das 1986 erstmals beschriebene humane Herpesvirus Typ VI (HHV-6), Durchmesser des kompletten Virion 160–200µm mit 2 Virustypen.

Exanthema subitum

Dauer der Ansteckunsfähigkeit
Da das HHV-6 wie alle Herpesviren persistiert und mit dem Speichel übertragen werden kann, Dauer nicht limitiert.

Inkubationszeit
3–7 Tage.

Differentialdiagnose
Andere Erkrankungen mit Exanthem (besonders Röteln), Mononukleose, Krankheiten mit hohem Fieber während der Continua. Bei sehr selten kompliziertem Verlauf Meningo-Encephalitiden anderer Genese.

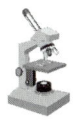

Labordiagnostik
Erregernachweis
Kultur: HHV-6 kann auf verschiedenen Zelllinien angezüchtet werden. Ein typischer cytopathogener Effekt ist nach etwa 1–3 Wochen sichtbar.
Nukleinsäurenachweis: dient nicht der Routinediagnostik
Antikörpernachweis
Antikörperklassendifferenzierung (IgM, IgG) möglich. Akute Epstein-Barr- und Cytomegalievirus-Infektionen sollten ausgeschlossen werden, da diese zu Antikörperanstiegen gegen HHV-6 führen können.

Konsiliarlaboratorium: Prof. Dr. N. Müller-Lantsch (s. S. 489)
Dr. B. Gärtner (s. S. 489)

Immunität
Exazerbationen bei immunsuppressiven Maßnahmen (z. B. auch nach Transplantationen). Eine Kausalbeziehung zwischen Reaktivierung und Abstoßung implantierter Organe, besonders bei Nierenempfängern, wird diskutiert.

Behandlung
Die bei anderen Herpesviren wirksamen Nucleotidanaloga wie Aciclovir, Ganciclovir scheinen gegenüber HHV-6 unwirksam.

Seuchenbekämpfung und andere prophylaktische Maßnahmen
Keine.

Favus

Krankheitsbild
Der Favus ist eine chronische Sonderform der Tinea capitis. Säuglinge und Kinder sind bevorzugt befallen, jedoch besteht im Gegensatz zu den übrigen Tinea capitis-Formen keine Tendenz zur Abheilung in der Pubertät. Der Favus beginnt an der Kopfhaut innerhalb der Hornschicht und sieht zuerst wie eine Pustel aus. Später entwickelt er sich zu einer schüsselförmigen, honiggelben Vertiefung (Scutula, penetranter Geruch nach Mäuseurin [Acetamid]), sprengt die Epidermisdecke und zerstört die Haarpapillen. Die Pilzrasen fließen zu größeren Herden zusammen. „Narbige" Alopezie.

Häufigkeit und Verbreitung
In Mittel-, Nord- und Westeuropa selten, häufiger in Osteuropa, auf dem Balkan, in einzelnen Teilen des Mittelmeerraums und im Vorderen Orient.

Ätiologie
Erreger: 25 verschiedene Trichophyton-Arten, überwiegend Trichophyton schönleinii.
Ansteckungsmodus (Infektionsquelle)
Die Ansteckung erfolgt beim humanen Favus von Mensch zu Mensch, unmittelbar oder über Gebrauchsgegenstände. Der Tierfavus wird durch Mäuse, Ratten und auch Haustiere oder Gebrauchsgegenstände übertragen.

Dauer der Ansteckunsfähigkeit	Inkubationszeit
Während der Dauer der Erkrankung.	Nicht bekannt.

Differentialdiagnose
Ekzem, Psoriasis.

Immunität

Nicht bekannt. Spontanheilung in Ausnahmefällen während der Pubertät oder auch in späteren Jahren möglich.

Labordiagnostik

Erregernachweis

WOOD-Licht-Untersuchung

Grünfluoreszenz kann auf das Vorliegen einer Mikrosporie hinweisen.

Mikroskopie: Bei der Untersuchung von Haarstümpfen findet sich ebenfalls eine Mikrosporie.

Kultur: Anzüchtung auf Spezial-Nährmedien möglich.

Konsiliarlaboratorium: Prof. Dr. S. Nolting (s. S. 487)

Behandlung

unspezifische: Salizyl-Schwefelsalbe, Antimykotika.

spezifische: Griseofulvin per os; allerdings bei Frauen in gebärfähigem Alter und Kinderwunsch absolut kontraindiziert. Alternativ Itraconazol.

Seuchenbekämpfung und andere prophylaktische Maßnahmen

Aufsuchen von Einzelfällen und möglichen Kontaktfällen und ihre Behandlung.

Febris quintana (Wolhynisches Fieber)

Krankheitsbild
Plötzlicher Fieberanstieg auf 39–40 °C, dazu schweres Krankheitsgefühl mit Kopf- und Gliederschmerzen. Anfallsweise Fieberzacken für 1–2 Tage im Abstand von 4–6 Tagen (Febris quintana). Bis zu 5 und mehr Rückfälle sind möglich. Ohne Fieber später neuralgische Symptome (Schienbeinschmerzen), selten auch ein roseolenartiges Exanthem. Krankheitsdauer im Allgemeinen 6–7 Wochen. Prognose stets günstig.

Häufigkeit und Verbreitung
Endemisch hauptsächlich in osteuropäischen Ländern.

Ätiologie
Erreger: Rochalimaea quintana (Familie der Rickettsiaceae), parasitiert extrazellulär im Darm der Kleiderlaus, die sich in Endemiegebieten am Menschen infiziert, jedoch selbst der Infektion nicht erliegt.
Ansteckungsmodus (Infektionsquelle)
Kutan durch Kratzeffekte oder aerogen durch zerstäubten Läusekot. Die Rickettsien bleiben in trockenen Läusefaezes monatelang virulent.

Dauer der Ansteckunsfähigkeit	Inkubationszeit
Keine direkte Übertragung von Mensch zu Mensch.	12–35 Tage.

Differentialdiagnose
Typhus, Paratyphus, Virusgrippe sowie andere Rickettsiosen.

Immunität
Im Verlauf der Erkrankung sich steigernde Immunität von nicht sehr stabilem Charakter. Keine natürliche Resistenz.

Febris quintana

Labordiagnostik
Erregernachweis
Kultur: Anzüchtung mit Patientenblut, im Gegensatz zu anderen Rickettsia-Arten, auf künstlichen Nährmedien möglich.
Mikroskopie: Gramnegative, unbewegliche, kokkoide Bakterien.
Antikörpernachweis: Die Weil-Felix-Reaktion ist negativ, die KBR positiv. Am aussagekräftigsten ist der sehr sensitive ELISA.

Behandlung
unspezifische: symptomatisch.
spezifische: Tetrazycline, Makrolide (Erythromycin, Roxythromycin), die neueren Chinolone (Ciprofloxacin, Ofloxacin).

Seuchenbekämpfung und andere prophylaktische Maßnahmen
Läusebekämpfung (Kontaktinsektizide) als sicherste Maßnahme zur Einengung der Seuche.

Febris recurrens (Rückfallfieber)

Krankheitsbild
Akuter Beginn, Schüttelfrost und Fieberanstieg auf 40–41 °C; Allgemeinbeschwerden. Fieber meist 5–7 Tage anhaltend, danach kritischer Abfall, dabei eventuell Kollaps und Delirium. Nach fieberfreiem Intervall von 3–8, gelegentlich mehr Tagen, Rückfall, der sich 2–3mal und öfter wiederholen kann. Die Abstände der Fieberschübe vergrößern sich, die Fieberhöhe wird geringer, bis die Erkrankung schließlich abklingt.
Komplikationen: Ikterus, Myokardschaden mit Herzinsuffizienz, Kreislaufstörungen, Bronchopneumonie, Arthritis, Nephritis, Orchitis, Iritis, Abortus.

Häufigkeit und Verbreitung
Fast weltweit, aber seltener geworden. Einzelne Herde noch in Äthiopien, Sudan und im Kongo. Geographisch verschiedene Erregerarten und Überträger (Zecken, Läuse).

Ätiologie
Erreger: Borrelien. Europäisches Rückfallfieber B. recurrentis (Spirochaeta obermeieri). Andere Arten sind Erreger des afrikanischen, amerikanischen und indischen Rückfallfiebers. Borrelien sind gramnegative, lebhaft bewegliche Spiralen.
Ansteckungsmodus (Infektionsquelle)
Übertragung durch Zwischenwirte (Läuse, Zecken, Stechmücken). Keine direkte Übertragung von Mensch zu Mensch. Infektion durch Blut möglich.

Dauer der Ansteckunsfähigkeit	Inkubationszeit
Während der Erkrankung.	5–7 (2–12) Tage.

Differentialdiagnose
Fleckfieber, Gelbfieber, Hepatitis, Typhus, Leptospirose, Brucellose, Malaria u. a.

Febris recurrens

Immunität
Erst nach mehreren Fieberanfällen stammspezifische, kurz dauernde Immunität.

Labordiagnostik
Erregernachweis
Mikroskopie: Blutausstrich gefärbt nach Giemsa oder Wright. Borrelien sind zwischen den Erythrozyten sichtbar.
Kultur: Anzüchtung auf künstlichen Nährmedien möglich.

Behandlung
unspezifische: je nach auftretender Symptomatik.
spezifische: Tetracyclin (geeignet Doxycyclin tgl. 0,2 g für 10 Tg.); dabei auf Jarisch-Herxheimer-Reaktion vorbereitet sein.

Seuchenbekämpfung und andere prophylaktische Maßnahmen
Meldepflicht besteht bei Verdacht, Erkrankung und Tod. Umgebungsprophylaxe mit Breitbandantibiotika.
Desinfektion verseuchter Räume.
Bei Läuserückfallfieber Desinfektion der Menschen sowie Kleidung, Leib- und Bettwäsche, Decken, Matratzen, Reisegepäck.
Bekämpfung der Überträger (Insektizide).

Frühsommer-Meningo-Enzephalitis (FSME, CEE, Zeckenenzephalitis)*

Krankheitsbild

Die Erkrankung hat einen zweiphasigen Verlauf. Sie beginnt mit der 2–4 Tage dauernden virämischen Phase mit Kopf-, Hals-, Muskel- und Gliederschmerzen, Fieber, bisweilen gastrointestinale Beschwerden. Bei abortivem Verlauf – häufig bei Kleinkindern – endet die Krankheit nach der Virämie. Die zweite Phase der Erkrankung kann nach einem beschwerdefreien Intervall von ca. acht Tagen unter neuerlichem Fieberan-

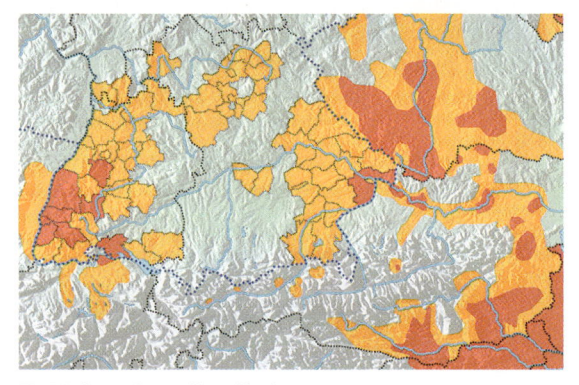

FSME-Endemiegebiete Süddeutschland

stieg als Meningitis, Meningoenzephalitis oder als Meningoenzephalomyelitis in Erscheinung treten. Der Infektionsablauf ist stark vom Alter abhängig: Bis zum 40. Lebensjahr überwiegt das meningitische Bild, danach kommt es öfter zu Enzephalitiden, ab dem 60. Lebensjahr treten gehäuft Lähmungen auf.

---

* Zu den durch Arbo-Viren (Arbo = arthropode borne, d. h. durch Insekten übertragen) verursachten Meningoenzephaliditen gehören mindestens 30 verschiedene Viren, die entsprechend der geographischen Verbreitung oder dem Ort ihrer erstmaligen Isolierung eingeordnet werden. Gegen die bedeutende japanische Encephalitis kann für Reisende nach China, Südostasien, Japan, Ostsibirien, Guam ein Impfstoff aus inaktivierten Viren über intern. Apotheken bezogen werden.

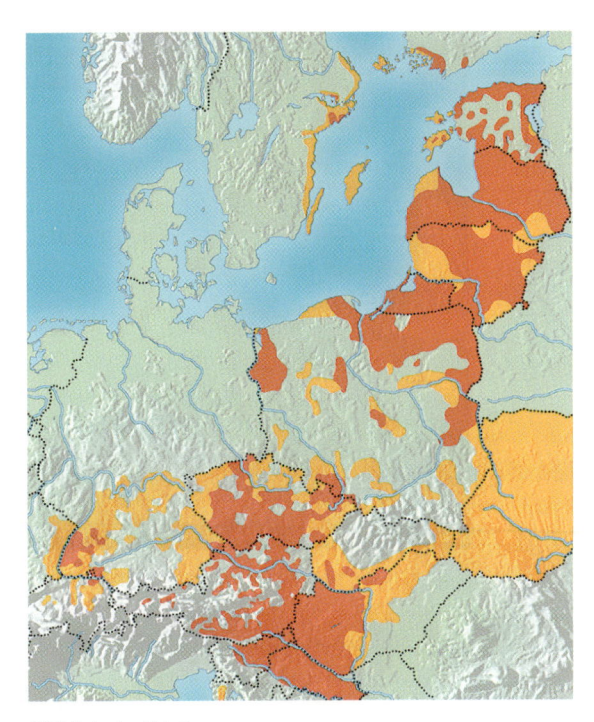

FSME-Endemiegebiete Europas

Die Letalität beträgt etwa 0,5–2%, Dauerschäden bleiben bei etwa 10% der Patienten zurück.

Häufigkeit und Verbreitung

Das Hauptverbreitungsgebiet der FSME ist Ost- und Mitteleuropa, vor allem bestimmte Gebiete in Österreich, Polen, Ungarn, dem ehemaligen Jugoslawien, der Slowakei und Tschechien, in der ehemaligen Sowjetunion besonders Lettland sowie in Skandinavien. In Deutschland sind vor allem Teile Bayerns und Baden-Württembergs betroffen, im Einzelnen: südlicher Schwarzwald, Freiburger Gegend, der Rhein hinauf bis Heidelberg, der Neckar im Stuttgarter Raum, südlicher Bayerischer Wald entlang der Donau und ihrer nördlichen und südlichen Zuflüsse; in Hessen der Odenwald und nördlich von Marburg.

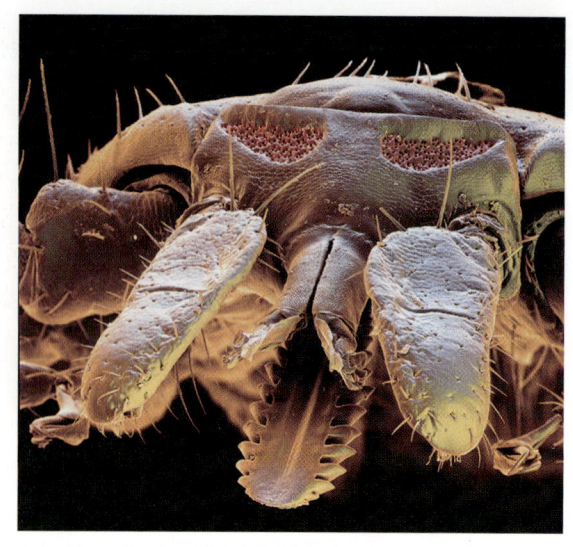

Ixodes ricinus – Gemeiner Holzbock (Zecke), Stechapparat

Jahreszeitliche Häufung der Erkrankungen im Frühsommer (Mai–Juli) mit einem 2. Gipfel im September/Oktober.

Ätiologie
Erreger: FSME-Viren mit einem westlichen und einem östlichen Subtyp (Synonym CEE-Virus = centraleuropean-encephalitis-Virus) gehören zu den Flavi-Viren.
Ansteckungsmodus (Infektionsquelle)
Das FSME-Virus wird meist durch den Saugakt der Zecke Ixodes ricinus auf den Menschen übertragen. Virusreservoir sind kleine Nagetiere, Vögel, mit Sicherheit auch Igel, Rehe und weidende Haustiere, z. B. das Schwein. Eine weitere Möglichkeit der Ansteckung besteht durch Einatmen infektiösen Materials (z. B. in Laboratorien), in Osteuropa auch durch Genuss von Rohmilch.

Frühsommer-Meningo-Enzephalitis

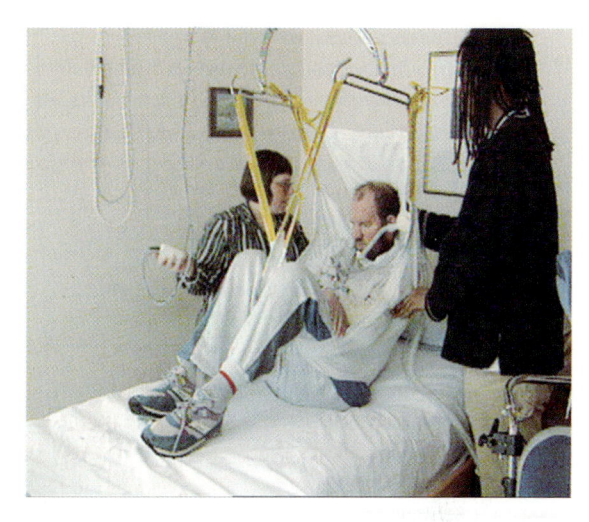

Pflegefall

Dauer der Ansteckunsfähigkeit	Inkubationszeit
Übertragung von Mensch zu Mensch nicht gegeben.	3–14 Tage bis zur 1. Phase.

Differentialdiagnose
Andere Virus-Meningoenzephalitiden, Poliomyelitis, Leptospirosen.

Immunität
Immunität wird nach Infektion, auch nach klinisch inapparentem Verlauf erworben und hält wahrscheinlich lebenslang an.

Labordiagnostik
Erregernachweis
Aus Rachenabstrichen oder aus Blut möglich, aber als Routinemethode nicht geeignet.
Antikörpernachweis: ELISA (Antikörper der IgG- und IgM-Klasse) Untersuchungsmethode der Wahl.

Kreuzreaktionen mit anderen Flaviviren (z. B. Dengue-Fieber-Infektion oder Gelbfieber-Impfung) sind möglich. In solchen Fällen können spezifische Antikörper nur im Neutralisationstest nachgewiesen werden.

Auch eine Unterscheidung zwischen Impfantikörpern und Antikörpern nach natürlicher Infektion ist in dafür spezialisierten Laboratorien möglich.

Konsiliarlaboratorien: Prof. Dr. V. ter Meulen (s. S. 493)
Dr. B. Weißbrich (s. S. 493)
PD D. J. Süss (s. S. 481)

Nationales Referenzzentrum für durch Zecken übertragene Erkrankungen: Bundesinstitut für gesundheitlichen Verbraucherschutz und Veterinärmedizin, Berlin (s. S. 481)

Behandlung
unspezifische: symptomatische Therapie wie bei anderen Enzephalitiden.

Absonderung und Quarantäne:	Nicht erforderlich.
Maßnahmen bei Ansteckungsverdächtigen:	Nicht erforderlich.
Weitere Maßnahmen der Seuchenbekämpfung:	Meldepflicht je nach Krankheitsbild als „übertragbare Hirnhautentzündung" übrige Formen im Krankheits- und Todesfall oder als „übertragbare Gehirnentzündung" im Krankheits- und Todesfall.

Frühsommer-Meningo-Enzephalitis

Impfprophylaxe

Mit einem inaktivierten Adsorbatimpfstoff lässt sich ein Impfschutz sowohl gegen den westlichen als auch gegen den östlichen Subtyp mit einem der 2 Impfschemata erzielen:

Langzeitschema
Grundimmunisierung:
3 Inj. von 0,5 ml Encepur bei Erwachsenen und Kindern ab 12 Jahren i.m. an den Tagen 0, 28 (1–3 Monate) und 300 (9–12 Monate).

Auffrischimpfung:
1 x 0,5 ml alle 3–5 Jahre.

Schnellimmunisierungsschema
Grundimmunisierung:
3 Inj. von 0,5 ml i.m. Encepur an den Tagen 0, 7 und 21.

Auffrischimpfung:
Erste Auffrischimpfung nach 12–18 Monaten, danach eine Impfdosis alle 3–5 Jahre.
Am besten wird der Impfschutz in der kalten Jahreszeit vor der Zeckensaison aufgebaut.
Impfreaktionen, wie ein gewisses Krankheitsgefühl, leichte Temperaturerhöhungen oder Kopfschmerzen werden von etwa 25% der Impflinge angegeben, neurologische Impfkomplikationen sind mit weniger als 1:1.000.000 sehr selten.
Die Impfung ist für folgenden Personenkreis zu empfehlen:
– Personen, die während der FSME-Saison (ab Mai bis einschließlich Oktober) in Endemiegebiete reisen.
– Personen, die in Endemiegebieten wohnen.
– Besonders gefährdete Personen, die land- oder forstwirtschaftliche Berufe ausüben, wie z. B. Jäger, Förster, Waldarbeiter, Landwirte.
Vorsicht bei Personen, die nach Verzehr von Hühnereiweiß allergische Reaktionen aufweisen.

Schwangerschaft: Bisher keine ausreichenden Erfahrungen. Bei Impfung ist eine sorgfältige Nutzen-Risiko-Abwägung zu stellen.

Passive Immunisierung
Da im Zusammenhang mit der passiven Immunisierung bei Kindern einzelne besonders schwere Verläufe der FSME beobachtet wurden, wird die passive Immunisierung bei Kindern nicht empfohlen.
Bei nicht geimpften Personen ab vollendetem 14. Lebensjahr, die in einem FSME-Endemiegebiet von einer Zecke gestochen wurden, kann eine passive Immunisierung mit FSME-Immunglobulin durchgeführt werden. Das Präparat sollte innerhalb von 48 Stunden, im äußersten Fall bis zu 96 Stunden, in einer Dosierung von 0,2 ml/kg Körpergewicht i.m. verabreicht werden.
Über den Wert einer Simultanprophylaxe liegen keine abschließenden Untersuchungen vor. Die Serokonversion scheint nach 4 Wochen mit 60% gegenüber 75% etwas eingeschränkt zu sein. 4 Wochen nach der 2. Impfung hatte die Serokonversion das gleiche Niveau erreicht. Signifikant geringer waren indessen die Impfreaktionen.

Andere prophylaktische Maßnahmen
Ein Schutz gegen Zecken kann durch entsprechende Kleidung oder Repellents (ca. 2 Stunden) nur bedingt erzielt werden.
Die Entfernung der Zecke mit dünner, fester Pinzette nahe dem Stich (-Saug)-Werkzeug. Keinesfalls die Zecke zerquetschen oder mit Öl ersticken.
Allgemeine Sanierungsmaßnahmen haben sich gegen Vektor und Reservoir zu richten.

Gardnerella vaginalis (Bakterielle Vaginose)

Krankheitsbild
Unspezifische Kolpitis (Vaginitis) mit dünnflüssigem, homogenem milchigen Ausfluss und fischartigem Geruch besonders nach dem Verkehr, da das alkalische Prostatasekret wie ein schwacher Amintest (Amin-Kolpitis) den Geruch verstärkt. Extravaginale Infektionen sind selten und setzen eine besondere Disposition voraus. Komplikationen bei Schwangeren können vom septischen Abort bis zur postpartalen Endometritis reichen.

Häufigkeit und Verbreitung
Gardnerella vaginalis kommt auch bei klinisch gesunden Personen beiderlei Geschlechts, vor allem im Urethralsekret, vor, jedoch ist die Prävalenz bei Patienten mit unspezifischer Kolpitis signifikant höher.

Ätiologie
Erreger: Gardnerella vaginalis, ein gramlabiles, pleomorphes Stäbchen, meist vergesellschaftet mit Bacteroides-Subspezies, öfter auch mit Mobiluncus ssp.

Ansteckungsmodus
Übertragung im Allgemeinen nur über Geschlechtsverkehr.

Dauer der Ansteckunsfähigkeit	Inkubationszeit
Solange Kontakt mit dem Erreger möglich.	Nicht zu bestimmen.

Differentialdiagnose
Candidia, Trichomonas, Mykoplasmen.

Immunität
Da opportunistischer Erreger, bei entsprechender Konstellation Neuerkrankungen möglich.

Gardnerella vaginalis

Labordiagnostik
Erregernachweis:
Mikroskopie: Nachweis von „Clue"-Zellen (Epithelzellen in einer dichten Auflage von gramlabilen Kurzstäbchen) mit möglichst quantitativem Nachweis.
Kultur: Nachweis auf Selektivnährböden.
Zur Diagnosestellung gehört außerdem der Ausschluss von Candidiasis und Trichomoniasis.

Behandlung
Metronidazol: 2mal täglich 500 mg peroral für 7 Tage. Zur Therapie systemischer Infektion b-Lactam-Antibiotika.

Seuchenbekämpfung und andere prophylaktische Maßnahmen
Gleichzeitige Behandlung der männlichen Sexualpartner nicht erforderlich.

Gasbrand

Krankheitsbild
Plötzlich einsetzender starker Wundschmerz (inadäquater Schmerz), Unruhe, Tachykardie bei sinkendem Blutdruck und veränderter Temperatur. An der Infektionsstelle bildet sich ein ausgeprägtes Ödem mit zunehmender Gasbildung im Gewebe. Die Haut ist blaß-glänzend und verfärbt sich dunkelgelb bis bronzeartig. Das Wundsekret ist hämorrhagisch verfärbt. Zundriger Zerfall der Muskulatur. Hochgradige Toxämie führt zu einer zunehmenden Verschlechterung des Allgemeinzustandes mit Versagen der Organfunktionen. Die Letalität ist sehr hoch.
Sonderform clostridienbedingte Myonekrose des Uterus nach septischem Abort.
Vom Gasbrand (Myonekrose, Myositis) sind klinisch und pathologisch-anatomisch andere Formen der Clostridieninfektionen zu unterscheiden.
Clostridien-Zellulitis, eine Infektion, die sich auf Subkutis und epifasziales Bindegewebe beschränkt. Muskulatur ohne pathologische Veränderungen. Gute Prognose.
Gasphlegmone; eine putride Wundinfektion, die durch gasbildende aerobe und anerobe Bakterien verursacht wird.

Häufigkeit und Verbreitung
Jährlich in der Bundesrepublik Deutschland über 100 gemeldete Krankheitsfälle.
Gasbranderkrankungen können auftreten:
- nach Eingriffen am Magen-Darmtrakt (nach Cholecystektomien, Darmresektionen etc.)
- nach Unfällen mit stark verschmutzten Wunden bzw. offenen Frakturen
- nach Amputationen und gefäßchirurgischen Eingriffen bei peripheren arteriellen Durchblutungsstörungen
- nach Injektionen und Punktionen

Gasbranderreger sind weltweit verbreitet im Erdboden und Darmtrakt von Mensch und Tier.

Gasbrand

Ätiologie
Erreger: Vorwiegend Cl. perfringens (>90%); Cl. septicum (<10%), Cl. novyi und Cl. histolyticum sehr selten. Bei Mischinfektionen Cl. sordellii, Cl. sporogenes, Cl. bifermentans, Cl. fallax.

Ansteckungsmodus
- Exogene Infektion durch die im Erdboden, Staub, verschmutzter Kleidung u. a. vorhandenen Clostridien. Infolge der ubiquitären Verbreitung ist bei den meisten Verletzungen eine Kontamination der Wunde mit Clostridien in Betracht zu ziehen.
- Endogene Infektion durch im Darmtrakt vorkommende Erreger. Vorwiegend nach Eingriffen am Darmtrakt.
- Für das Entstehen eines Gasbrandes sind neben den hoch toxinogenen Erregern prädisponierende Faktoren erforderlich, wie vor allem anaerobe Verhältnisse mit niedrigem Redoxpotential im Infektionsgebiet.

Dauer der Ansteckunsfähigkeit	Inkubationszeit
Solange die bakteriologischen und besonderen, oben beschriebenen Milieubedingungen einer Wunde bestehen.	sehr kurz, wenige Stunden bis 2 Tage.

Differentialdiagnose
Gasphlegmone und Abszesse. Mischinfektionen durch aerobe und anaerobe grampositive und gramnegative Bakteien.
Gas im Gewebe durch bei Verletzungen mitgerissene Luft, Benzin u. a. (Hautemphysem).

Immunität
Über Immunität nach Gasbrandinfektionen liegen keine gesicherten Daten vor.

Labordiagnostik
Mikroskopie: Zur schnellen differentialdiagnostischen Abgrenzung einer Clostridien-Myositis von anderen gasbildenden entzündlichen Infek-

tionen sofortige bakterioskopische Untersuchung. Hierzu frisch entnommenes Muskelgewebe (kein Wundabstrich).

Bei echtem Gasbrand mikroskopisch Muskelbruchstücke, Gasblasen, kaum Leukozyten, grampositive, plumpe Stäbchen, evtl. mit Kapseln.

Bei Zellulitis Muskulatur ohne pathologische Veränderungen, im epifaszialen Bindegewebe grampositive Stäbchen, evtl. andere Bakterien und Leukozyten.

Kultur: Anzucht der Erreger innerhalb von 6–8 Stunden möglich. Identifizierung über biochemische Leistungsprüfung.

Konsiliarlaboratorium: Dr. R. Bergmann (s. S. 483)

Behandlung

Bereits bei Verdacht Therapie einleiten.

unspezifische: Chirurgische und Allgemeinbehandlung. Sauerstoffüberdruckbehandlung.

spezifische: Hoch dosiert Penicillin G (20–40 Mill. E/Tag in 3–4 i.v. Kurzinfusionen). Eine Kombination mit Clindamycin verbessert die Wirkung. Bei Penicillin-Allergie kann Metronidazol, evtl. auch ein Cephalosporin oder Tetracyclin oder Imipenem gegeben werden.

Seuchenbekämpfung und andere prophylaktische Maßnahmen

Gasbrandpatienten sind nicht infektiös und können auch ihre Umwelt nicht gefährden. Eine isolierte Unterbringung aus Gründen der Infektionsprävention ist nicht erforderlich. Meldepflicht bei Erkrankung sowie Tod.

Beim Umgang mit Erkrankten Anlegen eines Schutzkittels und Tragen von Schutzhandschuhen bei möglichem Kontakt mit erregerhaltigem Material.

Bei Wundverhältnissen, die die lokalen Voraussetzungen einer Gasbranderkrankung bieten, prophylaktisch Penicillin G in hoher Dosierung. Gasbrandantiserum ist nicht mehr im Handel.

Zur Vermeidung des Gasbrandes nach Infektionen und Punktionen ist eine gründliche Reinigung und Desinfektion der Haut vorzunehmen, besonders vor Injektionen in der Glutealregion, vor Injektionen vasokonstriktorischer Substanzen, vor paraneuralen, lumbalen und intraartikulären Injektionen bzw. Punktionen.

Gelbfieber

Krankheitsbild

Gelbfieber ist eine akute Viruserkrankung von kurzer Dauer und unterschiedlichen Schweregraden. Meist keine Prodromalsymptome. Plötzlicher, schneller Fieberanstieg (39–40ºC), Kopfschmerzen, retroorbitale Schmerzem, Unruhe, Übelkeit, abdominelle Schmerzen, rel. Bradykardie (Farget's Zeichen). Febris continua für 3–4 Tage. Nach einer kurzen Remission von 1–2 Tagen erfolgt ein zweiter Fieberanstieg, der mit dem Auftreten von Organmanifestationen einhergeht. Meist für 2–3 Tage zunehmende Symptomatik, in schweren Fällen bis hin zu Leberkoma, Niereninsuffizienz oder massiver hämorrhagischer Diathese. Zentralnervöse Symptome wie zerebrale Krampfanfälle oder Verwirrtheit wurden beobachtet.

Charakteristische Trias: Ikterus, Albuminurie, Hämatemesis. Früh auftretende Leukopenie mit Maximum am 5. Krankheitstag. Bei nicht letalem Ausgang heilt die Erkrankung ohne chronische Organschäden aus.

Letalität bei den klinisch diagnostizierten Fällen in Endemiegebieten ca. 10–50% (meist infolge Niereninsuffizienz oder Leberkoma), bei ungeimpften Touristen aus Nichtendemiegebieten höher!

Häufigkeit und Verbreitung

Das derzeitige Verbreitungsgebiet ist das tropische Afrika (etwa vom 10. südlichen bis 15. nördlichen Breitengrad) und tropische Mittel- und Südamerika (vom 30. südlichen bis 20. nördlichen Breitengrad). Die Karibik ist gelbfieberfrei.

Ätiologie

Erreger: Flavivirus (RNA); der Erreger ist neuro- und viszerotrop.

Ansteckungsmodus (Infektionsquelle)

Vorwiegend endemisch als „Busch- oder Dschungel-Gelbfieber" oder epidemisch als „Stadt-Gelbfieber", dann nur auf den Menschen beschränkt. Im ersten Fall sind Primaten als Reservoir zwischengeschaltet. Als Vektor gelten Stechmücken („Moskitos"). Die Überträger des südamerikanischen Gelbfiebers sind Haemagogus-Arten, der des afrikanischen Gelbfiebers Aedes-Arten.

Gelbfieber

Der Erregereintritt in den Wirt erfolgt beim Stich der Mückenweibchen, die besonders in den frühen Morgenstunden stechen.

Dauer der Ansteckunsfähigkeit	Inkubationszeit
Noch unklar, wahrscheinlich während der virämischen Phase, also etwa 1 Woche.	3–6 Tage.

Differentialdiagnose

Leichte Gelbfiebererkrankungen sind von anderen fieberhaften Infekten nicht oder nur sehr schwach zu unterscheiden. Das ausgeprägte Krankheitsbild ist allerdings kaum zu verkennen.

Differenzialdiagnostisch abzugrenzen ist gegen Malaria tropica, virusbedingtes haemorrhagisches Fieber (Dengue-, Ebola-Marburg-Fieber), Rickettsiosen, Rückfallfieber, Schwarzwasserfieber, Weilsche Krankheit, Virushepatitis, akute gelbe Leberatrophie und Leptospirosen.

Immunität

Eine überstandene Infektion, auch ohne klinische Symptome, erzeugt eine sehr lange bis lebenslange Immunität.

Befallen werden kann jede Altersstufe, bevorzugt Kinder. Allerdings ist die Letalität bis zum 14. Lebensjahr gering. Die größte Sterblichkeit zeigt die Altersgruppe zwischen dem 20. und 30. Lebensjahr.

Labordiagnostik

Erregernachweis

Blut (während der ersten 4 Krankheitstage entnommen).
Virusnachweis in Spezialaboratorien möglich.

Antikörpernachweis: Ab dem fünften Krankheitstag möglich,.
Neutralisierende AK bei Überlebenden bleiben lebenslänglich nachbar.
Kreuzreaktionen zu anderen Flaviviren, z.B. Dengue sind zu beachten.

Konsiliarlaboratorien: Prof. Dr. H. Schmitz (s. S. 490)
PD Dr. J. Süss (s. S. 488)

Gelbfieber

Behandlung

a) unspezifische

Allgemeine Behandlung akuter Infektionskrankheiten. Besondere Vorsorge sollte den jeweils vorherrschenden Organschäden zukommen. Auf das gefürchtete blutige Erbrechen ist sorgfältig zu achten. Ausreichende Flüssigkeitszufuhr durch Infusion sollte rechtzeitig begonnen werden. Überprüfung der Gerinnungsparameter und entsprechende Substitution.

b) spezifische

Unbekannt.

c) der Keimträger oder Ausscheider

Infizierte Personen sind sofort zu isolieren und vor Stechmückenkontakt zu schützen.

Absonderung und Quarantäne:	Quarantäne bei Infektionsverdächtigen oder Erkrankten für 1 Woche erforderlich, falls dieser im Endemiegebiet verbleibt.
Maßnahmen bei Ansteckungsverdächtigen:	Keine.
Weitere Maßnahmen der Seuchenbekämpfung:	Meldepflicht bei Erkrankung, Verdacht und Tod. Internationale Maßnahmen: Kontrolle und Überwachung von Reisenden aus Endemie- und Epidemiegebieten. Impfzwang bei Einreise in bestimmte Länder aus Endemie- und Epidemiegebieten.

Impfprophylaxe

Für die aktive Immunisierung wird nach den Empfehlungen der WHO ein 17D-Impfstoff verwendet. Er gilt als sicher und gut verträglich. Injektionsdosis 0,5 ml s.c.

Impfung ab 7. Lebensmonat. Über Vorgehen bei jüngeren Säuglingen und Schwangeren beraten die dazu autorisierten Gelbfieberimpfstellen. Bei Schwangeren nicht im 1. Trimenon.

Bei Reisen in Gelbfiebergebiete wird die Impfung mindestens 10 Tage vor der Einreise gefordert.

Die Konversionsrate beträgt etwa 99%, die Schutzdauer >10 Jahre.

Die Immunantwort wird nicht beeinträchtigt, wenn andere Lebendimpfungen simultan oder im Abstand von 4 Wochen verabreicht werden.

Gegenindikationen: Immunsuppressive Therapie, Immundefekte. Cave: bei Hühnereiweiß-Allergie.

Passive Immunisierung

Entfällt.

Andere prophylaktische Maßnahmen

Sanierungsmaßnahmen haben sich gegen den Vektor zu richten und sind bisher zum Teil mit Erfolg gegen Aedes aegypti durchgeführt worden.

Giardiasis (Lambliasis)

Krankheitsbild
In endemischen Gebieten bei Erwachsenen bis drei Viertel der Infektionen asymptomatisch. Bei Kindern scheint diese Rate noch höher zu sein. Immunsupprimierte sind in stärkerem Maße betroffen. Das klinische Bild ist gekennzeichnet durch rezidivierende Übelkeit, krampfartige Leibschmerzen, Flatulenz und leichte schleimige, selten blutige oder eitrige Diarrhoe. Bei schweren Infektionen auch Erbrechen, Fieber, starke wässrige Diarrhöen oder Steatorrhöen.

Komplikationen wochenlanger Erkrankungen: Anämie, erheblicher Gewichtsverlust sowie bei chronischer Erkrankung Lactose-Intoleranz und enterales Eiweiß-Verlust-Syndrom.

Häufigkeit und Verbreitung
Weltweite Verbreitung. Kinder sind häufiger betroffen als Erwachsene; häufigste parasitäre Darmerkrankung.

Achlorhydrie, Lactosemangel, Unterernährung und bakterielle Darminfektionen sollen einen Befall mit Giardia lamblia begünstigen; ebenso Immunglobulinmangel, die Blutgruppe A und der HLA-Phänotyp A_1 oder B_{12}.

Ätiologie
Erreger: Giardia lamblia (syn. Lamblia intestinalis), begeißelter Einzeller mit verschiedenen Stämmen, der in einer aktiven Lebens- (Trophozoit) und stabilen Ruheform (Zyste) vorkommt.

Ansteckungsmodus: Die Übertragung erfolgt durch die relativ dauerhafte Ruheform, wobei eine Aufnahme von 10 Zysten genügt. Der wichtigste Infektionsmodus ist der Genuss von durch Fäkalien infizierten Trinkwassers.

Dauer der Ansteckunsfähigkeit	Inkubationszeit
Während der Dauer der Ausscheidung.	9–14 Tage.

Giardiasis (Lambliasis)

Differentialdiagnose

Amöbiasis, Shigellose, Salmonellose, intestinale Bilharziose

Immunität

Kein sicherer Schutz vor einer Reinfektion, zumal verschiedene Stämme von Giardia lamblia mit unterschiedlicher Antigenität existieren.

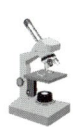

Labordiagnostik

Erregernachweis

Untersuchungsmaterial: Stuhl, Duodenalsaft.

Mittels des SAF-Verfahrens können Zysten und Trophozoiten im Mikroskop nachgewiesen werden.

Eine Anfärbung von Stuhlpräparaten mit fluoreszierenden Antikörpern ist ebenfalls möglich, jedoch von untergeordneter Bedeutung.

Behandlung

Metronidazol (3 x tgl. 0,25 g für 7 Tage), Tinidazol (einmalig 2 g, Kinder von 6–12 Jahren 1 g). Alle Infizierten, ob symptomatisch oder asymptomatisch, sollten behandelt werden, da sie eine Quelle für weitere Infektionen darstellen.

Seuchenbekämpfung und andere prophylaktische Maßnahmen

Erkrankte und Ausscheider dürfen nicht in Lebensmittelbetrieben oder in Trinkwasserversorgungsanlagen beschäftigt werden oder tätig sein.

Gonorrhoe

Krankheitsbild
Beim Mann: Urethritis, Proktitis; bei Ausdehnung: Epididymitis und periurethrale Abszesse.
Bei der Frau: Urethritis, Vulvo-Vaginitis, Cervixitis; bei Ausdehnung: Endometritis, Salpingitis, Bartholinitis und Peritonitis. Etwa 60% der Frauen sind klinisch asymptomatisch.
Bei beiden Geschlechtern: Proktitis und Pharyngitis. Ferner Konjunktivitis gonorrhoica infolge von Schmierinfektionen. Gefahr der Sterilität für Mann und Frau.
Beim Kind: alle Formen möglich.
Selten metastasische Formen: am ehesten Monarthritis gonorrhoica; beschrieben sind hämatogene und lymphogene Aussaat, die die serösen Häute, Meningen, Endo-Myokard, Hirn-Rückenmark, Iris, Kornea, Haut, Gefäße, Sehnenscheiden und Schleimbeutel befallen kann.

Häufigkeit und Verbreitung
Weltweit verbreitet; Reservoir und einziger Wirt ist der Mensch. Hoher Kontagionsindex.

Ätiologie
Erreger: Neisseria gonorrhoeae: gramnegatives, paarig auftretendes Bakterium.
Ansteckungsmodus (Infektionsquelle)
Bei Erwachsenen fast ausschließlich durch Geschlechtsverkehr.

Dauer der Ansteckunsfähigkeit	Inkubationszeit
Solange Kontakt mit Gonokokken möglich. Eine kulturelle Therapiekontrolle sollte nach ca. 7 Tagen erfolgen.	Meist 2–7 Tage, 1–14 Tage möglich.

Differentialdiagnose
Infektion durch andere Keime, vor allem Mykoplasmen, Chlamydien, andere Diplokokken, E. coli, Enterokokken, Proteus. Ferner Trichomonaden, Candida, Oxyuren, Fremdkörper.

Immunität
Keine.

Labordiagnostik
Erregernachweis
Als Untersuchungsmaterial sind geeignet: Abstrichmaterial aus Zervix, Urethra, Rektum.
Bei Verdacht auf disseminierte Gonokokken-Infektion Blut, Liquor und Gelenkpunktat.
a) Mikroskopie
Direktpräparate, nach Gram oder mit Methylenblau gefärbt. Es finden sich intraleukozytär gelegene Diplokokken.
b) Kultur
Anzüchtung auf Spezial-Nährmedien möglich. Identifizierung von verdächtigen Kolonien mittels Gramfärbung oder biochemischer Differenzierung.
c) Antigennachweis
Mit monoklonalen Antikörpern ist ein Direktnachweis möglich.
Antikörpernachweis: Bei frischer, unkomplizierter Erkrankung der Epithelien sind Antikörper meist nicht nachweisbar.
Disseminierte Gonokokken-Infektionen können mit erhöhten Antikörpertitern einher gehen.
Beweisend für eine akute Infektion sind nur Titerbewegungen.

Behandlung
a) unspezifische
Symptomatisch.
b) spezifische
Bei *frischer Gonorrhoe*: Einmalige Injektion eines Cephalosporins der Cefotaxim- oder Cefuroxim-Gruppe i.m. oder i.v. Einmalig Ciprofloxacin oder Levofloxacin, jeweils 0,5 g.

Bei meist vorhandenen *Mischinfektionen* mit Chlamydien zusätzlich Doxycyclin oral (1 x tgl. 0,2 g für 2 Wo.).
Bei *komplizierter Gonorrhoe* 3 x tgl. 2 g Cefotaxim i.v. oder 1 x tgl. 2 g Ceftriaxon für 10 Tage.
Bei der *Neugeborenen-Blenorrhoe*: Initial Cefotaxim (oder andere Cephalosporine). Lokal zusätzlich Gentamicin- oder Oflaxacin-Augentropfen.
Wenn möglich, den Sexualpartner in gleicher Weise behandeln.

Seuchenbekämpfung und andere prophylaktische Maßnahmen
a) Meldepflicht
Nach dem Gesetz zur Bekämpfung der Geschlechtskrankheiten besteht *namentliche* Meldepflicht in besonderen Fällen, z. B. bei Behandlungsverweigerung oder Unzuverlässigkeit; Behandlungszwang, Krankenhauseinweisungspflicht in besonderen Fällen; Pflicht zur Infektionsquellenforschung. Geschlechtskranke Frauen dürfen kein fremdes Kind stillen und nicht ihre Milch abgeben. Wer an einer Geschlechtskrankheit leidet, darf kein Blut spenden. Verbot des Geschlechtsverkehrs bei Ansteckungsverdacht, während der Behandlung und der Nachbehandlungszeit.
Chiffrierte Meldepflicht für *alle* Kranken.
b) Internationale Maßnahmen
Überwachung der Epidemiologie.
Prophylaxe der Neugeborenenblenorrhoe mit lokaler Silbernitrat-Instillierung, bei Vermutung von Chlamydieninfektionen Tetracyclin-Salbe (1%) oder Erythromycin-Salbe (0,5%).

Haemophilus influenzae-Infektion

Krankheitsbild
Meist auf den Nasen-Rachenraum beschränkte fieberhafte Infektion durch kapsellose, nicht typisierbare Stämme, häufig mit Sinusitis und Otitis media. Im Kindesalter zweithäufigste Ursache einer Otitis media, nicht selten vergesellschaftet mit Epiglottitis, Bronchitis, Meningitis und Pneumonie, besonders nach vorangegangenen Virusinfektionen oder bei vorgeschädigtem Bronchialsystem. Besonders gefährlich sind die durch den Typ b verursachten Erkrankungen im Säuglings- und Kleinkindesalter zwischen 3. L.M. und 5. L.J. Die stenosierende Epiglottitis der Kleinkinder kann innerhalb weniger Stunden zum Schock und Tode führen.

Hämatogen verursachte Komplikationen sind eitrige Meningitis (s. S. 292), Endokarditis, Perikarditis, septische Arthritis, Osteomyelitis und Cellulitis. Die Letalität der Meningitis schwankt zwischen 1–5%. Dazu kommen bei $1/3$–$1/4$ der Kinder cerebrale Schäden nach überstandener Erkrankung, insbesondere Taubheit und mentale Retardierung.

Häufigkeit und Verbreitung
Als Nasopharyngitis allgemein weit verbreitet, Epiglottitis bei Kleinkindern, besonders Knaben zwischen dem 2. und 5. Lebensjahr. Meningitis mit Vorzug im Säuglings-, Kleinkindes- und Seniorenalter. Für mindestens 30% der Meningitiden im Kindesalter sind HI-Infektionen verantwortlich.

Ätiologie
Erreger: Hämophilus influenzae ist ein etwa 1 x 0,3 mµ kleines gramnegatives Stäbchen. Kapselbildung, 6 unterschiedliche Antigen- oder Serotypen. Fast alle Infektionen beim Menschen sind dem Typ b zuzuordnen. In der normalen Flora des oberen Respirationstraktes häufig nachzuweisen. Kapsellose Typen sind häufig Ursache von Sekundärinfektionen in den unteren Luftwegen (Pneumonie, Bronchiektasen).
Ansteckungsmodus: Direkt oder Tröpfcheninfektionen.

Haemophilus influenzae-Infektion

Dauer der Ansteckunsfähigkeit
Solange Keime aus dem Nasen-Rachenraum isoliert werden können.

Inkubationszeit
2–5 Tage.

Differentialdiagnose
Alle viralen und bakteriellen Erkrankungen der oberen Luftwege.
Bei Epiglottitis: Parainfluenza und RS-Virusinfektionen.
Bei Meningitis: alle bakteriellen und virusbedingten Meningitiden bzw. Meningo-Enzephalitiden.

Immunität
Über die Dauer der Immunität bestehen keine sicheren Angaben. Erhöhtes Infektionsrisiko nach Splenektomie.

Labordiagnostik
Erregernachweis
Als Untersuchungsmaterial sind geeignet: Blut, Liquor, Sputum, Sinuspunktat, Konjunktivalabstriche.
Anzüchtung auf verschiedenen Nährmedien möglich. Differenzierung über biochemische Leistungsmerkmale.
Antigennachweis
Als Antigennachweis dient der direkte Nachweis des Kapselantigens.

Konsiliarlaboratorium: Prof. Dr. A. Bauernfeind (s. S. 485)

Behandlung
Allgemein: supportive evtl. intensivmedizinische Behandlung mit Beatmung und Antikonvulsiva.
Speziell: Bei Säuglingen und Kleinkindern Cefotaxim (50–200 mg/kg pro Tag) aufgeteilt in gleichgroße Einzeldosen; Amoxicillin + Clavulansäure (3 x tgl. 15–20 mg/kg). Minimale Behandlungsdauer bei Meningitis ist 7 Tage.

Haemophilus influenzae-Infektion

Bei Erwachsenen sind Gyrasehemmer wie Levofloxacin oder Ciprofloxacin zuverlässig wirksam.

Absonderung und Quarantäne:	Isolierung insbesondere in engen Wohngemeinschaften zu empfehlen.
Maßnahmen bei Ansteckungsverdächtigen:	Siehe unter „Andere prophylaktische Maßnahmen".
Weitere Maßnahmen der Seuchenbekämpfung:	Der Erkrankungs- oder Todesfall an H. influenzae-Meningitis/Encephalitis ist meldepflichtig.

Impfprophylaxe

Der Impfstoff besteht aus dem Kapselpolysaccharid (PRP = Polyribosylribitolphosphat) von Haem. infl. Typ b konjugiert mit T-Zell-aktivem Carrier-Protein. Mit der HIP-Impfung ist ein möglichst früher Impfschutz anzustreben. Zur Grundimmunisierung werden alle Kinder ab vollendeten 2. Lebensmonat geimpft.

Die HIB-Impfung wird meist mit Kombinationsimpfstoffen durchgeführt, um die Anzahl der Injektionen zu reduzieren. In der Kombination mit Hepatitis B (HIB-Hep B) bleibt die HIB-Immunogenität voll erhalten. Die Impfserie umfaßt daher wie beim HIB-Mono-Impfstoff (PRP-OMPC) nur zwei Impfungen im 1. Lebensjahr im Monat 3 und 5, sowie eine 3. Impfung als Booster zu Beginn des 2. Lebensjahres. HIB-Kombinationsimpfstoffe, die auch eine Pertussiskomponente enthalten, werden nach dem Schema für DaPT angewendet. 3 Injektionen im Abstand von 4 Wochen erfolgen im 1. Lebensjahr, die 4. Impfung zu Beginn des 2. Lebensjahres.* Für die einzelnen Impfungen im 1. Lebensjahr sollte – wenn möglich – ein HIB-Impfstoff mit gleichem Carrierprotein verwendet werden. Wenn jedoch nicht bekannt ist, mit welchem Impfstoff zuvor geimpft wurde, kann die Impfserie mit jedem HIB-Impfstoff fortgesetzt werden.

Bei der HIB-Impfung älterer Kinder ist nach dem 12. bzw. 15. Lebensjahr je nach Impfstoff (s. Beipackzettel) eine HIB-Impfung ausreichend. Der Impfschutz nach der kompletten Impfserie wird bei HIB auf mindestens 5 Jahre veranschlagt, so dass zur Zeit keine weiteren Boosterimpfungen nötig sind. Ab dem 6. Lebensjahr ist eine Impfung nur in Ausnahmefällen indiziert (z. B. funktionelle oder anatomische Asplenie).

Passive Immunisierung
Keine.

Andere prophylaktische Maßnahmen
Für Kontaktkinder unter 4 Jahren Rifampicin oral.

Hämorrhagisches Fieber* (mit renalem Syndrom)

Krankheitsbild

Fieber 39–40 °C, schweres Krankheitsgefühl, Kopfschmerzen, Myalgien, Hautblutungen; nach einigen Tagen Übergang in das fieberfreie renale Stadium mit akuter tubulärer Insuffizienz. Oligurie oder Anurie mit mäßiger Proteinurie und Hämaturie. RN bis 100 mg%, besonders bei der fernöstlichen Form (haemorrhagische Nephrosonephritis).
Nicht selten tödlicher Ausgang in Schock oder Urämie. Pathologisch-anatomisch neben Nierenveränderungen subendokardiale Blutungen, Nekrose des Hypophysenvorderlappens.
In Südamerika (Bolivanisches hämorrhagisches Fieber) stehen neben Blutungen besonders zentralnervöse Komplikationen im Vordergrund. Noch bunter ist das klinische Bild bei dem Krim-Kongo-Fieber. Aber auch hier betragen hämorrhagische Fälle etwa 20%. Die Letalität kann, abhängig vom Virusstamm, bis zu 50% betragen. In Nordamerika ist ein neuer Hantaan-Subtyp aufgetreten, dessen Infektion zu einer restriktiven Atemwegserkrankung führt (Hantavirus Pulmonary Syndrom – „HPS")
Das vorwiegend durch Aedes aegypti übertragene Denguefieber gehört ebenfalls in diese Gruppe. Infektionen mit dem Subtyp Puumala, der auch in Deutschland verbreitet ist, verlaufen zumeist milder, sind mitunter aber auch Ursache der so genannten Nephropathia epidemica.

Häufigkeit und Verbreitung

Außer in Ost- und Südostasien („koreanisches hämorrhagisches Fieber"), Südamerika (oder außer den genannten Schwerpunktsregionen) auch in Skandinaven, Ost- und Südosteuropa, im letzten Jahrzehnt zunehmend in den Sommermonaten.

Ätiologie

Erreger: Verschiedene Viren, meist zoonotischen Ursprungs, z. B. aus der Familie der Bunya-Viren (Hantaan-, Puumala-, Seoul-, Sin Nombre-Virus).

---

* s. a. Gelbfieber, Marburg- und Ebola-Viruskrankheit/Lassa-Fieber/Rift-Valley-Fieber/Dengue-hämorrhagisches Fieber.

Hämorrhagisches Fieber 192

Ansteckungsmodus (Infektionsquelle)
Exkremente von Nagetieren (Ratten, Mäuse etc.). Die Rolle der Insekten (besonders Zecken) als Überträger ist noch nicht bei allen Formen abgeklärt. Als Reservoir können auch Haustiere wie Ziegen, Schafe, Rinder oder Kamele dienen.
Infektionsgefährdet sind besonders Waldarbeiter, Beschäftigte in der Landwirtschaft, Militärpersonal, Zelter.

Dauer der Ansteckunsfähigkeit	Inkubationszeit
Ansteckung von Mensch zu Mensch wohl indirekt durch infektiöses Blut, Urin und Stuhl sowie infektiöse Aerosole möglich (Hospitalausbrüche).	3–16 Tage (46 Tage).

Differentialdiagnose
Leptospirosen, Rückfallfieber, Glomerulonephritis, sämtliche mit flüchtiger Nierenbeteiligung einhergehenden Infektionskrankheiten sowie die in der Fußnote (s. S. 191) bezeichneten Erkrankungen.

Immunität
Nicht bekannt.

Labordiagnostik
Erregernachweis
Im Vordergrund steht die rtPCR-Diagnostik.
Für die Virusisolierung ist ein Sicherheitslabor notwendig.

Konsiliarlaboratorien: Prof. Dr. W. Slenczka (s. S. 488)
　　　　　　　　　　　Dr. S. Becker
　　　　　　　　　　　Prof. Dr. H. Schmitz (s. S. 490)
　　　　　　　　　　　Prof. Dr. P. H. Krüger (s. S. 489)
　　　　　　　　　　　Dr. H. Meisel

Hämorrhagisches Fieber

Behandlung

Eine spezifische Behandlung scheint mit Ribaviren i.v. möglich zu sein.
Symptomatische Behandlung (von Fieber und Nierenbefund abhängig).
Gerinnungsstatus überwachen, bei stärkeren Blutungen Defizit von Gerinnungsfaktoren beseitigen.

Seuchenbekämpfung und andere prophylaktische Maßnahmen

Ggf. wie bei Ebola-Virus.
Nur persönliche Schutzmaßnahmen, z. B. Repellentien.
Bekämpfung (von Mücken, Zecken) und Schutz vor dem Biss kleiner Nagetiere.

Helicobacter pylori

Krankheitsbild

Helicobacter-pylori (HP)-Infektionen – es gibt 2 Typen unterschiedlicher Pathogenität – sind in hohem Maße an Magenschleimhautentzündungen (chron. Gastritis Typ B) beteiligt. Betroffen sind besonders Antrum, weit weniger Corpus, kaum oder gar nicht Fundus und Cardia. Die Entzündung bleibt wegen des Fehlens eindeutiger Symptome oft über Jahre unerkannt, geht dann aber nicht selten als schleichend-chronische Infektion in eine atrophische Gastritis über, die dann, vorherrschend bei Typ-I-Infektionen, Wegbereiter peptischer Ulcera im Duodenal- und Antrumbereich sein kann und auch ein Risikofaktor für die Entstehung von MALT-Lymphomen und Adenocarcinomen des Magens ist. (Von der WHO als Karzinogen der Gruppe 1 klassifiziert!)

Klinisch wird die chronische Gastritis selten auffällig. Es sind dieses, wenn überhaupt, uncharakteristische Magenbeschwerden. Erst das im weiteren Verlaufe sich entwickelnde Ulcus gibt durch den lokalisierten Schmerz den diagnostischen Hinweis, das dann auf eine Infektion durch HP schließen lässt. Dabei ist bemerkenswert, dass die durch HP verursachte chronische Gastritis sich meist im Antrum abspielt, das Ulcus dagegen im Duodenum, wobei der Erregernachweis beiderseits des Pylorus zu 80–100% gelingt.

Antrum- und Corpus-Carcinome sind überdurchschnittlich oft mit HP-Infektionen vergesellschaftet. Dennoch entwickelt, trotz der mit zunehmendem Alter häufiger werdenden HP-Infektion, nur ein geringer Anteil der Betroffenen später ein Carcinom. Auf der anderen Seite lassen sich aber bei Magencarcinom-Patienten in etwa 65% HPI nachweisen.

Unbewiesen ist bisher der Zusammenhang einer Beteiligung von HP bei Dyspepsien, bei denen eine Gastritis angeschuldigt wird.

Die effektive Therapie des peptischen Ulcus, verursacht durch HP, hat die klinische Bedeutung dieser Infektion und des Erregers hinreichend belegt.

Im Rahmen der weiteren Diagnostik, um Schlussfolgerungen für die Therapie zu ziehen, muss die serologische Differenzierung der HP-Typen I und II erfolgen. Bei Typ-I-Infektionen ist die Gastroskopie notwendig, da eine Ulcusbildung oder andere weitgehende Veränderungen der Magenschleimhaut wahrscheinlich sind.

Häufigkeit und Verbreitung
Die Verbreitung des Helicobacter pylori ist ubiquitär und sehr groß, besonders in Entwicklungsländern. Der Anteil der HP-Infizierten nimmt mit dem Alter ständig zu, so dass man bei 40-jährigen schon mit einer durchschnittlichen Infektionsquote von 50%, in Entwicklungsländern mit 80–90%, rechnen muss.

Ätiologie
Erreger: Helicobacter pylori ist ein gramnegatives, gebogenes Stäbchen mit (im Unterschied zu Campylobacter) 4–6 Geißeln, mit runden Verdickungen am Ende. HP siedelt sich in den Krypten der Magenschleimhaut an und kann dank der hohen Ureaseaktivität durch Freisetzung von Ammoniak aus Harnstoff für ein stabiles pH in der Umgebung sorgen.
Es gibt 2 Typen. Typ I exprimiert ein Zytotoxin (VacA) und eines mit diesem assoziiertes Protein (CagA). Der Typ II synthetisiert ausschließlich VacA. Dem Typ I scheint eine größere Pathogenität zuzukommen. Beim Typ II ist ein Ulcus unwahrscheinlich.
Ansteckungsmodus: HP ist weit verbreitet. Die Infektion kann oro-oral oder durch Schmierinfektion erfolgen und ist dementsprechend regional unterschiedlich. In Ländern mit hygienisch-sanitären Defiziten, aber auch bei hoher Bevölkerungsdichte (z. B. Japan), kann die „Durchseuchung" bei 10-jährigen bereits 60–80% betragen.

Dauer der Ansteckunsfähigkeit	Inkubationszeit
Bei der großen Verbreitung und der chronischen Besiedlung des Zielorgans Magen sind ständige Ansteckungsmöglichkeiten gegeben. Außerhalb des Körpers hält sich der Keim nur einige	Nicht zu bestimmen, da klinische Erscheinungen als Hinweise fehlen.

Tage, abhängig von Temperatur und anderen äußeren Bedingungen.

Differentialdiagnose
Chronische Gastritis Typ A.
Ulcera infolge der Einnahme nichtsteroidaler Antiphlogistica.
Zollinger-Ellison-Syndrom.

Immunität
Über eine durch Antikörper (neutralisierende, protektive etc.) bedingte Immunität gibt es kaum Anhaltspunkte. Welche immunologischen Mechanismen lokal eine Rolle spielen, steht zur Zeit noch nicht fest.

Labordiagnostik
Erregernachweis
Aus Biopsiematerial (von 3 verschiedenen Stellen zu entnehmen).
a) Urease-Schnelltest
Die Biopsie-Probe wird in ein Medium gebracht, das Harnstoff und Phenolrot (pH-Indikator) enthält. Die Urease von Helicobacter pylori spaltet den Harnstoff zu Kohlendioxid und Ammoniak, was den pH-Wert des Mediums erhöht. Dies wird durch einen Farbumschlag sichtbar.
b) Kultur
Anzüchtung auf verschiedenen Nährböden unter mikroaerophilen Bedingungen möglich. Die Bebrütungszeit beträgt bis zu 7 Tagen. Identifizierung der Keime erfolgt über Stoffwechselleistungen (Urease, Katalase, Oxidase etc.).
c) Nukleinsäurenachweis
– PCR

Antikörpernachweis: Der Kontakt mit Helicobacter pylori kann auch serologisch nachgewiesen werden. Der ELISA zum Nachweis spezifischer IgG- bzw. auch IgA-Antikörper wird als Screeningmethode, bei Nachuntersuchungen und Therapieverlaufskontrollen eingesetzt.

Konsiliarlaboratorium: Prof. Dr. M. Kist (s. S. 484)

Helicobacter pylori

Weitere diagnostische Möglichkeiten
Atemtest: Mit einem Kohlenstoffisotop markierter Harnstoff wird vom Patienten oral aufgenommen. Befindet sich Helicobacter pylori und damit eine entsprechend hohe Urease-Aktivität im Magenepithel, wird der Harnstoff zu CO_2 und Ammoniak abgebaut. Das Kohlenstoffisotop befindet sich im CO_2, verlässt den Magen über die Speiseröhre und wird ausgeatmet. Für die Messung der Atemluft wird ein Isotopen-Massenspektrometer benötigt.

Therapie
Als therapeutischer Goldstandart wird die kombinierte Therapie von Omeprazol (2 x 20 mg), Clarithromycin (500 mg) und Amoxicillin (2 x 100 g) über 7 Tg. empfohlen. Die Heilungsquote soll beinahe an 100% herankommen.
Eine Monotherapie versagt immer.
Die Nebenwirkungen dieses Therapievorschlages sind gering und fast nie Ursache, die Therapie abzubrechen.

Seuchenbekämpfung und andere prophylaktische Maßnahmen
Entfällt.

Hepatitis-Virus-Infektionen

Die weltweit im medizinischen Sprachgebrauch als Hepatitis A, B, C, D und E bezeichneten Erkrankungen werden von 5 Virus-Typen verursacht, die in der Hauptsache die Leber befallen, ohne gleichzeitig eine wesentliche systemische Infektion hervorzurufen. Nicht seltene extrahepatische Manifestationen werden vorwiegend durch Zytokin vermittelt bzw. durch Immunkomplexe hervorgerufen.

Typ A und E werden vorwiegend fäkal-oral übertragen und heilen praktisch immer aus. Die Typen B-D werden parenteral übertragen und führen oft zu chronischen Infektionen. Die fünf Typen gehören gänzlich unterschiedlichen Virusfamilien an. Sie unterscheiden sich grundsätzlich in Verbreitung, Übertragungswegen und Pathogenese und rufen keinerlei Kreuzimmunität hervor. Bei allen Hepatitisvirusinfektionen kann die klinische Manifestation von völlig inapparent bis zum fulminanten Verlauf reichen. Spätfolgen der chronischen Virushepatitis sind Leberzirrhose und hepatozelluläres Karzinom. Auf Grund der Symptomatik können die einzelnen Virustypen nicht unterschieden werden. Wichtig sind jedoch anamnestische Erhebungen (Reisen, parenterale bzw. nosokomiale Exposition, Erkrankungen im Umfeld, Berufstätigkeit, Sexualverhalten).

Hepatitis A (HA)

Krankheitsbild

Die Prodromi – unspezifische gastrointestinale und grippeähnliche Symptome wie Appetitlosigkeit, Übelkeit, Erbrechen und Fieber – können auch bei anikterischen Verläufen vorkommen, die ansonsten lediglich durch einen Transaminasenanstieg gekennzeichnet sind. Bei ikterischen Verläufen geht das Krankheitsbild nach wenigen Tagen, manchmal auch nach ein bis drei Wochen, in die Phase der hepatitischen Organmanifestation über: Ikterus (zuerst Gelbfärbung der Skleren, später der Haut), erneuter Fieberanstieg, Verstärkung der Beschwerden, hellfarbiger Stuhl und bierbrauner Urin. Die Leber ist meist deutlich, die Milz seltener vergrößert. Als häufigste Begleitsymptome in diesem Stadium treten Pruritus und flüchtige Exantheme auf.

Anikterische bzw. klinisch inapparente Verlaufsformen kommen bei Kindern unter 5 Jahren in ca. 90%, bei Kindern bis 10 Jahren in etwa 50% und bei über 10-jährigen in 20–30% der Fälle vor.

Chronische Verlaufsformen sind nicht bekannt. In 0,2 Prozent der Fälle nimmt eine HA-Infektion einen fulminanten Verlauf. Erkranken Menschen ab dem 50. Lebensjahr, wird eine Letalität von etwa 3% beobachtet, wobei oft eine chronische Hepatitis C vorliegt.

Mit HAV infizierte Schwangere erkranken nicht schwerer und auch die Entwicklung des Kindes wird nicht beeinflusst.

Häufigkeit und Verbreitung

Die Häufigkeit der HA hat in den letzten Jahrzehnten in Gebieten mit hohem Hygienestandard abgenommen. In Europa zeigen die Durchseuchungsraten ein deutliches Süd-Nord-Gefälle; in Entwicklungsländern ist die Durchseuchung besonders hoch.

Daraus erklärt sich, daß bei Aufenthalten in Ländern mit hoher HAV-Prävalenz besonders Jugendliche und vor allem Erwachsene unter 60 Jahren an HA erkranken.

Ätiologie

Erreger: Die HA wird durch ein kleines, rundes Virus mit kubischer Symmetrie der Capsomeren (Proteinbausteine der Viruskapsel) hervorgerufen. Es ist der einzige Vertreter des eigenständigen Genus „Hepatovirus" in der Familie der Picornaviren.

Die wichtigsten Eigenschaften des Hepatitis-A-Virus (HAV) sind seine physikalische, aber auch seine antigene und genetische Stabilität. Das HAV ist bei Temperaturen von 60 °C für mindestens 30 Minuten stabil und gegen pH-Veränderungen zwischen pH 3 und pH 10 resistent. Daher ist die Übertragung des Virus durch kontaminierte Gegenstände, Lebensmittel und Trinkwasser so effizient.

Ansteckungsmodus (Infektionsquelle)

Die Übertragung der Hepatitis A erfolgt in erster Linie fäkal-oral. Der direkte Kontakt mit Erkrankten sowie die gemeinsame Benutzung von Toiletten, Handtüchern, Essutensilien usw. spielen eine besonders wichtige Rolle. Ursache für Epidemien sind häufig Kontaminationen von Lebensmitteln durch Virusausscheider, natürliche Düngung von bestimmtem Obst (speziell Erdbeeren!), Salaten und anderen Gemüsen für den rohen Verzehr. Kontaminierte Muscheln, die roh oder nicht ausreichend erhitzt (<80º) verzehrt werden, sind eine besonders häufige Ursache für eine HA-Infektion bei Auslandsreisen. Trinkwasser und Eiswürfel als Infektionsquelle! HAV kann jedoch auch durch Blut und Blutprodukte (Faktor VIII!) übertragen werden.

Dauer der Ansteckunsfähigkeit

Bei Hepatitis A analog der HAV-Ausscheidung, die 1–2 Wochen vor Erkrankungsbeginn auftritt und in der frühen Krankheitsphase andauert. Eine Ausscheidung über mehrere Wochen, maximal Monate, ist beschrieben worden, ein chronisches Ausscheiden von HAV nie.

Inkubationszeit

2–6 Wochen.

Hepatitis A

Differentialdiagnose

Während des Prodromal-Stadiums: Infektion mit Zytomegalie- oder Epstein-Barr-Virus (infektiöse Mononukleose), Rheumatismus, Grippe, Leptospirose, Meningitis, Poliomyelitis, Gastroenteritis, Appendizitis, Cholezystitis, Autoimmunhepatitis.

Im Kindesalter: Coxsackie-B-Virusinfektionen und Adeno-Virus Typ 7-Infektionen (bis zu 50% von Hepatitis begleitet). Ebenso können die Listeriose und Toxoplasmose unter dem Bild einer Hepatitis verlaufen.

Immunität

Eine gegen HAV erworbene Immunität hält meist lebenslang an, kann jedoch im Alter evtl. nicht mehr ausreichen.

Eine Kreuzimmunität gegenüber anderen Virushepatitisformen besteht nicht.

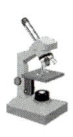

Labordiagnostik

Erregernachweis

Für diagnostische Fragestellung in der Praxis ohne Bedeutung.

Antikörpernachweis

– Anti-HAV-IgM

Der Nachweis von Anti-HAV-IgM in einem Serum aus der Krankheitsphase beweist die frische Infektion. Der Test wird mit Ausbruch der akuten Phase positiv und wird nach mehreren Wochen bis Monaten negativ, bei protahiertem Verlauf evtl. erst nach 12–15 Monaten.

– Anti-HAV (IgG/IgA/IgM)

Der Nachweis von Gesamt-Anti-HAV beweist eine vorliegende oder durchgemachte Hepatitis A mit bestehender Immunität.

Konsiliarlaboratorium: Prof. Dr. W. Jilg (s. S. 489)

Behandlung

a) unspezifische

Symptomatisch; bei unkompliziertem Verlauf: Bettruhe nur wenn nötig, kalorienreiche, reizlose Diät, Alkoholkarenz.

b) spezifische

Eine spezifische Therapie der HA gibt es nicht.

Hepatitis A

STOP	**Absonderung und Quarantäne:**	Isolierung nur bei HA von Kleinkindern und stuhlinkontinenten Patienten; bei HA-Patienten striktes Einhalten hygienischer Maßnahmen notwendig (s. u.).
	Maßnahmen bei Ansteckungsverdächtigen:	Allgemeine seuchenhygienische Maßnahmen, wie sie bei enteralen Infektionen üblich sind. Peinliche Säuberung und Desinfektion der Hände. In Wohngemeinschaft oder Klinik Desinfektion der Wäsche, Urin, Fäzes. Ggf. Umgebungsprophylaxe mit Immunglobulin bzw. Simultanprophylaxe mit Immunglobulin + Impfung (s. u.).
	Weitere Maßnahmen der Seuchenbekämpfung:	Meldepflicht für alle Formen besteht für den Erkrankungs- und Todesfall. Erkrankungsverdächtige und Erkrankte dürfen nicht in Lebensmittelbetrieben oder Trinkwasserversorgungsanlagen tätig sein; sie dürfen außerdem Schulen und ähnliche Gemeinschaftseinrichtungen solange nicht betreten, bis eine Weiterverbreitung der Krankheit nicht mehr zu befürchten ist.

Impfprophylaxe

Hepatitis-A-Impfstoffe müssen zweimal im Abstand von 6–12 Monaten verabreicht werden.

Nach 5–10 Jahren ist eine Auffrischung zu geben.

Neben Impfstoffen für Erwachsene stehen auch zwei spezielle Impfstoffe für Kinder (und Jugendliche) zur Verfügung, die ab vollendetem 1.–12. Lebensjahr (3 Injektionen) oder vom vollendeten 2.–17. Lebensjahr (2 Injektionen) verabreicht werden können.

Die 1. Impfung sollte möglichst schon 14 Tage vor der Abreise in ein Gebiet mit erhöhtem HA-Ansteckungsrisiko gegeben werden. Wenn weniger Zeit vor der Abreise zur Verfügung steht, bietet die Gabe von Standard-Immunglobulin ausreichenden Schutz. Sie kann allein erfolgen oder im Rahmen einer Simultanprophylaxe zusammen mit der 1. aktiven Impfung.

Die HA-Impfung wird empfohlen für:
- HA-gefährdetes Personal* medizinischer Einrichtungen, z. B. Pädiatrie und Infektionsmedizin,
- HA-gefährdetes Personal* von Laboratorien, z. B. für Stuhluntersuchungen,
- Personal* in Kindertagesstätten, Kinderheimen,
- Personal* in Einrichtungen für geistig Behinderte,
- Kanalisations- und Klärwerksarbeiter,
- homosexuell aktive Männer,
- an Hämophilie leidende Personen,
- Kontaktpersonen zu an Hepatitis-A Erkrankten bzw., Infizierten (Riegelungsimpfung),
- Personen, die in Heimen für Behinderte leben,
- Personen, die an einer chronischen Lebererkrankung leiden und keine HAV-Antikörper besitzen,
- Reisende (einschließlich beruflich Tätige und Angehörige von Entwicklungsdiensten) in Regionen mit hoher Hepatitis-A-Prävalenz: südlicher und östlicher Mittelmeerraum einschließlich der Türkei, einige osteuropäische Länder (Albanien, Bulgarien, Rumänien, Nachfolgestaaten der UdSSR), Naher Osten, Indien, Südostasien, alle Gebiete Afrikas, Lateinamerikas und des Fernen Ostens mit risikoreichen Hygienebedingungen.

Die Hep.-A-Impfung kann zur Not noch am Tage der Abreise verabfolgt werden, da der Schutz der langen IK-Zeit der Hep.-A wegen auch dann meist noch gewährleistet ist.

Auch eine kombinierte Impfung gegen Hep.-B (getrennt oder mit einem Komb.-Impfstoff) ist ohne gegenseitigen Wirksamkeitsverlust möglich.

---

* Unter „Personal" sind hier medizinisches und anderes Fach- und Pflegepersonal sowie Küchen- und Reinigungskräfte zu verstehen.

Passive Immunisierung

Mit normalem menschlichen Immunglobulin kann für 3–4 Monate ein wirksamer Schutz gegen die Hepatitis A durch eine einmalige Gabe erzielt werden. Als minimale Dosierung empfiehlt die WHO 0,02 ml pro kg Körpergewicht. Für einen umfassenden Schutz hat sich die Gabe von 5 ml (bis 20 kg 2 ml) 16 proz. polyvalenten Immunglobulin i.m. bewährt. Wird es innerhalb von 10 Tagen nach der HAV-Exposition verabfolgt, ist es in 80–90% der Fälle möglich, eine Infektion zu verhindern.

Durch Immunglobulin geschützte Personen können, ebenso wie ungeschützte, Hepatitis A-Viren beherbergen und ausscheiden. Nach Einführung der aktiven Immunisierung zum Aufbau eines Langzeitschutzes ist die passive Immunisierung mit Standard-Immunglobulin in folgenden Situationen indiziert:

– Bei individuell besonders gefährdeten Personen

– Kontraindikationen gegen die Impfung

– Weniger als 14 Tage bis zum Reisebeginn (besonders für last-minute-Reisende)

– Postexpositionelle Prophylaxe (bis 14 Tage nach Exposition sinnvoll)

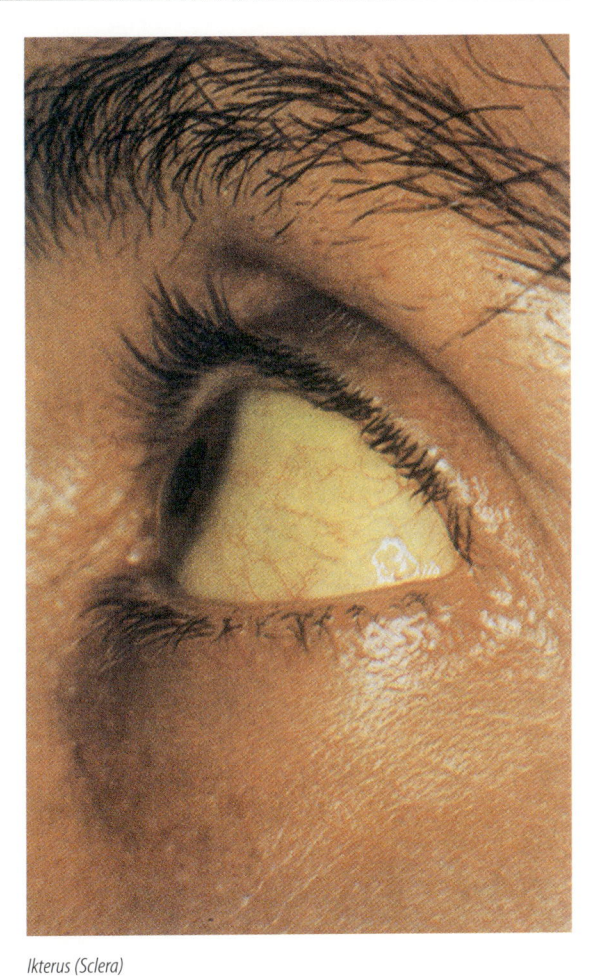

Hepatitis A

Ikterus (Sclera)

Hepatitis B (HB)

Krankheitsbild

Der *Verlauf* der *Infektion* mit Hepatitis B-Virus (HBV) kann extrem unterschiedlich sein. Zu beachten ist, daß die Symptome fast ganz von der Immunreaktion des Infizierten erzeugt werden.

a) Infizierte Neugeborene, Immunsupprimierte und ein kleiner Teil normaler Erwachsene erkranken nicht, vermehren aber das Virus in großen Mengen und werden meist unerkannte chronische Virusträger mit hohem Ansteckungspotential, aber geringer Symptomatik.

b) Ältere Kinder und immunkompetente Erwachsene überwinden meistens die Infektion und werden immun.

b.1) Bei geringer Exposition, z. B. Schleimhautkontakt mit einem Virusträger, resultiert oft ein klinisch inapparenter Verlauf, der durch Bestimmung der Transaminasen oder auch gar nicht erkennbar ist.

b.2) Bei größerer Virusdosis, meist nach parenteraler Exposition, kommt es zu einer stärkeren Virusvermehrung, die erst verzögert zu einer Immunabwehr führt. Diese erzeugt das eigentliche Krankheitsbild „akute Hepatitis B".

Die akute HB kann ihrerseits sehr variabel verlaufen. Typisch sind Prodomi mit unspezifischem Krankheitsgefühl, Übelkeit, Appetitlosigkeit und Oberbauchbeschwerden. Etwa ein Drittel der Patienten hat Symptome, die einer „Serumkrankheit" entsprechen: leichtes Fieber, Arthralgien bis zur Arthritis und Hautausschlag. Diese Symptome verschwinden rasch mit dem Beginn des Ikterus, während sich Schwächegefühl und Müdigkeit verstärken. Die ikterische Phase dauert typischerweise 2–3 Wochen, kann jedoch auch länger dauern oder ganz fehlen. Der Verlauf entspricht ansonsten der akuten HA, die vollständige Ausheilung dauert aber meist länger, oft Monate. Bei etwa 5% der Patienten kommt es trotz klinischer Besserung zu einem chronischen Verlauf.

Fulminante Verläufe sind selten (<1%) und weisen auf eine Superinfektion mit Hepatitis D Virus hin, bzw. auf HBeAg-negative HBV-Varianten.

Die **chronische HB** wird oft zufällig diagnostiziert, ohne daß eine akute Phase bekannt wäre. Klinisch macht sie sich oft erst durch die Symptome einer dekompensierten Zirrhose bemerkbar. Virusvermehrung ist mit Progredienz verbunden, die entzündliche Aktivität kann aber sehr schwanken. Etwa 20% der chronisch Infizierten entwickeln eine Leberzirrhose und/oder ein hepatozelluläres Karzinom.

Extrahepatische Manifestationen sind Periarteriitis nodosa und Glomerulonephritis, selten Kryoglobulinämie. Sie werden meist nur bei starker Virusaktivität beobachtet.

Der „gesunde" HBV-Träger hat nach einer jahre- oder jahrzehntelangen produktiven HBV-Infektion teilweise eine Immunkontrolle soweit gewonnen, daß die Entzündungsaktivität und die Infektionsgefahr für andere minimal sind. Unter Immunsuppression, in seltenen Fällen auch spontan, kann die Krankheit wieder aufflammen.

Die Schwangerschaft wird im Verlauf der HB nicht schwerer, aber es kommt bei noch bestehender Infektion kurz vor oder unter der Geburt häufig zur Infektion des Neugeborenen, wenn nicht die vorgeschriebene Immunprophylaxe durchgeführt wird. Intrauterine Übertragung ist selten.

Häufigkeit und Verbreitung

Die weltweit starke Verbreitung der HB spiegelt sich in den Zahlen der Hepatitis-B-Antigenträger wider. Die WHO schätzt allein die Zahl der ständigen Träger auf 350 Millionen, über eine Million Menschen sterben weltweit jährlich an den Folgen einer chronischen oder akuten HB. Dabei variiert das Auftreten von HBsAg in der Bevölkerung von etwa 0,5% in Teilen Europas, Nordamerikas und Australiens bis 15% und mehr in Zentralafrika und Südostasien.

Ein bis zu 100-fach höheres Infektionsrisiko haben Ärzte, Zahnärzte und ärztliches Hilfspersonal, Patienten, die häufig Blut oder Blutprodukte bekommen, Dialysepatienten, Drogenabhängige, Prostituierte und Homosexuelle mit häufig wechselnden Geschlechtspartnern.

Es werden pro Jahr in Deutschland um die Jahrtausendwende rund 5000 HB-Fälle gemeldet. Die tatsächliche Inzidenz an HBV-Übertragungen dürfte bis zu 10 mal höher sein. Die Durchseuchung gemessen mit dem Antikörper gegen das Hepatitis-B-core-Antigen (anti-HBc) beträgt im Durchschnitt 9%. Sie setzt im jungen Erwachsenenalter ein und erreicht ca. 15% in hohem Alter. Rund 7% der anti-HBc-Positiven sind chronisch infiziert (ca. 500.000 in Deutschland) und haben HBsAg, der Rest ist zum größten Teil immun. Selbst Blutspender, die auf Grund der Auslesekriterien keine HB durchgemacht haben dürften, sind zu rund 4% anti-HBc-positiv. Schätzungsweise sterben in Deutschland rund 1000 Menschen an den Folgen einer HB, meist nach unerkanntem, langem chronischen Verlauf.

Ätiologie

Erreger: HBV kommt in sechs bekannten Genotypen A–F mit unterschiedlicher geographischer Verbreitung vor. In Europa herrschen Genotyp A und D vor. HBV bildet mit einigen verwandten hepatotropen Viren von bestimmten Tierarten (z. B. Waldmurmeltier und Pekingente) die Virusfamilie Hepadnaviridae. Das Virus hat einen Durchmesser von 45 nm. In der lipidhaltigen Hülle ist das HB-Oberflächen(surface)-Antigen (HBsAg) eingelagert. Dieses umschließt das Capsid (auch HB-Core-Antigen, HBcAg), welches seinerseits die virale DNA enthält. An die DNA kovalent gebunden ist die virale DNA-Polymerase, die das virale RNA-Prägenom als reverse Transcriptase in das reife virale DNA-Genom umschreibt. Das Virus wird in Hepatozyten, in sehr geringem Umfang auch in anderen Zellen, vermehrt. Infizierte Hepatozyten sezernieren neben den HBV-Partikeln auch einen großen Überschuß von subviralen HBsAg-Partikeln und oft auch lösliches Core-Protein in Form des HBeAg in das Blut. HBV ist kaum zytopathogen. Hepatozyten, die die HBV DNA im Zellkern enthalten, können sehr lange überleben. HBV ist vergleichsweise wenig variabel, aber es gibt HBsAg- bzw. HBeAg-negative Varianten und (selten) anti-HBs-resistente Fluchtmutanten.

Ansteckungsmodus (Infektionsquelle)

Infektionsquelle ist praktisch immer Blut, Serum oder Plasma. Auch die Eintrittspforte ist praktisch immer der Blutweg. Die Viruszahl ist bei vielen Infizierten im Blut aber so hoch ($>10^8$/ml), daß etwas Virus auch durch scheinbar unverletzte Schleimhäute bei Kontakt hindurchtreten kann, z. B. bei Sexualkontakt, auch bei intensivem Küssen. Stark HBV-haltiges Blut, das in Augen spritzt, oder oral aufgenommen wird, führt ebenfalls zur Übertragung.

Auch bei kleinen Hautverletzungen (Stich, Schnitt), genügen unsichtbare oder stark verdünnte Spuren von hochinfektiösem Blut, Serum oder Plasma. Übertragungen im medizinischen und Körperpflegebereich (Friseure, Tätowierer, Piercing etc.) durch Hygienefehler sind berichtet worden. Auch HBV-Übertragungen von infiziertem medizinischen Personal auf Patienten bei verletzungsträchtigen invasiven Eingriffen (z. B. Zahnarzt, Herzchirurg) sind öfters bekannt geworden. Daneben sind Kindergärten, Pflegeheime für Behinderte, Gefängnisse u.ä. Problemzonen.

Die intravenöse Inokulation überträgt HBV am wirksamsten. Übertragungen durch Blut und Blutprodukte sind aber wegen der Testung aller Spender in Deutschland sehr selten, bei fehlender Spritzenhygiene (Rauschgiftabhängige, mitunter auch bei „alternativen" Heilmethoden) sehr häufig. Die perinatale Übertragung kann, wenn der Status der Mutter bekannt ist, weitgehend verhindert werden (s. u.). Übertragung im Haushalt ist bei längerem, engen Zusammenleben nicht selten.

Dauer der Ansteckunsfähigkeit

Für die Hepatitis B gilt die Nachweisbarkeit von HBsAg als Anhaltspunkt für die Infektiosität. Im Serum tritt HBsAg im Verlauf der Inkubationszeit auf und bleibt in der Regel 2–3 Monate lang nachweisbar. In 5–10% aller Hepatitis-B-Infektionen (bei Kleinkindern in ca. 50%, bei Neugeborenen in >90%!) entwickelt sich eine persistierende HBs-Antigenaemie, die nicht unbedingt mit der Infektiosität korreliert. Die Persistenz von HBsAg über mehr als 6 Monate spricht für eine chronische Form bzw. eine HBsAg-Trägerschaft. Ein wichtiger Marker für die Gegenwart von HBV in hoher Konzentration ist das HBeAg, während das Auftreten von Anti-HBe eher gegen eine hochgradige

Inkubationszeit

1–6 Monate.

Infektiosität spricht. Die Existenz möglicher HBV-Träger ohne HBeAg (Prä-Core-Mutante des HBV ist nicht in der Lage, HBeAg zu sezernieren) macht es erforderlich, bei allen HBsAg-Trägern zur Beurteilung der Infektiosität eine quantitative HBV-DNA-Bestimmung durchzuführen.

Ein Virus-DNA-Molekül entspricht einem Virus-Genom in einem Viruspartikel, rund 10–100 Partikel entsprechen der minimalen Infektionsdosis (ID 50%), die bei intravenöser Verabreichung zur Infektion führt. Bei perkutaner bzw. i.m. Inoculation ist die minimale Dosis rund 100 mal höher, bei Schleimhautkontakt nochmals höher.

Inkubationszeit
Stunden bis wenige Tage.

Vorschlag zur Bewertung der HBV-Infektiosität bei Kontakten
Bei der Bewertung ist zu beachten, daß die Menge des transferierten Bluts selbst bei Verletzungen meist unter einem Tausendstel Milliliter beträgt, d.h., daß bei mäßig hoher Infektiosität i.m. oder auch bei sexuellem Kontakt kaum Übertragung erfolgt. Die Erfahrung zeigt, daß Personen mit negativem HBV-DNA-Befund in DNA-Hybridisierungstesten praktisch nie infektiös sind (nach heutiger Eichung <10^6/ml). Die PCR vermag allerdings bis herab zu 100 Genomen/ml nachzuweisen.

Der empfindlichste Marker ist die HBV-DNA, die mittels Hybridisierungsmethoden bzw. der quantitiven Polymerase-Ketten-Reaktion (PCR) nachweisbar ist und deren Vorhandensein eine Infektiosität beweist.

HBV-Infektiosität des Blutes

Infektiositäts-grad	Beurteilung der Infektiosität	Befundspektrum
I.	Nachgewiesen und stark positiv	HBsAg positiv; Anti-HBc positiv HBV-DNA > 30 pg/ml, entsprechend > 10^7 Virionen/ml
II.	Wahrscheinlich und vermutlich positiv	HBsAg positiv; Anti-HBc positiv; HBeAg positiv
III.	Fraglich geringer Grad der Infektiosität	HBsAg positiv; Anti-HBc positiv; HBeAg negativ,. Anti-HBe positiv oder negativ
IV.	Sicher nicht infektiös	HBsAg negativ; Anti-HBc positiv; Anti-HBs positiv

Differentialdiagnose
s. Hepatitis A

Immunität
Eine gegen HBV erworbene Immunität hält vermutlich lebenslang an. Verlauf und Prognose der Hepatitis B sind aufgrund der Laborergebnisse wie folgt in Beziehung zu setzen:

Labordiagnostik
Erregernachweis
a) Antigennachweis (ELISA)
– HBsAg

Universeller Marker einer aktiven HBV-Infektion. Erscheint schon in der Inkubationszeit mehrere Wochen vor Ausbruch einer akuten HB. Sehr hohe Werte (> 30 µg/ml) weisen auf sehr hohe Infektiosität hin. Fällt nach Ausbruch der HB bei Ausheilung kontinuierlich ab, bleibt dagegen bei chronischer (auch asymptomatischer) Infektion hoch.

– HBeAg (ELISA/RIA)

Weist auf sehr hohe, bei niedrigem Titer eventuell auch nur auf mäßig hohe Infektiosität hin. Fehlen des HBeAg beweist nicht geringe Infektiosität.

	HBV-Infektion	Klinik und Pathologie der Hepatitiserkrankung	
		Apparent	Inapparent
Akute Phase	HBV; HBs-Ag; HBeAg; anti-HBc-IgG und -IgM nachweisbar	akute, manifeste Hapatitis akute und subakute Leberatrophie	klinisch inapparente Infektion
Temporärer Verlauf	HBV; HBsAg; anti-HBc-IgM verschwinden; Bildung von antiHBe, anti-HBc-IgG und anti-HBs	Ausheilung	
Persistierender Verlauf	HBV; HBsAg; HbeAg, anti-HBc-IgM bzw. anti-HBc-IgG bleiben nachweisbar, insgesamt oder teilweise	chronisch persistische oder aktive Hepatitis; Zirrhose	„gesunder HBsAg-Träger" (HBV-Träger)

b) HBV DNA-Nachweis

Mit Hilfe einer empfindlichen PCR schon Tage bis Wochen vor dem HBsAg nachweisbar. Bester Marker zur Abschätzung der Infektiosität. Wichtig zur Indikationsstellung und Verlaufskontrolle der antiviralen Therapie.

Aufklärung von Infektketten durch DNA-Sequenzvergleiche.

Antikörpernachweis

– Anti-HBs

Nachweisbar im Serum bei Patienten in der Rekonvaleszenz nach akuter Hepatitis B. Zeigt das Überwinden der Infektion und die Entwicklung einer lebenslangen Immunität an.

Marker nach Hepatitis-B-Schutzimpfung.

– Anti-HBc-IgM

Marker der akuten Infektion, in der Regel über 6 Monate nachweisbar. In der Zeitspanne zwischen Elimination von HBsAg und HBeAg sowie vor Serokonversion zu Anti-HBs (diagnostisches Fenster), ist Anti-HBc-IgM der einzige Marker einer akuten Hepatitis B.

Anti-HBc-IgM hat auch als Prognosemarker Bedeutung. Hohe Titer sprechen für eine akute, niedrige Titer eher für eine chronische Infektion.

– Anti-HBc

Bester Durchsuchungsmarker, bleibt lebenslang nachweisbar.
– Anti-HBe
Wird nach Verschwinden von HBeAg gebildet und bleibt in der Regel über 2–5 Jahre nachweisbar.
Durch Bestimmung mehrerer serologischer Marker kann nicht nur die Diagnose gestellt werden, sondern auch eine Aussage über die Prognose, den Grad der Infektiosität und die Immunitätslage gemacht werden.

Konsiliarlaboratorium: Prof. Dr. W. Gerlich (s. S. 489)

Behandlung

a) unspezifische
Symptomatisch; bei unkompliziertem Verlauf: Bettruhe nur wenn nötig, kalorienreiche, reizlose Diät, Alkoholkarenz.
b) spezifische
Die akute HB wird zur Zeit nicht spezifisch behandelt. Für die Behandlung der chronischen HB ist Interferon alpha sowie neuerdings der Hemmstoff der reversen Transkriptase Lamivudin (ein Nukleosidanalogon) zugelassen. Beide Substanzen vermögen die Virämie und somit die Infektiösität deutlich zu senken. Nach Absetzen der Medikamente flammt die Infektion meist wieder auf. Lamivudin ist gut verträglich, jedoch entstehen nicht selten Resistenzen. Interferon ist weniger gut verträglich. Es wirkt am besten bei Patienten mit hoher Entzündungsaktivität (hohe Transaminasen) und nicht allzu hoher Virämie ($<10^9$/ml).

Absonderung und Quarantäne:	Nicht erforderlich.
Maßnahmen bei Ansteckungsverdächtigen:	(HBsAg-positive Schwangere sollten jedoch in einem separaten Raum entbunden werden mit anschließender Raumdesinfektion.) Kontakt der Hand mit Blut oder Sekreten des Erkrankten, auch mittelbar über Blutreste an Kanülen, Zentrifugen, Autoanalyser, Dialysezubehör, Operationsgeräte und Dentalinstrumente, vermeiden (Einmalhandschuhe!).

Hepatitis B

Weitere Maßnahmen der Seuchenbekämpfung:	Meldepflicht für alle Formen besteht für den Erkrankungs- und Todesfall (siehe auch Hepatitis A). HBsAg-positives Personal stellt nur bei sehr verletzungsträchtigen Tätigkeiten zusammen mit anderen Personen (z. B. invasive Eingriffe) ein Risiko dar. HBs-Ag-positive Kinder können Kindergarten bzw. Kindergemeinschaftseinrichtungen besuchen. Empfohlen wird, alle Kinder zu impfen. Kinder in den ersten drei Lebensjahren sowie ältere Kinder mit aggressivem Verhalten, mit vermehrter Blutungsneigung oder entzündlichen Hauterkrankungen sollten nur dann zugelassen werden, wenn alle Kontaktpersonen geimpft sind oder adäquate Beaufsichtigung in kleinen Gruppen gewährleistet ist. Körperflüssigkeiten, insbesondere Blut; Sekrete, insbesondere Sperma und Vaginalsekret sind entsprechend dem Merkblatt des BGA Nr. 21 (Virushepatitis) zu entsorgen.

Impfprophylaxe

Die HB-Impfung war lange Zeit eine reine Indikationsimpfung für besonders infektionsgefährdete Risikogruppen wie medizinisches Personal. Der Empfehlung der Weltgesundheitsorganisation folgend, dass alle Länder bis 1997 die HB-Impfung in ihre Impfkalender für Kinder aufnehmen sollten, hat die „Ständige Impfkommission" 1995 den Bundesländern die Aufnahme der Schutzimpfung gegen HB in ihre Impfpläne empfohlen.

Die STIKO empfiehlt zurzeit ein viergleisiges Vorgehen bei der Prophylaxe der Hepatitis B:

- Generelle Impfung aller Säuglinge ab Beginn des 3. Lebensmonats. Die 2. Impfung ist mit Beginn des 5. Monats, die 3. Impfung ab dem 12. Lebensmonat vorgesehen. Unabhängig von diesen Terminen sollte, wann

immer ein Kind dem Arzt vorgestellt wird, der Impfschutz überprüft und fehlende Impfungen nachgeholt werden.
- Generelle Impfung aller noch ungeimpften Jugendlichen ab dem 11.–15. Lebensjahr (Impfschema: 0–4 Wochen – 6–12 Monate).
- Im Erwachsenenalter Impfung der gefährdeten Gruppen (Indikationsimpfung).
- Schwangerenscreening aller Frauen nach der 32. SSW.

Eine Voruntersuchung auf bereits bestehende Immunität oder HBV-Infektion mittels anti-HBc ist bei Personen angebracht, die bereits einem nennenswerten Risiko ausgesetzt sind.

Titerkontrollen 1–2 Monate nach der 3. Impfung und Auffrischimpfungen entsprechend der Titerhöhe werden derzeit nur für medizinisches und zahnmedizinisches Personal, Dialysepatienten, Patienten mit chronischen Lebererkrankungen sowie Kontaktpersonen von HBsAg-Trägern empfohlen. Bei anti-HBs-Werten <10 IE/l eine erneute Impfdosis und Kontrolle; bei anti-HBs-Werten von 10–100 IE/l regelmäßige Kontrollen etwa alle 3–6 Monate; bei anti-HBs-Werten >100 IE/l eine Impfdosis nach 10 Jahren. Ausbleiben des Impfschutzes kann auch auf bereits bestehende HBV-Infektion hinweisen. In diesem Fall auf anti-HBc untersuchen, im positiven Fall weiter auf HBsAg. Bei allen anderen Geimpften erübrigen sich diese Maßnahmen. Fünfundneunzig Prozent der Geimpften entwickeln Antikörper, die einen eventuell lebenslangen Schutz bieten.

Die in Deutschland zugelassenen Hepatitis-B-Impfstoffe sind auf gentechnologischer Basis mit Hilfe von Hefezellen hergestellt und frei von Blut oder Blutbestandteilen. Sie sind sicher und gut verträglich. Mögliche Nebenwirkungen können Lokalreaktionen, wie Schmerzen, Schwellungen und Rötungen an der Impfstelle, allgemeines Krankheitsgefühl, in seltenen Fällen Gelenkbeschwerden oder Hautreaktionen sein.

Auch während der Schwangerschaft ist bei Gefährdung (z. B. am Arbeitsplatz oder in der engeren Umgebung) eine HB-Impfung indiziert.

Die Impfungen sollten in den Oberarm (M. deltoideus), bei Neugeborenen HBV-positiver Mütter und bei Säuglingen möglichst in den oberen seitlichen Oberschenkel erfolgen.

Hepatitis B

Impfempfehlungen für Risikogruppen:
Präexpositionelle Impfung:
- HB-gefährdetes medizinisches Personal; Personal in psychiatrischen Einrichtungen; andere Personen mit Infektionsrisiko durch Blutkontakte mit möglicherweise infizierten Personen wie z. B. Ersthelfer, Polizisten.
- Dialysepatienten, Patienten mit häufiger Übertragung von Blut oder Blutbestandteilen (z. B. Hämophile), vor ausgedehnten chirurgischen Eingriffen (z. B. Operationen unter Verwendung der Herz-Lungen-Maschine).
- Patienten mit chronischen Lebererkrankungen, die HBsAg-negativ sind.
- Durch Kontakt expositionell gefährdeter Personen mit HBsAg-Trägern in Familie und Gemeinschaft (Kindergärten, Kinderheime, Pflegestätten, Schulklassen, Spielgemeinschaften.
- Patienten in psychiatrischen Anstalten oder vergleichbaren Fürsorgeeinrichtungen für Zerebralgeschädigte oder Verhaltensgestörte.
- Besondere Risikogruppen wie z. B. homosexuell aktive Männer, Drogenabhängige, Prostituierte, länger einsitzende Strafgefangene.
- Reisende in Regionen mit hoher Hepatitis-B-Prävalenz bei längerfristigem Aufenthalt oder bei zu erwartenden engen Kontakt zur einheimischen Bevölkerung.

Die postexpositionelle Impfung ist indiziert für:
- medizinisches Personal bei Verletzungen mit möglicherweise erregerhaltigen Gegenständen, z. B. Nadelstichexposition,
- Neugeborene HBsAg-positiver Mütter.

In diesen beiden Fällen wird im Allgemeinen aktiv-passiv immunisiert (Einzelheiten s. unter Passive Immunisierung).
Bei Dialyse-Patienten führt die Impfung nur bei ca. 60% zu einer Immunantwort, auch bei Anwendung höherer Dosen. Bei der negativen Gruppe sind auf jeden Fall weitere Impfungen notwendig, um auch diese besonders gefährdeten Patienten zu schützen.
Seit kurzem steht auch ein Hepatitis-A-Hepatitis-B-Kombinationsimpfstoff zur Verfügung. Er ist empfehlenswert für alle, bei denen sich die Indikationen für die Hepatitis-A- und die Hepatitis-B-Vakzine überschneiden: Das sind im Einzelnen:

- Reisende in Gebiete mit hoher Hepatitis-B-Prävalenz bei längerfristigem Aufenthalt oder bei zu erwartendem engen Kontakt zur einheimischen Bevölkerung, z. B. Auswanderer, die sich in diesen Gebieten niederlassen wollen, Entwicklungshelfer, Reisende, die sich längere Zeit oder wiederholt dort aufhalten werden, beruflich gefährdete Personen, die z. B. im Gesundheitswesen arbeiten werden, Reisende, bei denen ein erhöhtes Risiko für Unfälle besteht und alle, die sexuelle Kontakte zu wechselnden Partnern haben werden. Bei Reisenden ist zu beachten, dass der Hepatitis B- und auch der Hepatitis A-Schutz bei Anwendung des Kombinationsimpfstoffes erst 4–6 Wochen nach der 1. Impfung eintritt.
- Personen, die an chronischen Lebererkrankungen (z. B. Hepatitis C oder einer anderen schweren Leberkrankheit) leiden, keine HAV-Antikörper haben und HBsAg-negativ sind.
- Hämophile.
- Homosexuell aktive Männer.
- Medizinisches Personal, das sowohl ein erhöhtes Hepatitis-A- wie auch Hepatitis-B-Risiko hat.

Passive Immunisierung

Zur Prophylaxe der Hepatitis B steht hochtitriges Hepatitis-B-Immunglobulin (HBIG) zur Verfügung. Eine Prophylaxe mit HBIG sollte in der Regel mit der aktiven Impfung kombiniert werden. Diese passiv-aktive Immunisierung sollte durchgeführt werden bei:

– Personen, die parenteral über die Konjunktiven und sonstigen Schleimhäute oder oral Kontakt mit infektiösem Material hatten.

Zeitpunkt der Immunglobulingabe: möglichst unverzüglich nach dem Inokulationsereignis. Wiederholung nach 4–6 Wochen nur notwendig, wenn keine gleichzeitige aktive Impfung erfolgte. Unter Umständen wurde der Betreffende mit HBV infiziert. Daher sind Folgeuntersuchungen auf HBsAg und anti-HBc ratsam. Eine bereits bestehende Infektion kann anhand von anti-HBc erkannt werden (siehe oben).

Dosierung: 0,06 ml HBIG/kg Körpergewicht intramuskulär.

– Neugeborene HBsAg-positiver Mütter

Unmittelbar post partum, d. h. innerhalb von 12 Stunden nach der Geburt, simultane Verabreichung von HB-Immunglobulin und 1. Dosis des

HB-Impfstoffs (pro infantibus bzw. halbe Erwachsenendosis). Der Impfschutz wird 1 Monat nach der 1. Impfung durch eine 2. Impfdosis und 6 Monate nach der 1. Impfung durch eine 3. Impfdosis mit HB-Impfstoff vervollständigt. Der Erfolg der Impfung ist durch anti-HBsAg-Bestimmung zu kontrollieren, das Ausbleiben der Infektion zusätzlich durch HBsAg-Bestimmung nach 6 Monaten, da es auch (selten) Fluchtmutanten gibt.

Hepatitis-B-Immunprophylaxe bei Exposition

Anahl der bisherigen HB-Impfungen	anti-HBsAg-Werte*	erforderlich ist die Gabe von	
		HB-Impfstoff	HB-Immunglobulin
unbekannt, keine, 1 oder 2 (keine oder unvollständige Grundimmunisierung)	–	ja	ja**
3 oder mehr	mehr als 100 IE/l	nein	nein
3 oder mehr	weniger als 100 IE/l	ja	nein***

* Kann der anti-HBs-Wert nicht innerhalb von 24 Stunden bestimmt werden, ist die gleichzeitige Gabe von Impfstoff und Immunglobulin erforderlich.
** Nein, bei einem anti-HBsAg-Wert von mehr als 100 IE/l.
*** Ja, bei einem anti-HBsAg-Wert weniger als 10 IE/l.
Non-Responder (kein messbares anti-HBsAg nach mindestens 6 Impfungen) erhalten unverzüglich HB-Impfstoff und HB-Immunglobulin. Fehlende Impfungen der Grundimmunisierung sind entsprechend den für die Grundimmunisierung gegebenen Empfehlungen nachzuholen.

Andere prophylaktische Maßnahmen
Keine

Hepatitis C (HC)

Krankheitsbild

Das Krankheitsbild ähnelt jenem der Hepatitis A wobei nur etwa 25% der HC-Infektionen überhaupt zu Symptomen, dazu meist milder Art, führen. Fulminante Verläufe sind die große Ausnahme.

Unabhängig von dem Schweregrad der akuten Krankheitssymptome geht die HC in etwa 75% aller Fälle in ein chronisches Stadium über, mit der Gefahr der Entwicklung einer Leberzirrhose (bei etwa 20%) oder eines hepatozellulären Karzinoms. Die Zeitdauer von der Infektion bis zum Vollbild der Zirrhose beträgt zumeist 20–30 Jahre. Eine Leberbiopsie gibt Aufschluß über Entzündungsaktivität und Fibrose.

Häufigkeit und Verbreitung

Etwa 1% der Weltbevölkerung ist chronisch mit HCV infiziert. In Deutschland beträgt die HCV-Durchseuchung der Normalbevölkerung mindestens 0,4%, bei medizinischem Personal bereits 0,8%.

Aufgrund der parenteralen Übertragungswege der HCV sind bestimmte Risikogruppen, die mit infiziertem Blut – meist wiederholt – in Kontakt gekommen sind, besonders betroffen: Hämophile, Dialysepatienten, Drogenabhängige, letztere mit Durchseuchungsraten bis zu 90%. Bei einer erheblichen Anzahl von Infizierten – bis zu 40% – bleibt der Übertragungsweg unbekannt, was behelfsmäßig mit „community acquired" umschrieben wird.

Seit der Einführung des Blutspender-Screenings 1991 ist die Zahl der HCV-Infektionen nach Gabe von Blut oder Blutprodukten kontinuierlich zurückgegangen. Bei der langen Latenzzeit zwischen Infektion und Entstehung einer Leberzirrhose wird deren Rückgang erst zeitversetzt erfolgen können.

Ätiologie

Erreger: Das Hepatitis-C-Virus (HCV) ist ein umhülltes, 48 nm großes, genetisch außerordentliches variables Virus, das zur Familie der Flaviviren gehört. Bisher kennt man 6 Genotypen und ca. 30 Subtypen. Unterschiede in der Virulenz bestehen nicht, abgesehen vom Verhalten gegenüber pharmakotherapeutischen Einwirkungen.

Hepatitis C

Ansteckungsmodus (Infektionsquelle)

Das HCV wird wie HBV parenteral übertragen; wichtige Übertragungswege sind bzw. waren Blutkonserven, Faktorenkonzentrate (vor Einführung von entsprechenden Vortestungen), Infektionen durch kontaminierte Kanülen. Wegen der wesentlich geringeren Konzentration infektiöser Partikel im Blut chronisch Infizierter sind Übertragungen durch Sexualkontakt, perinatale Übertragungen, und Infektionen beim medizinischen Personal als Folge von Kontakt mit Patienten bzw. Patientenblut wesentlich seltener als bei HB. Eine HCV-Infektion der Mutter ist keine Kontraindikation gegen das Stillen; es ist bisher keine Übertragung durch die Muttermilch bekannt geworden.

Dauer der Ansteckunsfähigkeit	**Inkubationszeit**
Alle Anti-HCV-Positiven müssen als potenziell infektiös angesehen werden. Direkter Nachweis von Virus und damit Infektiosität durch Bestimmung der HCV-RNA mittels PCR möglich (Speziallabors).	2–26 Wochen.

Differentialdiagnose
s. Hepatitis A

Immunität
Immunitätslage nach HCV-Infektion unklar (Anti-HCV kein Immunitätsmarker!).

Labordiagnostik
Erregernachweis
– Nukleinsäurenachweis
Die RT/PCR ist zurzeit die einzige Methode, mit der HCV direkt und schnell in verschiedenen Untersuchungsmaterialien (Blut, Lymphozyten, Lebergewebe) nachgewiesen werden kann.

Hepatitis C

Sie erlaubt die frühe Diagnose einer akuten Hepatitis-C-Infektion und ermöglicht Aussagen zur Chronizität, zur Infektiosität und zum Therapieerfolg. Seit 1.4.1999 Einsatz auch im Blutspender-Screening.

Antikörpernachweis

a) Screeningtests

Der AK-Nachweis gelingt in der Regel 3–4 Wochen nach einer HCV-Infektion, in Einzelfällen erst nach einigen Monaten.

Kommerziell stehen verschiedene Anti-HCV-Teste zur Verfügung, die mit sehr unterschiedlicher Sensitivität und Spezifität Antikörper gegen HCV-Antigene erkennen.

Ein positives Ergebnis erlaubt jedoch keine Aussagen über das Vorliegen einer akuten, chronischen, asymptomatischen oder kürzlich durchgemachten Infektion. Die Abwesenheit von Anti-HCV schließt auch eine HCV-Infektion nicht aus.

b) Bestätigungstests

Ein reaktiver Befund im Anti-HCV-ELISA muss bestätigt werden.

– Immunoblot

– ELISA

Mit diesen Tests können Antikörper gegen einzelne Proteine bzw. Antikörpermuster nachgewiesen werden.

Nationales Referenzzentrum: Inst. f. Virologie, Univ. Essen (s. S. 478)
Prof. Dr. M. Roggendorf
Dr. R. S. Roß

Behandlung

a) unspezifische

Symptomatisch; bei unkompliziertem Verlauf: Bettruhe nur wenn nötig, kalorienreiche, reizlose Diät, Alkoholkarenz.

b) spezifische

Eine spezifische Therapie der Hepatitis C steht nicht zur Verfügung. Die Behandlung der chronischen HC mit Interferon alpha führt bei etwa der Hälfte der Patienten zur klinischen Besserung und zur Abnahme der Transaminasenwerte. Nach dem Absetzen der Therapie kommt es jedoch bei mehr als 50% der Patienten zu einem Rückfall, auch wenn sie initial auf die Behandlung angesprochen haben.

Hepatitis C

Bisherige Studienergebnisse weisen darauf hin, dass somit nur 20% der allein mit Interferon alpha behandelten Patienten dauerhaft von der Therapie profitieren.

Bessere Ergebnisse bietet die Kombinationstherapie mit Interferon alpha und Ribavirin. Hiermit lassen sich bei 40% der nichtvorbehandelten Pat. HCV langfristig eliminieren. Einen weiteren Fortschritt bietet offensichtlich ein an Polyethylenglykol gebundenes Interferon alfa-2B (PegIntron®), wodurch die antivirale Aktivität von Ribavirin zusätzlich verstärkt wird.

Absonderung und Quarantäne:	Nicht erforderlich.
Maßnahmen bei Ansteckungsverdächtigen:	Kontakt der Hand mit Blut oder Sekreten des Erkrankten, auch mittelbar über Blutreste an Kanülen, Zentrifugen, Autoanalyser, Dialysezubehör, Operationsgeräten und Dentalinstrumenten, vermeiden (Einmalhandschuhe!). Infektiosität wesentlich geringer als bei HB.
Weitere Maßnahmen der Seuchenbekämpfung:	Ab 1.4.1999 wird von allen Blutspendern eine HCV-Untersuchung mittels PCR gefordert. Meldepflicht für alle Formen besteht für den Erkrankungs- und Todesfall.

Impfprophylaxe
Ein Impfstoff ist in Entwicklung (Phase I/II).

Passive Immunisierung
Keine spezifische Immun-Prophylaxe möglich.

Andere prophylaktische Maßnahmen
Keine

Hepatitis D bzw. Delta (HD)

Krankheitsbild

Das Krankheitsbild unterscheidet sich nicht von den anderen Formen der Virushepatitis. Da das Hepatitis-D-Virus (HDV) ein inkomplettes, replikationsdefektes Virus ist, das zu seiner Vermehrung die Helferfunktion des HBsAg braucht, tritt HD nicht als eigenständige Infektion auf, sondern kommt entweder als Super- oder als Simultaninfektion mit HB vor. Sie führt besonders dann zu chronischen Verläufen (in ca. 90% der Fälle), wenn sie als Superinfektion zu HB auftritt. Bis zu 30% der fulminanten Verläufe einer HBV-Infektion gehen mit einer gleichzeitigen HDV-Infektion einher.

Nach heutigem Kenntnisstand beeinflusst HDV weder den Verlauf einer Schwangerschaft noch die Entwicklung des Feten. Vereinzelt wurde über die perinatale Übertragung von HDV von infizierten Müttern auf ihre Neugeborenen berichtet.

Häufigkeit und Verbreitung

HD ist – allerdings mit unterschiedlicher Häufigkeit – weltweit verbreitet. Hauptendemiegebiete sind die Mittelmeerregion, Südeuropa, der Mittlere Osten, Nord- und Zentralafrika sowie Teile Asiens, Russlands und Südamerikas. In den USA und Westeuropa nur in Risikogruppen (Hämophile, Dialysepatienten, i. v. Drogenabhängige). HD tritt nur in Verbindung mit einer HBV-Infektion auf (Superinfektion oder Simultaninfektion).

Ätiologie

Erreger: HDV hat ein kleines zirkuläres Minusstrang RNA Virus mit einem einzigen Gen für HD-Antigen. Es enthält ein Viroid-ähnliches Sequenzelement, das die Replikation mit der zellulären RNA-Polymerase II und eigener Ribozymaktivität ermöglicht. Intrazellulär kann sich HDV unabhängig vom HBV vermehren, ein Export in die Blutbahn erfordert jedoch die Umhüllung des HDV-Nukleoproteins durch HBsAg. Ähnlich wie HBV ist auch HDV für sich genommen wenig zytopathogen. Erst im Zusammenwirken mit HBV und dem Immunsystem kommt es zur Hepatitis.

Ansteckungsmodus (Infektionsquelle)

In der Inkubationszeit, bzw. der frühen akuten Phase einer HDV-Superinfektion werden Titer bis zu 10^{11}/ml Serum erreicht, jedoch ist diese Phase relativ kurz. Danach scheinen die Titer meist niedriger zu sein, so daß HDV kaum durch sexuelle Kontakte oder extrem kleine Blutspuren übertragen wird; i.v. Drogenmißbrauch, bzw. sonstige mangelnde Hygiene bei Infektionen führt dagegen sehr effizient zur Übertragung.

Dauer der Ansteckunsfähigkeit
Alle Anti-HDV-Positiven sind potenziell infektiös. Direkter Virus-Nachweis durch Bestimmung der HDV-RNA mittels Nukleinsäure-Hybridisierung möglich (Speziallabors).

Inkubationszeit
Simultane Infektion mit HBV wie HB.
Superinfektion eines chronischen Trägers: 2–4 Wochen.

Differentialdiagnose
Siehe Hepatitis A.

Immunität
Da eng an die Hepatitis-B-Infektion gekoppelt, keine Aussage möglich.

Labordiagnostik
Erregernachweis
a) Antigennachweis
HDAg kann mittels Immunfluoreszenz direkt im Leberbiopsiematerial bzw. für kurze Zeit in der Frühphase mittels ELISA oder RIA im Serum nachgewiesen werden, bevor Anti-HD auftritt.
b) Nukleinsäurenachweis
Vorzuziehen ist der HDV RNA-Nachweis mittels RT/PCR.
Antikörpernachweis
– Anti-HD-IgM
Marker der aktiven Hepatitis D. Der Nachweis korreliert immer mit der Expression von HDAg in der Leber und der Entzündungsaktivität.
– Anti-HD

Hepatitis D

Marker der akuten, chronischen und abgelaufenen Hepatitis D.

Konsiliarlaboratorium: Prof. Dr. W. Gerlich (s. S. 489)

Behandlung

a) unspezifische

Symptomatisch; bei unkompliziertem Verlauf: Bettruhe nur wenn nötig, kalorienreiche, reizlose Diät, Alkoholkarenz.

b) spezifische

Eine spezifische Therapie der HD steht nicht zur Verfügung. Die antivirale Therapie von Patienten mit chronischer HDV-Infektion hat bisher nur in Einzelfällen zu einer Eliminierung des HDV geführt.

Seuchenbekämpfung und andere prophylaktische Maßnahmen

Die Immunprophylaxe der HD entspricht den Schutzmaßnahmen gegen die Übertragung der HB, da eine Impfung gegen HB gleichzeitig auch gegen HDV-Infektionen schützt.

Hepatitis E (HE)

Krankheitsbild
Die akute Hepatitis E verläuft oft inapparent, ansonsten ähnlich wie Hepatitis A. Chronische Verläufe sind nicht bekannt. Anders als bei anderen Hepatitis-Typen ist der Verlauf bei Schwangerschaft, speziell im 3. Trimenon sehr viel schwerer, mit bis zu 20% Letalität. HE wurde früher als enteral übertragbare NonANonB-Hepatitis bezeichnet.

Häufigkeit und Verbreitung
HEV ist viel seltener als HAV und fast ganz auf Gebiete mit sehr schlechter Trinkwasserhygiene beschränkt und verursacht dort mitunter größere Epidemien, vorwiegend bei 15- bis 40-Jährigen.

HE-Endemiegebiete sind in Asien (indischer Subkontinent, Naher und Mittlerer Osten, China, der asiatische Teil Russlands), in Mittel- und Südamerika sowie Nord- und Nordostafrika. Wahrscheinlich kommt HE auch in Griechenland und den Ländern des ehemaligen Jugoslawien vor. In der Bundesrepublik Deutschland scheint das Virus nicht endemisch zu sein.

Ätiologie
Erreger: HE-Virus ist ein nicht umhülltes Plusstrang RNA-Virus von ca. 32 nm Durchmesser mit Ähnlichkeiten zu Caliciviren.

Ansteckungsmodus (Infektionsquelle)
Wie HAV wird HEV fäkal-oral, vorwiegend durch Trinkwasser übertragen. Schmierinfektionen scheinen selten zu sein. Möglicherweise gibt es ein Tierreservoir, Schweine beherbergen ein eng verwandtes, wenig pathogenes Virus.

Dauer der Ansteckunsfähigkeit	Inkubationszeit
Dauer der Infektiosität noch nicht genau bekannt.; Virusausscheidung (Stuhl) erfolgt wahrscheinlich kurz vor und während der akuten Phase.	2–6 Wochen.

Hepatitis E

Differentialdiagnose
S. Hepatitis A.

Immunität
Eine gegen HEV erworbene Immunität verleiht, so die Anti-HEV-Werte zugrunde gelegt werden, einen jahrelangen, möglicherweise lebenslangen Schutz.

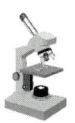

Labordiagnostik
Erregernachweis
a) Mikroskopie
Elektronenoptischer Nachweis von HEV-Partikeln.
b) Nukleinsäurenachweis
mittels RT/PCR, vor allem für epidemiologische Fragestellungen.
Antikörpernachweis
– Anti-HEV-IgM
Marker für das Vorliegen einer akuten Infektion.
– Anti-HEV
Marker der Rekonvaleszenzphase, persistiert für mehrere Jahre nach Infektion.
Die Antikörpertests leiden unter mangelhafter Spezifität und sollten bei akuter Hepatitis nur zusammen mit der RT/PCR zur Diagnose herangezogen werden und nur im Rahmen einer Reiseanamnese bewertet werden.

Konsiliarlaboratorium: Prof. Dr. W. Jilg (s. S. 489)

Behandlung
a) unspezifische
Symptomatisch; bei unkompliziertem Verlauf: Bettruhe nur wenn nötig, kalorienreiche, reizlose Diät, Alkoholkarenz.
b) spezifische
Eine spezifische Therapie der HE steht nicht zur Verfügung. Da die Erkrankung nicht chronisch werden kann, erscheint eine spezifische Therapie auch nicht nötig.

Seuchenbekämpfung und andere prophylaktische Maßnahmen
Siehe unter Hepatitis A.
Auf die besondere Gefährdung Schwangerer muss indessen hingewiesen und die Hauptinfektionsquellen müssen auf jeden Fall ausgeschlossen werden.
Eine Impfprophylaxe steht nicht zur Verfügung. Auch ein spezifisches Immunglobulin existiert nicht.

Ausblick

Die großen medizinischen Auswirkungen der HCV-Entdeckung haben viele Gruppen inspiriert, nach unbekannten Viren im Blut von Patienten mit einer Hepatitis unbekannter Ätiologie zu suchen.

Das sogenannte Hepatitis F-Virus erwies sich als Artefakt; es existiert in dieser Form nicht.

Ein HCV-ähnliches Virus wurde als GB-Virus C bzw. von einer weiteren Gruppe als „Hepatitis G"-Virus beschrieben. Es scheint jedoch nicht hepatotrop und auch nicht pathogen zu sein. „HGV" verursacht eine Jahre dauernde Virämie, bevor der Antikörper gegen sein Hüllprotein E2 erscheint.

Auf ähnliche Weise wurde TT-Virus (benannt nach den Initialen des Patienten) entdeckt. Es ist ein nicht umhülltes Virus mit einem kleinen einzelsträngigen DNA-Genom und ähnelt somit den Circoviren. Auch hier ist keine Pathogenität zu erkennen. Die Durchseuchung ist sehr hoch und erfolgt vermutlich fäkal-oral. Das sehr variable Virus scheint im Serum als Immunkomplex zu persistieren.

Noch nicht entschieden ist die Bedeutung eines SEN-Virus genannten Nukleinsäureisolats, das bei chronischer NonA-G-Hepatitis auftreten soll.

Herpes simplex und Herpes genitalis

Krankheitsbild

99% aller Primärinfektionen verlaufen klinisch inapparent. Das Virus persistiert oft latent in den Neuronen von sensiblen Ganglien, von wo aus es zu einer Reaktivierung der Virusexkretion kommen kann.

Nur primär treten klinisch in Erscheinung

1. *Ekzema herpeticum* bei ekzematös veränderter Haut mit zahlreichen Bläschen unter hohem Fieber und schweren Allgemeinerscheinungen. Lympho- und hämatogene Ausbreitung in andere Organe während 8–14 Tagen bis zu mehreren Wochen.

2. *Gingivostomatitis* häufigste Manifestation der Primärinfektion, meist bei 1–3-Jährigen, jedoch auch später. Akute, fieberhafte, entzündliche Schwellung der Mundschleimhaut mit Speichelfluss und fötidem Mundgeruch. Dabei Bläschen verschiedener Größe auf Zunge, Zahnfleisch, Wange, Lippen und hartem Gaumen. Die Bläschen mazerieren und ulzerieren. Nach 1–2 Wochen abgeheilt. Cave bakterielle Sekundärinfektionen!

3. *Herpessepsis* fast nur bei Ansteckung Neu- oder Frühgeborener während der Geburt. Beginn mit Herpes der Haut, Stomatitis oder Konjunktivitis. Akute Verschlechterung des Zustandes unter hohem Fieber, Dyspnoe, Leber-Milzschwellung, Dyspepsie, Ikterus (50%), Blutungen und zerebralen Symptomen (30%). Prognose meist infaust.

Primär und rezidivierend treten auf: 1. Herpes simplex an Haupt-Schleimhaut-Grenzen mit dünnwandigen, oft in Gruppen angeordneten, linsengroßen Bläschen, die serös gefüllt sind. Baldige Verschorfung und narbenlose Abheilung nach 8–10 Tagen. 2. *Traumatischer Herpes* 3. *Vulvovaginitis* und 4. *Herpes progenitalis* ähnlich wie bei 1. verlaufend. 5. Die *Keratokonjunktivitis* kann Lidödem mit Bläschen- und Geschwürbildungen zeigen; sie können zu bleibender Trübung führen. Prognose durch gelegentlich monatelangen Verlauf belastet. 6. Die *herpetische Meningo-Enzephalitis* tritt meist als Komplikation der genannten Herpesformen auf und verläuft wie andere Meningo-Enzephalitiden; bei Primärinfektion oft schwerster Krankheitsverlauf mit Exitus letalis.

Sexuell infizierte HIV-pos.-Patienten haben fast immer latente Infektion mit HSV-2.

Herpes simplex und Herpes genitalis

Häufigkeit und Verbreitung

Das Herpesvirus ist weltweit verbreitet und einer der häufigsten Infektionserreger. In Deutschland etwa 15% der Bevölkerung über 12 Jahre mit HSV2 infiziert (Frauen mit rund 18% häufiger als Männer mit 12%). Neonatale Infektion bei etwa 1 : 3.000–10.000 Geburten.

Ätiologie

Erreger: Herpes simplex-Virus. Typ 1, meist Erkrankung im Gesichtsbereich, Typ 2 vor allem als Herpes genitalis.

Ansteckungsmodus (Infektionsquelle)

Von Mensch zu Mensch durch Kontakt- bzw. Tröpfcheninfektion.

Dauer der Ansteckunsfähigkeit	Inkubationszeit
Bis zu mehreren Wochen. Jedoch findet sich Herpesvirus auch im Speichel, Stuhl und Urin bei 5–7% der gesunden Personen aller Altersgruppen.	2–14 Tage, durchschnittlich 3–7.

Differentialdiagnose

Bei Lokalerscheinungen an Haut und Schleimhäuten unschwer zu stellen. Bei Herpessepsis: Erythroblastose, Listeriose, Lues, Toxoplasmose, Zytomegalie, Hepatitis infectiosa, intrakranielle Geburtstraumen. Die Gingivostomatitis kann einer Herpangina durch Coxsackieviren oder exsudativen Streptokokken-Tonsilitis ähneln. Vulvovaginitis herpetica und Herpes progenitalis abgrenzen gegen Gonorrhoe, Lues, Trichomonaden, Diphtherie, Soor oder Intertrigo. Die Keratokonjunktivitis durch Adenovirus ist weit schmerzhafter. Die verschiedenen virusbedingten Meningo-Enzephalitiden unterscheiden sich klinisch nicht voneinander. H.-Oesophagitis bei AIDS-Patienten auch gegenüber Candida und Zytomegalie abgrenzen.

Beim recidivierendem Herpes in der Schwangerschaft spielt das Behçet-Syndrom eine wichtige differentialdiagnostische Rolle.

Herpes simplex und Herpes genitalis

Immunität
a) Resistenz
Keine. Nach Primärerkrankung häufig endogene Rezidive.
b) Empfänglichkeit
Praktisch 100 %.

Labordiagnostik
Erregernachweis
a) Kultur
Empfindlichste Methode zum Nachweis von HSV-Infektionen.
Als Untersuchungsmaterial eignen sich Vesikelflüssigkeit aus frischen Läsionen, Abstriche vom Bläschengrund und Gewebeproben.
HSV lassen sich in zahlreichen menschlichen und tierischen Zellkulturen anzüchten.
b) Antigennachweis
Mit den Direktnachweisen viraler Antigene ist die Virusisolierung zu umgehen, das Untersuchungsergebnis früher verfügbar. Sensitivität und Spezifität dieser Verfahren erreichen allerdings nicht die der Anzüchtung.
c) Nukleinsäurenachweis bei Verdacht auf HSV-Encephalitis
Antikörpernachweis
Eine Antikörperklassendifferenzierung (IgM, IgG) ist möglich.
Bei der Interpretation serologischer Befunde ist zu beachten:
– Primärinfektionen und disseminierte Erkrankungen lassen sich durch den IgM-Nachweis bzw. einen signifikanten IgG-Titeranstieg diagnostizieren. Bei lokalen Rezidiven ist dies oft nicht möglich.
– Kreuzreaktionen mit VZV sind möglich.
– Aufgrund der engen Antigenverwandtschaft zwischen HSV 1 und HSV 2 ist mit den üblichen serologischen Methoden eine zuverlässige Bestimmung typenspezifischer Antikörper nicht möglich.

Konsiliarlaboratorium: Prof. D. P. Wutzler (s. S. 490)
Prof. Dr. I. Färber
P.D. Dr. A. Sauerbrei

Herpes simplex und Herpes genitalis

Behandlung

a) unspezifische

Symptomatisch. Aciclovir- o. Foscarnet-Hautcreme bei Herpes genitalis und Herpes labialis zur Linderung der aktiven Krankheitsphase.

b) spezifische

Bei schweren Herpes simplex-Infektionen im Gesicht (Kornea) oder bei Herpes genitalis, besonders bei allen HIV-Infizierten oder immunsuppressiver Therapie: Aciclovir, Famciclovir o. Valaciclovir oral oder i. v. Bei neonatalen Infektionen, auch prophylaktisch bei Verdacht auf Herpes genitalis bei der Mutter, mindestens 10 Tage 30 mg/kg tgl. in 3 Einzeldosen. Aciclovir-Augensalbe bei Herpes simplex-Keratitis und Zoster der Hornhaut. Penciclovir zur Beschleunigung des natürlichen Heilungsverlaufs von rezidivierenden Herpes labialis.

Bei Korneainfektion oder Enzephalitis zusätzlich Immun-Globulin i. m. oder i. v., evtl. humanes Interferon.

Seuchenbekämpfung und andere prophylaktische Maßnahmen

Ein hohes Risiko besteht für Neugeborene von Müttern mit Herpes vaginalis; diese Kinder sollten möglichst durch Kaiserschnitt entbunden werden. Beim Serotyp 1 besteht insbesondere ein hohes Infektionsrisiko durch Personal mit Herpes-simplex-Virus-Effloreszenzen. Diese Personen dürfen nicht auf Neugeborenen-Stationen tätig sein. Grundsätzlich sollten Neugeborene auch nicht von Verwandten mit Herpes-Bläschen an der Lippe geküßt werden.

Meldepflicht bei gehäuftem Auftreten im Krankenhaus. Vermeidung des Kontaktes mit Patienten mit Immundepression, großflächigen Hautdefekten, generalisiertem Ekzem oder Verbrennungen.

Histoplasmose (generalisierte Pilzinfektion)

Krankheitsbild
Erkrankungen des RES. Meist asymptomatisch, weniger häufig influenzaähnliches Bild über 1–4 Tage, aber auch über 5–15 Tage mit plötzlichem Beginn, Brustschmerzen, Fieber bis 39 °C. Bei den seltenen schweren Verläufen zeichnet sich der *akut epidemische Typ* durch Fieber, Hinfälligkeit, Brustschmerzen und Husten aus, dauert eine Woche bis mehrere Monate und tritt epidemisch auf. Der *akut progressive Typ*, mit bis zu 6-wöchiger Dauer, ist durch starke Milzvergrößerung, Anämie, Husten, Dyspnoe, Fieber und geschwürige Veränderungen in Mund, Rachen und Larynx charakterisiert, im Röntgenbild bronchopneumonische Herde; in $1/3$ der Fälle werden papulöse Effloreszenzen, bullöse Erytheme, Petechien beobachtet; bei Kindern auch Erbrechen und Durchfall; septisches Bild, neurologische Symptome, rascher Tod. Der ebenfalls oft tödlich verlaufende *chronisch progressive Typ* zieht sich über Jahre hin, tritt meist bei älteren Patienten auf und ist tuberkuloseähnlich.

Häufigkeit und Verbreitung
Weltweit verbreitet, endemisch im Mittelwesten der USA, in Südamerika, Südafrika und Ostasien.

Ätiologie
Erreger: Histoplasma capsulatum, ein in den Zellen des RES hefeartig wachsender Pilz von 1–5 µm Größe. Im tropischen Afrika auch Histoplasma duboisi.

Ansteckungsmodus (Infektionsquelle)
Infektionen über die Lunge durch Einatmen der Konidien des in der Erde lebenden Pilzes. Häufig ist Staub in der Umgebung von Hühnerställen die Infektionsquelle. Auch Fledermaushöhlen sind nicht selten als Pilzquelle verantwortlich.

Dauer der Ansteckunsfähigkeit	Inkubationszeit
Keine Übertragung von Mensch zu Mensch.	Meist unbekannt, bei Epidemien 5–18 Tage.

Differentialdiagnose
Die Histoplasmose muss vor allem gegen die Tuberkulose und Kokzidioidomykose abgegrenzt werden.

Immunität
Die durchgemachte Erkrankung hinterlässt eine relative Immunität. Reinfektionen kommen vor.

Labordiagnostik
Die labordiagnostische Bestätigung kann kulturell, histologisch und durch den Nachweis spezieller Antikörper erfolgen.

Konsiliarlaboratorium: Frau Dr. K. Tintelnot, Robert Koch-Inst. Berlin
(s. S. 487)

Behandlung
Bei schweren Verläufen ist Amphotericin-B, Fluconazol oder Itraconazol erfolgreich eingesetzt worden.

Seuchenbekämpfung und andere prophylaktische Maßnahmen
Bei endemischen und epidemischen Vorkommen muss die Infektionsquelle gesucht werden.

Impetigo contagiosa

Krankheitsbild

Erkrankung der Haut, meist im Gesicht aber auch an anderen Körperstellen. Beginn der streptogenen Form mit kleinen juckenden Bläschen mit feinem roten Hof, die später platzen und von honiggelben bis braunen konfluierenden Krusten überzogen werden. Nach 8–10 Tagen fallen die Krusten ab und hinterlassen für längere Zeit rote Flecken. Die Bläschen sind bei der staphylogenen Form (weniger als 10% der Fälle) mindestens erbsengroß, die Krusten gelblich. Die Krankheit kann durch eine Beteiligung der Mundschleimhaut und der Nägel kompliziert werden. Typische streptokokkenbedingte Folgeerkrankungen wie Glomerulonephritis und rheumatisches Fieber sind möglich.

Häufigkeit und Verbreitung

Weltweit verbreitete Infektionskrankheit, besonders häufig bei Kindern im Vorschulalter in Gemeinschaftseinrichtungen und bei schlechter Hygiene.

Ätiologie

Erreger: A-Streptokokken, meist M-Serotypen, sowie Staphylococcus aureus. Oft werden Mischinfektionen gefunden; gewöhnlich ist die Infektion mit S. aureus sekundär.

Ansteckungsmodus (Infektionsquelle)

Die Infektion der Haut kommt durch direkten oder indirekten Kontakt mit Erkrankten zustande, besonders oft in Schulen, Kindergärten und Ferienheimen, häufig bei warmem und feuchtem Sommerwetter. Am Patienten wird sie durch kratzende Finger weiter verbreitet.

Dauer der Ansteckunsfähigkeit	Inkubationszeit
Hohe Kontagiosität, die bis zur Abheilung besteht.	2–10 Tage.

Impetigo contagiosa

Differentialdiagnose
Infizierte Insektenstiche, Varizellen und Herpes simplex, Syphilide, Mykosen (Tinea circinata).

Immunität
Nicht bekannt.

Labordiagnostik
Erregernachweis
Aus der serösen Flüssigkeit der Bläschen.
a) Mikroskopie,   b) Kultur,   c) Serologie
Die üblichen Verfahren zum Streptokokken- bzw. Staphylokokken-Nachweis.
Antikörpernachweis: Anti-DNaseB-Titer frühzeitig erhöht bei 90%, der Patienten mit streptokokkenbedingter Nephritis.

Behandlung
a) unspezifische
Erweichen und Entfernen der Krusten mit so genannter Impetigosalbe.
b) spezifische
allgemein: Penicillin ist das Mittel der Wahl, da meist A Streptokokken auslösend sind und Gefahr einer akuten Glomerulonephritis besteht (oral Penicillin 25.000–90.000 E/kg KG/Tag, verteilt auf 4 Dosen täglich 10 Tage lang).
Penicillinasefestes Penicillin oder Oralcephalosporine besonders bei bullöser Impetigo. Bei Penicillin-Allergie: Clarithromycin.

Seuchenbekämpfung und andere prophylaktische Maßnahmen
Auf peinlichste Sauberkeit achten, besonders wenn jüngere Geschwister in der Familie sind. Einzelunterbringung empfehlenswert.
Im Bereich von Schulen, Kindergärten, Heimen und anderen Gemeinschaftseinrichtungen meldepflichtig. Erkrankte dürfen nicht in Lebensmittelbetrieben oder in Trinkwasserversorgungsanlagen tätig sein. Verbot des Besuchs von Schulen bis zur klinischen Heilung.

Influenza (Epidemische Grippe, Virusgrippe)

Krankheitsbild
Beginn der Krankheit plötzlich, nahezu ohne Prodromi, mit hohem Fieber, starkem Krankheitsgefühl, Kollapsneigung, Abgeschlagenheit, Kopf- und Gliederschmerzen, Entzündung der mittleren und tiefen Atemwege. Gastrointestinale Beschwerden häufiger als früher beschrieben. Zumeist BSG-Erhöhung. Leukozyten im Normbereich, aber auch Leukopenien und Leukozytosen. Charakteristisch ist die nur zögernd einsetzende, lang dauernde Rekonvaleszenz – Schweißausbrüche, Schwäche und Müdigkeit noch Wochen anhaltend.

Komplikationen sind häufig und bestimmen die Schwere der einzelnen Epidemien: Primäre Virus- und bakterielle Sekundär-Pneumonien, gefürchtet die hämorrhagische Pneumonie, Bronchitis, Laryngo-Tracheo-Bronchitis, Pleuritis, Tonsillitis, Sinusitis, Otitis. Im Herz-Kreislaufsystem stehen Myokarditis, Perikarditis, Rhythmusstörungen, peripherer Kreislaufkollaps und lang anhaltende Hypotonie sowie Bradykardie im Vordergrund. Komplikationen des Nervensystems umfassen: Enzephalitis, Meningitis, Neuritis und Hirnödem, sind aber insgesamt selten. Reye-Syndrom nach Influenza B beschrieben, neuerdings auch nach Influenza A (H1N1).

Häufigkeit und Verbreitung
Die Influenza ist eine weltweite Seuchenerkrankung. Die großen Epidemien und Pandemien werden durch Influenza-Virus Typ A verursacht. Infektionen mit Typ B bleiben meist lokalisiert. Erkrankungen durch Typ C sind selten und meist gutartig. Alle 10–50 Jahre werden Pandemien registriert, Epidemien treten meist in Intervallen von 2–5 Jahren auf. Der Höhepunkt der Influenzawellen liegt in Mitteleuropa häufig in den Monaten Dezember bis Februar/März. *In den letzten Jahren* dominierte im europäischen Raum und in Amerika Influenza A vom Subtyp H3N2. Die Influenza 1995/96 war, gemessen an der Übersterblichkeit, schwerer als jene 1986 und 1990.

Influenza

Ätiologie

Erreger: Myxovirus influenzae, zu den RNS-Viren gehörend, etwa 100 nm groß, mit Lipoproteinmembran umhüllt, Gestalt kugelig/stachelig. Die für die Infektiosität entscheidenden Oberflächen-Antigene Hämagglutinin und Neuraminidase sind in der Hülle verankert. Die Einteilung in die drei Typen A, B und C richtet sich nach dem Ribonukleoprotein. Bei Typ A erfolgt Unterteilung in Subtypen durch Klassifizierung der Oberflächen-Antigene. Charakteristisch für Typ A ist die Fähigkeit, die Oberflächen-Antigene zu ändern (drift) oder zu wechseln (shift). Häufigkeit und Schwere der Epidemien laufen weitgehend mit diesen Änderungen parallel. Bei Typ B ist die Änderung der Oberflächen-Antigene schwächer ausgeprägt.

Seit 1997 empfiehlt die WHO für die Nord- und Südhalbkugel getrennt die Zusammensetzung des aktuellen Influenza-Impfstoffes. Bislang waren darin inaktivierte Influenza-A-Viren der Subtypen H3N2 und H1N1 sowie eine Influenza-B-Komponente enthalten.

Das Virus ist zytotoxisch für die Flimmerepithelien des Respirationstraktes, eine Virämie tritt nur kurzfristig auf. Die Epithelschädigung sowie Störung der zellulären Immunität durch das Virus bahnen den Weg für sekundäre bakterielle Infektionen. Auch ein Synergismus zwischen Haemophilus influenzae sowie Pneumokokken und dem Grippevirus ist wahrscheinlich.

Ansteckungsmodus (Infektionsquelle)

Durch Kontakt mit infizierten Personen (Tröpfcheninfektion), mit verkeimten Gegenständen und aerogen. Intensive menschliche Kontakte in Städten, Betrieben, Schulen etc. begünstigen die Verbreitung von Influenzaviren. Als Virusreservoir, Herd neuer Subtypen und Antigenvarianten und Quelle für die epidemische Ausbreitung werden influenzaempfängliche Tiere wie Pferde, Schweine und Vögel angesehen.

Dauer der Ansteckunsfähigkeit	Inkubationszeit
Beginnt kurz vor Ausbruch der Krankheit und hält bis zu einer Woche an.	1–3 Tage.

Influenza

Differentialdiagnose

„Grippeähnliche" Infektionen der Atemwege, verursacht durch eine Vielzahl (über 200) anderer Viren, mit meist harmlosem Verlauf. Im Einzelfall ist die Entscheidung nur durch Virusisolierung oder serologisch möglich.

Immunität

Die Empfänglichkeit ist sehr groß. Die häufigen Antigen-Veränderungen, insbesondere bei Typ A, lassen nur eine zeitlich begrenzte Immunität zu.

Labordiagnostik

Erregernachweis

Als Untersuchungsmaterial eignen sich Sekrete des Respirationstraktes (Abstriche, Nasenspülflüssigkeit), die innerhalb von 3 Tagen nach Auftreten der ersten Krankheitssymptome gewonnen werden.

a) Kultur
– Virusanzucht im embryonierten Hühnerei,
– Anzucht auf permanenten Zelllinien.

Geeignet weniger für die Routinediagnostik als für die epidemiologische Überwachung.

b) Antigennachweis
– direkte Immunfluoreszenz;
– ELISA

zur Schnelldiagnostik besser geeignet als die Virusanzucht.

c) Nukleinsäurenachweis
– Hybridisierungsmethoden
– PCR

Antikörpernachweis

– KBR

Hohe Titer, auch in einem Einzelserum, beweisen in der Regel eine frische Infektion.

– ELISA
– IFT

Antikörperklassendifferenzierung (IgM, IgA, IgG) möglich.

– Hämagglutinationshemmtest
– Neuraminidasehemmtest

Diese Teste zur subgruppen- und stammspezifischen Diagnostik eignen sich besonders zur Bestimmung der Immunitätslage.

Nationales Referenzzentrum: Niedersächsisches Landesgesundheitsamt
Dr. Dr. Rolf Heckler (s. S. 478)
Konsiliarlaboratorium: Frau Dr. J. Chaloupka (s. S. 492)

Behandlung

a) unspezifische

Symptomatisch; Herz-Kreislauf-Unterstützung; bei bakterieller Sekundärinfektion Antibiotika und/oder Sulfonamide.

b) spezifische

Gegen Influenza A ist Amantadin-Hydrochlorid wirksam, wenn es in den ersten 24–48 Std. einer Erkrankung eingenommen wird. Zu beachten sind die z. T. erheblichen Nebenwirkungen. Bedenken bestehen auf jeden Fall hinsichtlich der Anwendung bei Schwangeren und Neugeborenen (s. u.).

Der Einsatz von Neuraminidase-Inhibitoren gegen Influenza A und B ist nur innerhalb der ersten 36 Stunden nach Symptombeginn empfehlenswert. In schweren Fällen kann dadurch eine Verringerung der Symptomatik und eine Verkürzung der Erkrankungszeit um 1–2 Tage erreicht werden.

Bei Verdacht auf Pneumonie oder bei gefährdeten Personen frühzeitige Antibiotika-Prophylaxe bzw. Therapie mit Oralcephalosporinen mit erweitertem Spektrum oder Amoxicillin + Clavulansäure; bei bereits aufgetretener sekundärer Bronchopneumonie Cefuroxim o. Cefotiam i. v.

Die Anwendung eines intravenös zu verabreichenden Immunglobulin-Präparates ist in schweren Fällen zu empfehlen.

Absonderung und Quarantäne: In Epidemien kaum durchführbar, sonst empfehlenswert, besonders wenn gefährdete Personen geschützt werden müssen.

Influenza

Maßnahmen bei Ansteckungsverdächtigen:	Meldepflicht bei Todesfall und gehäuftem Auftreten im Krankenhaus.
Weitere Maßnahmen der Seuchenbekämpfung:	Neuraminidase-Hemmstoffe zur prophylaktischen Anwendung sind in klinischer Erprobung.

Impfprophylaxe

Die Impfprophylaxe ist die Schutzmethode der Wahl. Der Impfstoff entspricht den jeweiligen Empfehlungen der WHO. Moderne Reinigungsverfahren wie Dichtegradienten-Zentrifugation und Virusspaltung ermöglichen eine gute Verträglichkeit bei hohem Antigengehalt. Besonders vordringlich ist die Schutzimpfung für:

1. Erwachsene und Kinder, die wegen bestimmter Grundleiden durch eine Influenza-Erkrankung gefährdet sind, z. B.
– Herzkrankheiten bei Neigung zu kardialer Insuffizienz;
– chronische bronchopulmonäre Erkrankungen wie Asthma, chronische Bronchitis, Bronchiektasien und Emphysem;
– chronische Leber- und Nierenkrankheiten;
– Diabetes mellitus und andere chronische Stoffwechselkrankheiten;
– chronische Anämien;
– angeborene oder erworbene Immundefekte, einschließlich bestimmter Neubildungen und immunsuppressiver Therapie.

2. Alle Personen über 60 Jahre.

3. Personen, die durch ihren Beruf in erhöhtem Maße einer Infektion ausgesetzt sind oder selbst durch ihre Berufstätigkeit die Infektion auf andere übertragen können, z. B. in der Krankenversorgung tätige Personen, zahnärztliches Personal, Personal der Behörden der öffentlichen Sicherheit, der Feuerwehr, der allgemeinen Verwaltung mit regem Publikumsverkehr, der Verkehrsbetriebe, der Lebensmittel- und Energieversorgung und anderer für die Gemeinschaft wichtiger Berufsgruppen.

4. Allgemein: wenn, bedingt durch Erreger-Wechsel, Pandemien auftreten oder befürchtet werden müssen.

Influenza

Nach der bisherigen Erfahrung sind keine Schäden bei der Anwendung in der Schwangerschaft zu erwarten.

Für besondere Risikopatienten und Personen mit eingeschränkter Immunabwehr steht ab 2000/2001 ein adjuvierter Influenza-Impfstoff zur Verfügung. Das dem Impfstoff beigefügte Adjuvans bewirkt eine deutlich höhere Immunogenität.

Dosierung

- Erwachsene und Jugendliche ab 13. Lebensjahr: 1 x 0,5 ml
- Kinder zwischen dem 4. und 12. Lebensjahr: 1 x 0,5 ml
- Kinder nach vollendetem 6. Lebensmonat bis 3. Lebensjahr: 2 x 0,25 ml im Abstand von 4 Wochen.

Sofern Kinder zwischen dem 4. und 12. Lebensjahr in den vergangenen 4 Jahren nicht gegen Virusgrippe geimpft worden sind, werden 2 Impfungen (mit je 0,5 ml) im Abstand von mindestens 4 Wochen benötigt.

Entsprechend den Empfehlungen der europäischen Zulassungsbehörde für Medizinprodukte (EMEA) und des amerikanischen Impfkommitees (ACIP) sollte die Impfung von Säuglingen und Kindern nur noch mit Impfstoffen ohne quecksilberhaltige Konservierungsstoffe (z.B. Thiomersal, Merthiolat) durchgeführt werden.

Auffrischimpfung

Der Impfschutz sollte nach jeweils 1 Jahr mit einer altersgemäßen Dosis des dann aktuellen Impfstoffes aufgefrischt werden.

Anwendung

Zeitpunkt der Impfung

Die Grippeschutzimpfung soll vor Beginn der Erkältungssaison erfolgen, am besten im September/Oktober.

Entsprechend der epidemiologischen Situation sind Impfungen auch bis in den Februar hinein sinnvoll.

Kontraindikationen: bekannte schwere allergische Reaktionen gegen Bestandteile des Impfstoffes, Hühnerei-Allergie.

Passive Immunisierung

Schützende Antikörper-Titer können nur durch sehr hoch dosierte Immunglobulin-Gaben erreicht werden.

Dadurch vor allem Schutz vor bzw. Mitigierung der Sekundärinfektionen möglich.

Influenza

Andere prophylaktische Maßnahmen

Infektionsprophylaxe mit Amantadinderivaten ist bei Influenza A möglich. Sie ist angezeigt bei plötzlichem Auftreten eines neuen A-Subtyps besonders für Hochrisikopatienten und im Bereich des Personals entsprechender Institutionen. Zur Überbrückung der Zeit bis zum Einsetzen des Impfschutzes (etwa 2 Wochen), wobei der gleichzeitige Beginn der Chemoprophylaxe und der Impfung empfohlen werden kann.

Nebenwirkungen nach Amantadin-Einnahme: Schlaflosigkeit, Benommenheit, Reizbarkeit, besonders bei älteren Personen.

Eine Prophylaxe mit Neuraminidaseinhibitoren ist in Deutschland nicht zugelassen.

Japan-Enzephalitis

Krankheitsbild
Akuter oder schleichender Beginn mit hohem Fieber, Hyperreflexie, starken Kopfschmerzen und schließlich ausgeprägter Meningoenzephalitis. Diese hinterlässt in 25% Dauerschäden und hat eine Letalität bis zu 30%. Die Japan-Enzephalitis ist nur bei einem Teil der Infizierten eine schwere Erkrankung. Die meisten Infizierten erkranken nicht oder allenfalls mit grippeartigen Erscheinungen; deutliche Krankheitssymptome werden nur bei etwa jedem 200. Infizierten gesehen, neurologische Symptome nur bei jedem 500.–1000., und zwar bevorzugt bei nicht-immunen Kindern oder älteren Patienten.

Die Virusvermehrung erfolgt primär im lymphatischen Gewebe, dann virämische Phase und Organmanifestation mit schwerer Zellschädigung.

Häufigkeit und Verbreitung
Die Japan-Enzephalitis ist überwiegend im südostasiatischen Raum anzutreffen, und zwar in Teilen von Japan und China, aber auch in Korea, Nepal, Indien, Thailand, Vietnam, Ozeanien. Weitere, allmähliche Ausbreitung nach Westen und in Richtung Australien.

Japan-Enzephalitis tritt besonders im ländlichen Raum und in Gebieten mit Reisfeldern auf. In tropischen Gegenden ist die Japan-Enzephalitis endemisch, in subtropischen Gebieten treten eher während der Sommermonate Epidemien auf. In Endemiegebieten erkranken jährlich etwa 1–10 Menschen pro 10.000 Einwohner, die Zahl der Infizierten liegt aber entsprechend höher.

Ätiologie
Erreger: Japan-Enzephalitis-Virus (Flavivirus)
Ansteckungsmodus (Infektionsquelle)
Das Japan-Enzephalitis-Virus wird meist durch den Saugakt verschiedener Culexarten übertragen, am häufigsten durch C. tritaeniorhynchus (Reisfeldmücke). Hauptvirusreservoir und amplizierende Wirte sind Schweine und andere Haustiere, aber auch Eidechsen, Fledermäuse und einige Vogelarten.

Japan-Enzephalitis 245

Dauer der Ansteckunsfähigkeit	Inkubationszeit
Japan-Enzephalitis wird nicht von Mensch zu Mensch übertragen.	4–14 Tage.

Differentialdiagnose
Alle anderen Formen der viralen Meningoenzephalitis.
Neuerdings wurden aus Malaysia und Singapur Infektionen mit Viren aus der Gruppe der Paramyxoviren mit hoher Letalität im Umgang mit Schweinen gemeldet.
Für die Diagnose ist eine anamnestische Befragung bezüglich Zeit und Ziel einer vorangegangenen Reise besonders wichtig.

Immunität
Meist lebenslang, wobei Kreuzimmunität mit anderen Flaviviren bestehen kann.

Labordiagnostik
Die Diagnostik ist Speziallaboratorien vorbehalten:
Konsiliarlaboratorien: Prof. Dr. H. Schmitz (s. S. 488, 490)

Behandlung
Symptomatisch wie bei anderen Viruserkrankungen.

Absonderung und Quarantäne:	Nicht erforderlich.
Maßnahmen bei Ansteckungsverdächtigen:	Entfällt.

| **Weitere Maßnahmen der Seuchenbekämpfung:** | Meldepflicht besteht für alle Formen der viralen Enzephalitis, also auch für die Japan-Enzephalitis und dem Tod von Erkrankten. |

Impfprophylaxe

Impfprophylaxe für die Bevölkerung in Epidemie- und Endemiegebieten.

Eine Impfprophylaxe vor Reisen wird für solche Personen empfohlen, die sich längere Zeit (mindestens 1 Monat) in ländlichen Endemie- oder Epidemiegebieten aufhalten, d. h. für die Entwicklungshelfer, Trekkingreisende u. a.

In Deutschland ist kein Impfstoff gegen Japan-Enzephalitis zugelassen, Impfstoffe werden aber in verschiedenen asiatischen Ländern produziert. Der bei uns im Ausnahmefall eingesetzte Impfstoff stammt meist aus Japan. Es handelt sich um einen abgetöteten Japan-Enzephalitis-Stamm (Stamm Beijing), der auf Mäusehirnemulsion gezüchtet wird und nicht adsorbiert ist.

Die Impfung erfolgt entsprechend den jeweiligen Herstellerangaben, im Allgemeinen subkutan mit zwei bis drei Applikationen innerhalb eines Monats. Dadurch wird für etwa 4 Jahre ein Schutz bei etwa 90% der Geimpften erreicht.

Passive Immunisierung

Keine.

Andere prophylaktische Maßnahmen

Ein guter Mückenschutz kann das Infektionsrisiko beträchtlich mindern.

Kawasaki-Syndrom
(Mukokutanes Lymphknoten-Syndrom)

Krankheitsbild

Das Kawasaki-Syndrom gilt – obwohl vergleichsweise selten – als häufigste multi-systemische Vaskulitis im frühen Kindesalter.

Es ist gekennzeichnet durch Antibiotika-refraktäre septische Temperaturen, diffuse Rachenrötung, „Erdbeerzunge", Conjunctivitis und uncharakteristisches Exanthem bis hin zum Erythema exsudativum multiforme. Die Innenflächen der Hände sind meist fleckig, mitunter diffus gerötet; desgleichen nicht selten auch die Fußsohlen.

Das so genannte 6. „Hauptsymptom", gekennzeichnet im Untertitel der Krankheitsbezeichnung, die Schwellung der Halslymphknoten, ist nach dem heutigen Kenntnisstand nur in etwa der Hälfte der Patienten nachweisbar.

Das größte Risiko der Erkrankung besteht in der Ausbildung von aneurysmatischen Gefäßveränderungen, in einem hohen Prozentsatz davon an den Herzkranzgefäßen. Herzinfarkte durch rupturierte Aneurysmen sind daher auch die Haupttodesursache. Das Risiko ist umso größer, je jünger die Kinder sind. Meist bilden sich die Gefäßveränderungen im Verlauf von Monaten allerdings wieder zurück.

Begleitsymptome im akuten Stadium können sein: Enteritis, aseptische Meningitis, flüchtige Arthritiden, besonders an den Finger- und Zehengelenken. Als Zeichen der Wachstumsstörung während des akuten Stadiums weisen nach Abklingen der Erkrankung die Fingernägel oftmals Nagelfurchen auf.

Knaben sind von der Erkrankung häufiger betroffen.

Häufigkeit und Verbreitung

Die Erkrankung wurde durch Kawasaki in Japan erstmalig beschrieben. Dort sind innerhalb von 25 Jahren über 90.000 Erkrankungsfälle erfasst worden. In Ostasien (Japan, Korea) ist die Erkrankung etwa 10 mal häufiger als in europäischen Ländern. In der Bundesrepublik Deutschland sind innerhalb von 10 Jahren dennoch fast 1.000 Fälle gemeldet worden.

Kawasaki-Syndrom

Ätiologie
Erreger: Klinik und Epidemiologie sprechen für eine erregerbedingte Auslösung. Eine Identifizierung gelang allerdings bisher nicht.
Genetisch bedingte Unausgewogenheiten des Immunsystems werden als zusätzlicher ätiologischer Faktor vermutet.
Ansteckungsmodus (Infektionsquelle)
Es gibt bisher keine Hinweise.

Dauer der Ansteckunsfähigkeit	Inkubationszeit
Solange die Ätiologie im Dunkeln liegt, sind keine Aussagen möglich. Übertragung der Erkrankung von Mensch zu Mensch wurde bisher nicht beobachtet.	Keine Aussage möglich.

Differentialdiagnose
Bakterielle Sepsis, exanthematische Erkrankungen wie Masern, Scharlach, Exanthema subitum, Erythema exsudativum multiforme, Herzerkrankungen anderer Ursache, virusbedingte aseptische Meningitis, Enteritiden und Rheumatoide anderer Genese.

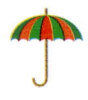

Immunität
Bisher keine Aussagen zu machen.

Labordiagnostik
Erregernachweis: entfällt.
Sonstige Laborbefunde: Starke Senkungsbeschleunigung, Erhöhung von CRP, Leukozytose, Vermehrung von a-2 Globulin.
Ab 2.–3. Krankheitswoche Thrombozytose.

Behandlung
Immunglobulin (mit intaktem Fc-Fragment) 1–2 g/kg i.v. in 5%iger Lösung in Kombination mit Aspirin 30–50 mg/kg bis zur Entfieberung,

Kawasaki-Syndrom

danach 5 mg/kg pro Tag bis zur 6. Woche, vorausgesetzt Echokardiographie unauffällig und Thrombozyten sowie BKS normal.

Prednisolon und Aspirin dann, wenn obige Therapie in der ersten Krankheitswoche nicht begonnen werden oder eine Entfieberung damit nicht erreicht werden konnte (Prednisolon 2 mg/kg pro Woche, verteilt auf 3–4 Teilmengen, über 3 Wochen). Dann „Ausschleichen" über 1 Woche. Aspirin-Dosierung wie oben, 4 Wochen über die Prednisolon-Therapie hinaus.

Zeigen sich bei der kardiologischen Diagnostik Koronaraneurysmen, muss die ASS-Therapie über mindestens 1 Jahr fortgeführt werden.

Seuchenbekämpfung und andere prophylaktische Maßnahmen
Entfällt.

Kryptokokkose (Cryptococcusmykose)

Krankheitsbild
Primär relativ leicht verlaufendes pulmonales Krankheitsbild („katarrhalischer Infekt") oder gänzlich asymptomatisch verlaufend. Später auch bronchopneumonische Symptome, mitunter Bronchiektasien und rezidivierende Lungenblutungen.
Infolge hämatogener Streuung frühzeitige Beteiligung des ZNS im Sinne einer Meningo-Enzephalitis.
An der Haut bei etwa 10% der Patienten charakteristische Veränderungen mit kleinen Nabelbildungen, besonders im Gesicht. Nicht selten auch osteolytische Skelettläsionen. Ein erheblicher Anteil der Patienten leidet unter einer immunologisch belastenden Grundkrankheit oder steht unter immunsuppressorischer Therapie.

Häufigkeit und Verbreitung
Als opportunistische Infektion nicht selten. Männer werden häufiger befallen als Frauen.
Ubiquitär verbreitet. Im Tierreich besonders Katzen befallen.

Ätiologie
Erreger: Cryptococcus neoformans, ein hefeartiger Pilz mit dicken Polysaccharid-Schleimkapseln, 4–6 µm Ø mit 4 Serotypen A, B, C und D.
Ansteckungsmodus (Infektionsquelle)
Aerogen durch Inhalation. Besonders häufig findet man den Pilz in Vogelexkrementen.

Dauer der Ansteckunsfähigkeit	Inkubationszeit
Bei maligner Grundkrankheit und/oder immunologischer Entgleisung jederzeit möglich.	Unbekannt.

Differentialdiagnose

Bei der Meningo-Encephalitis: solche viraler Genese, Tuberkulose, Coccidiomykose, Histoplasmose, Candidiasis, Sarkoidose und Hirntumor.
Bei der Lungenkryptokokkose: Tbc, Tumor, Sarkoidose und im Falle der Hauterkrankung: Komedonen, Basalzellkarzinom, Lepra, Sarkoidose.

Immunität

Nicht bekannt.

Labordiagnostik

Erregernachweis und Antikörpernachweis

Als Untersuchungsmaterial sind geeignet: Liquor, Sputum, Biopsiematerial, Urin.

Konsiliarlaboratorium: Frau Dr. K. Tintelnot, Robert Koch-Institut, Berlin (s. S. 487)

Behandlung

Kombination von S-Flucytosin mit Amphotericin und Fluconazol über mehrere Wochen. Meist ist eine Dauertherapie mit Fluconazol über Monate anzuschließen. 4 in wöchentlichen Abständen negative Liquorkontrollen vor Absetzen der Therapie Voraussetzung. Heilerfolg etwa 50–70%.

Seuchenbekämpfung und andere prophylaktische Maßnahmen

Gefährdete Patienten, z. B. unter immunsuppressiver Behandlung sollten massiven Infektionen (z. B. Taubenhaltung) vorsichtshalber aus dem Wege gehen.

Kryptosporidiose

Krankheitsbild
Mittel- bis hochgradige Durchfälle mit heftigen Leibschmerzen als Folge einer Enterocolitis. Gelegentlich Erbrechen, verstärkte Exsikkose. Der Salz- und Wasserverlust führt zu Dehydratation, Hämokonzentration und Azetonämie.

Häufigkeit und Verbreitung
Die Erkrankung ist selten und tritt im Wesentlichen bei Personen mit Immundefekten oder unter Immunsuppression auf. Beim Tier ist die Erkrankung wesentlich häufiger. Der Parasit ist in Europa weit verbreitet.

Ätiologie
Erreger: Cryptosporidium sp., 2–4 µm
Die primär einkernigen Parasiten sind an der Oberfläche der Darmschleimhaut angesiedelt und können, angefangen mit den im Magen freiwerdenden Sporozoiten, den gesamten Entwicklungszyklus im Darm des Menschen durchlaufen.
Ansteckungsmodus: Noch nicht einwandfrei geklärt. Endemische Ausbrüche durch kontaminiertes Trinkwasser sind beschrieben worden.

Dauer der Ansteckunsfähigkeit	Inkubationszeit
Unter der Voraussetzung der immunologischen Entgleisung jederzeit möglich.	Unbekannt, möglicherweise parallel zum Entwicklungszyklus der Sporidien.

Differentialdiagnose
Giardia-Infektion, Amöbendysenterie sowie Enterokolitiden anderer Genese.

Immunität
Nicht bekannt.

Kryptosporidiose

Labordiagnostik

Erregernachweis

Als Untersuchungsmaterial sind geeignet: Stuhl, Biopsiematerial, Gallenflüssigkeit.

Nachweis von Oozysten im Stuhl oder Bioptat.

Auch Antigennachweis möglich.

Konsiliarlaboratorium: Robert Koch-Institut, Berlin (s. S. 487)
Frau Dr. K. Tintelnot

Therapie

Zuverlässige Kausaltherapie bisher nicht bekannt. Behandlung mit Azithromycin oder Clarithromycin kann versucht werden. Symptomatische Behandlung der Exsikkose mit Infusionen.

Seuchenbekämpfung und andere prophylaktische Maßnahmen

Die leichte Übertragbarkeit, die fehlende Wirtspezifität, dazu die lange Überlebenszeit von 4–6 Monaten im Kot erleichtern es dem Parasiten, sich prophylaktischen Maßnahmen zu entziehen.

Auf die Trinkwasserhygiene ist in erster Linie zu achten.

Lassa-Fieber

Krankheitsbild
Beginn mit Fieber, Abgeschlagenheit, Muskel- und Kopfschmerz, Beteiligung des Magen-Darmkanals mit Erbrechen, Durchfall und Bauchschmerzen, der oberen Luftwege, ulcerative Pharyngitis (80%), Tonsillitis, Husten, Albuminurie; entsprechend niedriger Serum-Albumin-Spiegel. Neigung zu Blutungen, Komplikation vonseiten des ZNS und Respirations-Traktes, Oligurie, Kollaps, Schock, Mortalität 15–20%. In der Rekonvaleszenz Schwerhörigkeit und Haarausfall.

Häufigkeit und Verbreitung
West- und Zentralafrika (z. B. Nigeria, Liberia, Sierra Leone u. a.), 1969 erstmals beschrieben.

Ätiologie
Erreger: RNA-Virus aus der Tacaribe-LCM-Gruppe der Arena-Viren
Ansteckungsmodus (Infektionsquelle)
Indirekte Übertragung durch infizierten Urin und Exkremente der Ratte Mastomys natalensis, auf Nahrungsmitteln. Daneben aerogene Übertragung von Mensch zu Mensch (Hospitalausbrüche, Nachweis des Virus aus Rachenspülwasser und im Harn) und durch direkte Wundinfektion. Hohe Kontagiosität.

Dauer der Ansteckunsfähigkeit	Inkubationszeit
Bis zu 32 Tage nach Erkrankungsbeginn.	1–3 Wochen.

Differentialdiagnose
Typhus, Malaria, Hepatitis, Gelbfieber, Influenza, Dengue-Fieber, Leptospirose, Rückfall-Fieber, Sepsis.

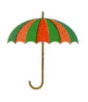

Immunität
Bei Vorhandensein von Antikörpern zu vermuten.

Lassa-Fieber

Labordiagnostik
Als Untersuchungsmaterial eignen sich Blut, Urin, Rachenspülflüssigkeit und Biopsien.
Die Labordiagnostik von Lassa-Virus-Infektionen bleibt Laboratorien mit hoher Sicherheitsstufe vorbehalten.

Konsiliarlaboratorium: Prof. Dr. H. Schmitz (s. S. 490)

Behandlung
Symptomatisch: Schock-Prophylaxe und Therapie und Vermeidung von Sekundärinfektionen, insbesondere der oberen und unteren Luftwege.
Eine spezifische Behandlung scheint mit Ribavirin i. v. möglich zu sein.

Seuchenbekämpfung und andere prophylaktische Maßnahmen
Meldepflicht bei Verdacht, Erkrankungs- und Todesfall.
Umgehende Verständigung des Seuchenreferenten des zuständigen Bundeslandes.
Strenge Quarantänezeit. Gründliche Desinfektion entsprechend BGA-Empfehlungen. Vorsichtsmaßnahmen des betreuenden Personals (Tragen von Schutzkleidung, Gummi-Handschuhen, Schutzbrillen).

Legionellose

Krankheitsbild
Das klinische Bild der Legionellose oder Legionärskrankheit imponiert meist als schwere bakterielle Pneumonie, reicht aber von leichtem Fieber mit katarrhalischen Symptomen (Pontiac-Fieber) bis hin zum septischen Schock. Typisch für die Erkrankung ist ein plötzliches hohes Fieber von über 40 °C (in 50% der Fälle) und Schüttelfrost (in 75% der Fälle). Relative Bradykardie. Weitere Symptome: Myalgien, Kopfschmerzen, trockener Husten und wässrige nicht blutige und nicht schleimige Durchfälle, Verwirrtheit mit und ohne Halluzinationen in bis zu 30%.

Häufigkeit und Verbreitung
Die Legionellose ist weltweit verbreitet. Zwischen 1–5% aller Pneumonien bei Krankenhauseinweisungen werden als Legionellosen diagnostiziert. Meistens sind Männer betroffen; in Deutschland ist mit etwa 6.000–10.000 pro Jahr zu rechnen; bevorzugt bei chronischer Bronchitis, Diabetes mellitus, immunsuppressiver Therapie. Die Letalität bei Epidemien wird mit bis zu 20% angegeben. Eine Häufung der Fälle in den Sommermonaten wird, gefördert durch die Reisen in warme, z. B. mediterrane Länder, beobachtet.

Ätiologie
Erreger: Legionella pneumophila ist ein gramnegatives, pleomorphes, nicht sporenbildendes Stäbchen und ist Teil der natürlichen mikrobiologischen Gemeinschaft von Gewässern. Innerhalb der Familie der Legionellaceae sind inzwischen 60 verschiedene Spezies bzw. Serogruppen bekannt geworden, allein 14 für den Menschen bedeutende Arten.
Ansteckungsmodus Die Infektion erfolgt über die Luft (airborne) und kontaminierte Klimaanlagen mit Wassersystemen, in denen durch günstige Vermehrungsbedingungen infektionsfähige Konzentrationen erreicht werden oder über legionellahaltige Aerosole. Legionellen vermehren sich nur im Süßwasser.

Legionellose

Dauer der Ansteckunsfähigkeit
Keine Übertragung von Mensch zu Mensch bekannt.

Inkubationszeit
2–10 Tage. Für das „Pontiac-Fieber", die durch L. pneumophila verursachte akute Atemwegserkrankung ohne Pneumonie, werden kurze Inkubationszeiten von 24–48 Stunden berichtet.

Differentialdiagnose
Insbesondere die atypischen Pneumonien durch Mykoplasmen, Chlamydien, Adenoviren, Influenza, Parainfluenzaviren, Q-Fieber.

Immunität
Antikörperspiegel werden über Jahre gefunden, hinterlassen aber keine Immunität.

Labordiagnostik
Erregernachweis
Als Untersuchungsmaterial eignen sich Sputum, bronchoalveoläre Lavage oder Biopsiematerial aus Lungengewebe.
a) Kultur
Anzucht auf Spezialnährböden (die Anzuchtrate schwankt zwischen 10 und 70%).
Gewachsene Kolonien werden serologisch typisiert. Hierzu stehen polyklonale und monoklonale Antikörper zur Verfügung.
b) Antigennachweis
Auch aus Urin möglich, Antigenurie aber nach 10–20 Tagen beendet.
Antigennachweise haben den Vorteil der schnelleren Verfügbarkeit. Probleme ergeben sich aus der serologischen Vielfalt der Legionellen und der Möglichkeit von Kreuzreaktionen mit anderen gramnegativen Bakterien, was allerdings auch für den Antikörpernachweis gilt.
c) Nukleinsäurenachweis noch nicht zum Screening einsetzbar.

Antikörpernachweis: Zu beachten ist, dass aufgrund der Prävalenz von diagnostisch relevanten Antikörpertitern in der gesunden Bevölkerung

Legionellose

(ca. 1–5%) hohe Einzeltiter ohne Titerbewegungen mit Vorbehalt zu interpretieren sind.

Bei ca. 30% aller Patienten kann eine Immunantwort ganz ausbleiben bzw. verzögert sein.

Keines der aufgeführten mikrobiologischen Verfahren besitzt allein eine ausreichende Sensitivität, sodass Methodenkombinationen anzustreben sind.

Konsiliarlaboratorium: Dr. Chr. Lück (s. S. 484)

Behandlung
a) unspezifische

Unterstützend; Kortikoide und andere immunsuppressive Therapie sollten abgesetzt werden.

b) spezifische

Makrolidantibiotika (Erythromycin i.v. tgl. 2 g, Kinder 50 mg/kg Körpergewicht) Mittel der Wahl. Nach Entfieberung Chlarithromycin (tgl. 1 g) oder Roxythromycin (tgl. 0,3 g) mindestens 3 Wochen. In schweren Fällen Kombination mit Rifampicin zu empfehlen. Alternativ neue Gyrasehemmer (Ofloxacin oder Ciprofloxacin).

Seuchenbekämpfung und andere prophylaktische Maßnahmen
Die Identifizierung von infizierten Klimaanlagen oder Wassersystemen und Eliminierung der Legionellen, z. B. durch Chlorierung und Erhöhung der Wassertemperatur auf 60 °C. Maßnahmen gemäß § 10 BSG.

Meldepflicht bei gehäuftem Auftreten im Krankenhaus.

Krankenhäuser sollten mit Vorrang von den genannten Maßnahmen Gebrauch machen.

Leishmaniose

Krankheitsbild

Abhängig von Protozoen-Typ und geographischer Verbreitung kann sich die Leishmaniose äußern:
a) als viszerale Leishmaniose (Kala-Azar)
b) als kutane Leishmaniose (Orientbeule)
c) als mukokutane Leishmaniose

Viszerale Leishmaniose:
Meist plötzlicher Beginn mit hohem Fieber, im Verlauf mit kürzeren oder längeren Remissionen. Zunehmend reduzierter AZ bis zur Kachexie. Mitunter fleckartig, dunkle Pigmentierung der Haut (Kala-Azar = schwarze Haut). Bei Kindern fällt besonders der aufgetriebene Leib, verursacht durch die gewaltige Vergrößerung der Milz und – wenn auch nicht im gleichen Umfang – der Leber auf. Im fortgeschrittenen Stadium extreme Leukopenie. Sekundärinfektionen (z. B. Bronchopneumonien) führen unbehandelt zum Tod, oft erst nach 1–2 Jahren.

Kutane Leishmaniose
2–3 Wochen, manchmal erst Monate nach dem Stich, entwickelt sich eine kleine, blaurote Papel, die sich langsam vergrößert und nach einigen Monaten einen Durchmesser von $1/2$ bis einigen Zentimetern und eine Höhe von $1/2$ cm erreicht. Nach 3–4 Monaten beginnt eine zentrale Ulceration.
Die meisten Läsionen finden sich an unbedeckten Körperteilen, so im Gesicht und an den Extremitäten.
Diese sogenannten „Orientbeulen" bleiben einige Monate bestehen und heilen unter Narbenbildung nach etwa 9–15 Monaten ab.

Mukokutane Leishmaniose
Beginn mit Erscheinungen ähnlich jener der kutanen Leishmaniose. Während, oft aber erst nach Abheilung des Primärgeschwürs metastasierende Schleimhautveränderungen an der Nase und im Rhinopharynx. Durch die ulceröse Form können ausgedehnte Zerstörungen entstehen, die im Falle gelungener Therapie oft plastische Operationen notwendig machen.

Leishmaniose

Häufigkeit und Verbreitung

Die viszerale Leishmaniose wird auf etwa eine halbe Million, die der kutanen Leishmaniose auf über 10 Millionen geschätzt, mit sinkender Tendenz.

Die Leishmaniose tritt in allen Kontinenten zwischen den Breitengraden 45° Nord (südl. GUS) und 30° Süd (Argentinien) auf.

Ätiologie

Erreger: Leishmanien sind Protozoen, bekannt als L. donovani mit regionalen Unterarten (Subspezies) für die viszale L., L. tropica für die kutane L. und L. brasiliensis für die mukokutane Form. Morphologisch sind diese nicht zu unterscheiden.

Ansteckungsmodus

Überträger sind die in den Tropen und Subtropen meist verbreiteten Phlebotomen (Schmetterlingsmücken, engl. „Sandflies"). Nach dem Stich vermehren sich die Leishmaniaarten in den Phagozyten der Haut, durchbrechen im Falle der viszeralen L. die lokale Infektionsstelle und verlagern den Schwerpunkt auf Lymphknoten, Milz und Leber.

Bei der kutanen L. bleibt die Vermehrung der Erreger auf den primären Infektionsort beschränkt, während bei der mukokutanen Form die nähere Umgebung in den Prozeß mit einbezogen wird.

Die Übertragung erfolgt bei der viszeralen und kutanen L. von Mensch zu Mensch, es gibt aber eine erhebliche Anzahl von Wildtieren, die als Virusreservoir dienen. Aber auch der Hund, besonders im Mittelmeerraum, ist nicht selten das ursächliche Virusreservoir; er selbst kann ebenfalls an Leishmaniose erkranken.

Dauer der Ansteckunsfähigkeit	Inkubationszeit
Solange die Infektionskette bzw. der Zyklus nicht sicher unterbrochen wird.	Sie hängt von der zellulären Immunantwort, hervorgerufen durch die Erregerspezies, ab: 3–4 Wochen bei der kutanen, 3–6 Monate bei der viszeralen L. und 4–6 Wochen bei der L. tropica.

Leishmaniose

Differentialdiagnose
Im Falle der viszeralen L.: alle mit Fieber und Splenomegalie einhergehenden Erkrankungen; der kutanen L.: alle granulomatösen Haut- und Schleimhauterkrankungen. Die mukokutane L. ist u.a. vor allem von der tertiären Syphilis, der Lepra, verschiedenen Mykosen und vom Karzinom abzugrenzen.

Immunität
Eine durchgemachte L., gleich welcher Art, verleiht eine lebenslange Immunität gegen den homologen Erreger.

Labordiagnostik
Erregernachweis
Für den direkten Nachweis: Geschwürsmaterial oder Punktat der Leber oder des Knochenmarks nach Ausstrich und Giemsa-Färbung.
Auch PCR-Nachweis möglich.
Antikörpernachweis: Die gebräuchlichen Immunoassays zeichnen sich bei der Kala-Azar durch hohe Sensitivität >90% und hohe Spezifität aus. Ähnliches gilt für die Schleimhaut-L., während bei der Orientbeule der AK-Nachweis oftmals versagt.

Konsiliarlaboratorium: Prof. Dr. B. Fleischer (s. S. 486)

Hauttest
Ist den serologischen Tests unterlegen.

Behandlung
Antimonpräparate sind das Mittel der Wahl. Besteht Antimonresistenz eignet sich Pentamidin. Bei der mukokutanen L. auch Amphotericin B, wobei Applikationsart (Infusionen) und Nebenwirkungen die breite Anwendung einschränken. Sehr gute therapeutische Möglichkeiten bietet bei Kala-Azar das praktische nebenwirkungsfreie und oral anzuwendende Hexadecylphosphocholin (HEPC), eine neu eingeführte Substanz.
Bei Verdacht auf Leishmaniose kann man auch beim Bernhard-Nocht-Institut in Hamburg, dem Konsiliarlaboratorium für Leishmaniosen Rat einholen (Adresse s. S. oben).

Seuchenbekämpfung und andere prophylaktische Maßnahmen
Unterbrechung des Mensch-Mücken-Kontaktes. Einsatz von Insektiziden. Engmaschige Moskitonetze.
Impfstoffe wurden bisher – mit unterschiedlichem Erfolg – in der ehemaligen UdSSR, Israel und Brasilien eingesetzt.

Lepra

Krankheitsbild

a) Lepromatöser Typ:
maligner Verlauf; stark infiltrierte Hautläsionen, knotenförmige Leprome, frühzeitig im Gesicht; später Ulzerationen, Nekrosen, Verstümmelungen. Symmetrische Läsionen des Nervensystems. Leprominreaktion: negativ.

b) Tuberkuloider Typ:
Erythematös bis dunkelrot infiltrierte Hautveränderungen von tuberkuloider Struktur. Die peripheren Nerven teilweise asymmetrisch miterkrankt. Sensiblitätsstörungen. Leprominreaktion: positiv.

c) Dimorphe oder Borderline-Gruppe:
Zwischentyp, der einmal mehr tuberkuloid, ein andermal mehr lepromatös sein kann.

d) Indeterminierte Gruppe:
Meist nur Hauterscheinungen am Gesäß, den Oberschenkeln und Armen, im Gesicht und Lendenwirbelbereich.

Häufigkeit und Verbreitung

Die Lepra ist über die ganze Welt verbreitet, heute vorwiegend in tropischen und subtropischen Gebieten. Insgesamt werden 10–20 Mio. Erkrankte geschätzt.

Ätiologie

Erreger: Mycobacterium leprae.
Ansteckungsmodus (Infektionsquelle)
Von Mensch zu Mensch durch engen Kontakt und lange Exposition.

Dauer der Ansteckunsfähigkeit	Inkubationszeit
Bei unbehandelter Lepra jahrzehntelang gegeben.	Durchschnittlich 2–4 Jahre, 7 Monate bis mehrere Jahrzehnte möglich.

Lepra

Differentialdiagnose

Lupus erythematodes, Lupus vulgaris, Sarkoidose, Frambösie, Leishmaniose der Haut.

Immunität

a) Resistenz

Individuelle Resistenzfaktoren diskutiert, Zusammenhänge mit Tuberkulinallergie. Niedrige Komplement-Titer. Gewisse Hinweise auf Autoimmunvorgänge.

b) Empfänglichkeit

Nicht besonders groß. Infektiös sind meist die bakterienreichen L-Fälle, Kinder sind stärker disponiert.

Labordiagnostik

Erregernachweis

Aus Abschabungen bzw. Abstrichen von Hautläsionen, Nasenabstrichen, Drüsenpunktaten u. a.

– Mikroskopie

Nachweis säurefester Stäbchen im Ziehl-Neelsen-Präparat.

Lepraerreger können nicht in vitro angezüchtet werden!

Erregernachweis auch über PCR möglich.

Antikörpernachweis: Nachweis spezifischer IgM-Antikörper möglich.

Nationales Referenzzentrum: Forschungszentrum Borstel (s. S. 479)
Frau Dr. S. Rüsch-Gerdes

Behandlung

a) unspezifische

Steigerung der Resistenz durch ausreichende, vitaminreiche Ernährung.

b) spezifische

Da M. leprae nicht kultiviert werden kann ist keine in vitro Testung möglich!

Kombinierte Therapie mit Dapson (Diaminodiphenylsulfon), Rifampicin und bei bakterienreicher Lepra zusätzlich Clofazimin. Bei nachgewiesener Resistenz Ofloxacin, Ciprofloxacin und neue Makrolide, z. B. Clarithromycin. Bei Auftreten eines Erythema nodosum leprosum Thalidomid.

c) der Keimträger oder Ausscheider
wie a) und b).

Seuchenbekämpfung und andere prophylaktische Maßnahmen
Nur bei bakterienreichen Formen Hospitalisierung.
Meldepflicht bei Verdacht, Erkrankungs- und Todesfall.
BCG-Impfung im Kindesalter. Ein verbesserter Impfstoff, der den Heilungsverlauf um etwa 6 Monate verkürzen soll, ist in Entwicklung (Phase I/II).
Allgemeine Besserung der hygienischen und sozialen Verhältnisse. Individuelle Expositionsprophylaxe vor allem im Kindesalter, ggf. Isolierung des Neugeborenen von der leprösen Mutter.

Leptospirosen

Krankheitsbild
Das klinische Erscheinungsbild der Leptospirose ist sehr variabel und reicht von milden katarrhalischen Bildern bis zu schwersten ikterischen Verläufen mit Nieren- und Leberbeteiligung.

Biphasischer Fieberverlauf, akuter Beginn mit Schüttelfrost und Myalgien besonders in den Waden, Gelenk- und Nervenschmerzen. Oft Konjunktivitis, Episkleritis; Hypotonie, Bradykardie, kardiovaskuläre Störungen, Exanthem und leichter Meningismus. Dieses Generalisationsstadium (Dauer 3–8 Tage) geht nach einigen symptomfreien Tagen unter erneutem Fieberanstieg in das Organstadium über. Iridozyklitis wird als Spätsymptom oder Nachkrankheit beobachtet.

Bei der Weilschen Krankheit ist es durch Ikterus, Nierenbeteiligung bis zur Urämie und hämorrhagische Diathese gekennzeichnet. Leber und Milz sind vergrößert, Serumtransaminasen erhöht.

Beim Kanikolafieber tritt im Organstadium neben Ikterus auch eine lymphozytäre Meningitis auf.

Häufigkeit und Verbreitung
Die Leptospirosen sind weltweit verbreitet und bei unzureichenden hygienischen Verhältnissen relativ häufig. Erkrankungen meist in den Monaten Juni–Oktober.

Ätiologie
Erreger: Bakterien der Gattung Leptospira; fadenförmige gewundene Spirochäten. 20 Serogruppen mit etwa 180 Serotypen sind bekannt. Die Wichtigsten sind L. icterohaemorrhagiae, L. pomona, L. canicola, L. grippotyphosa und L. autumnalis.

Ansteckungsmodus (Infektionsquelle)
Infektion durch direkten oder indirekten Kontakt mit Urin oder Kot von infizierten Tieren; so spricht eine Infektion mit Lept. icterohaemorrhagiae für eine Rattenexposition, Lept. grippotyphosa für einen Feldmauskontakt, Lept. pomona für Rinderkontakt, L. canicola für Hundekontakt.

Eintrittspforten sind Hautabschürfungen, Schleimhäute des Ösophagus und Nasopharynx oder das Auge. Leptospiren bleiben im Wasser und feuchtem Milieu lange lebensfähig. Gefährdete Berufsgruppen: Tierpfleger, Landarbeiter, Kanalarbeiter, Laborpersonal.

Dauer der Ansteckunsfähigkeit
Selten Ansteckung von Mensch zu Mensch. Urin ist infektiös, solange er Leptospiren enthält (etwa 2–3 Monate).

Inkubationszeit
3–30 Tage, im Mittel 10–12 Tage.

Differentialdiagnose
Im Generalisationsstadium Grippe, Typhus und atypische Pneumonie berücksichtigen; im Organstadium nichtbakterielle Meningitiden, Enzephalitiden und Myelitiden, bei Morbus Weil Virushepatitis.

Immunität
Immunität typenspezifisch, Zweiterkrankungen durch einen anderen Erregertyp möglich.

Labordiagnostik
Erregernachweis
Als Untersuchungsmaterial sind geeignet: Blut und Liquor (ab der 1. Krankheitswoche), Urin (ab der 2. Krankheitswoche).
Kultur:
Anzüchtung auf Spezialnährmedien möglich, jedoch relativ langwierig.
Antikörpernachweis: Agglutinierende Antikörper treten im Verlauf der ersten Woche nach Einsetzen der klinischen Symptome auf.

Behandlung
a) unspezifische
Symptomatische Therapie.
b) spezifische
Bei Morbus Weil schon bei klinischem Verdacht Penicillin G (tgl. 10–20 Mio. für 7 Tage) oder Ampicillin hoch dosiert als i.v. Dauertropfinfusion

über mehrere Tage. Nach Eintritt der Besserung weitere Therapie mit oralen Darreichungsformen.

	Absonderung und Quarantäne:	Quarantäne nicht notwendig. Vorsicht beim Umgang mit Urin erkrankter Personen.
	Maßnahmen bei Ansteckungsverdächtigen:	Keine.
	Weitere Maßnahmen der Seuchenbekämpfung:	Meldepflicht bei Erkrankungs- und Todesfall. Verbot des Besuchs von Schulen und ähnlichen Einrichtungen im Erkrankungs- und Verdachtsfall.

Impfprophylaxe
Bei gehäuftem Auftreten Schutzimpfungen mit Impfstoffen aus lokalen Stämmen. Ein Impfstoff ist in Deutschland nicht im Handel.

Passive Immunisierung
Keine.

Andere prophylaktische Maßnahmen
Bei starker Exposition und sicherem Kontakt (z. B. Labor) Penicillin. Tragen geeigneter Berufskleidung.

Listeriose

Krankheitsbild

Am Wichtigsten ist die Neugeborenen-Listeriose. Dieser geht eine Listeriose der Schwangeren voraus, die aber in den meisten Fällen uncharakteristisch unter dem Zeichen der Grippe oder Pyelitis verläuft. Soweit die Frucht nicht der Infektion in utero erliegt, lässt sich der tödliche Ausgang auch nach der Geburt infolge herdförmiger Lebernekrosen, Sepsis, Hirnentzündung oder Pneumonie (Fruchtwasseraspiration) oft nicht aufhalten. Zyanose, apnoische Anfälle, Milzvergrößerung, meningeale Symptome, Exantheme bilden nicht selten das Leitsymptom. Die Mortalität dürfte bei über 10% liegen. Übersteht das Neugeborene die Infektion (early onset), so drohen dennoch geistige und statische Entwicklungsstörungen. Gutartiger verläuft dagegen eine Infektion, wenn der Erreger erst nach der Geburt acquiriert wird (late onset).

Die Erwachsenen-Listeriose ist wesentlich seltener. Nur haben Schwangere ein etwa zwölffach höheres Risiko an einer Listeriose zu erkranken, als die Durchschnittsbevölkerung. Offensichtlich prädestinieren immunologische Defekte, da Listeriose-Erkrankungen nach Behandlung mit Glukokortikoiden und Zytostatika oder Immunsuppressiva, z.B. nach Nierentransplantationen, als Komplikation einer Tbc, Diabetes mellitus und akuter Leukämie beschrieben wurden. Sie bietet eine uneinheitliche Symptomatik mit zahlreichen Verlaufsformen, so eine glanduläre Form mit Lymphdrüsenbeteiligung und Monozytenangina, eine septisch-typhöse, eine pneumonische und eine zentralnervöse Form, meist als Meningitis und/oder Enzephalitis mit oft tödlichem Ausgang (30%).

Nach oraler Aufnahme kontaminierter Lebensmittel kann als einziges Symptom eine Enteritis auftreten.

Häufigkeit und Verbreitung

Die Exposition ist häufig, da viele verschiedene Lebensmittel kontaminiert sind; klinische Manifestationen sind jedoch selten. Im Schulalter besitzen bereits 80% der Untersuchten Antikörper gegen Listeria.

Listeriose

Ätiologie

Erreger: Listeria monocytogenes, grampositives, sporenloses, bewegliches, kurzes Stäbchen. Es gibt 15 serologisch unterschiedliche Typen (O- und H-Antigene). In mehr als 90% der Isolate werden die Serotypen 1a, 1b und 4b nachgewiesen.

Ansteckungsmodus (Infektionsquelle)

Die Infektionsquelle bleibt mit Ausnahme der Neugeborenen-Listeriose fast immer unbekannt. Listeriahaltige Nahrungsmittel (besonders risikobehaftet sind Wurst, allem voran Salami, Wurst- und Fleischwaren, Tartar, rohe Milch, schimmelbehafteter Weichkäse, Muscheln, grüner, schlecht gewaschener Salat) werden hauptsächlich angeschuldigt. Hebammen kommen als Dauerausscheider in Frage. Die Neugeborenen-Listeriose beruht auf einer diaplazentaren Infektion.

Dauer der Ansteckunsfähigkeit	Inkubationszeit
Nicht genau bekannt. Eine listeriosekranke Schwangere ist vom 5. Schwangerschaftsmonat bis zur Geburt als potenzielle Infektionsquelle für das Kind zu betrachten.	Sie liegt zwischen wenigen Stunden bis zu mehreren Tagen.

Differentialdiagnose

Wegen der uncharakteristischen Symptomatik sehr schwierig. Bei der Neugeborenen-Listeriose sind vor allen Dingen Erythroblastose, Neugeborenen-Ikterus, Toxoplasmose, Zytomegalie, Lues und Coli-Meningitis abzugrenzen.

Immunität

Immer wieder kommt es zur Exposition. Normalerweise kommt es aber nicht zu einer manifesten Infektion dank des zellvermittelten Abwehrsystems.

Beim gesunden Neugeborenen sind in der Regel keine Listeria-Antikörper nachweisbar. Mit zunehmender Durchseuchung ab 6. Lebensmonat steigt der Prozentsatz der Antikörper-Positiven bis zum Schulalter schnell an.

Besonders gefährdet sind der Fetus und Neugeborene, der ältere Mensch und chronisch Kranke sowie Patienten, die unter Kortikosteroidtherapie oder iatrogener Immunsuppression stehen.

Labordiagnostik

Im Vordergrund steht der Erregernachweis

Als Untersuchungsmaterial eignen sich Blut, Liquor, Eiter, Stuhl, Mekonium, Nahrungsmittel und Umweltproben.

a) Kultur

Listerien lassen sich auf vielen üblichen Nährböden anzüchten: Bei niedriger Keimzahl bzw. bei polymikrobiell kontaminiertem Material erfolgt eine Kälteanreicherung. Diese Ergebnisse liegen allerdings oft erst nach Wochen vor.

Eine Differenzierung der Isolate ist möglich.

b) Antigennachweis

In formalin-fixiertem Gewebe lassen sich mit polyvalenten Antikörpern Listerien nachweisen.

c) Nukleinsäurenachweis

möglich, jedoch nicht für Routinediagnostik geeignet.

d) Serotypisierung

In Referenzlaboratorien möglich. Dort kann auch eine Gentypisierung bei Epidemien erfolgen.

Konsiliarlaboratorium: Prof. Dr. H. Hof (s. S. 485)

Behandlung

a) unspezifische

Symptomatisch.

b) spezifische

Wie die Neugeborenen-Listeriose sollte auch die erworbene Listerien-Meningitis mit Amoxicillin in Kombination mit Gentamicin behandelt werden, jeweils mindestens 4 Wochen. Bei Penicillin-Allergie: Minocyclin.

c) der Keimträger

Amoxicillin.

Listeriose

Absonderung und Quarantäne:	Getrennte Entbindung und Unterbringung der listeriosekranken Mütter von Neugeborenen sind dringend erforderlich.	
Maßnahmen bei Ansteckungsverdächtigen:	Bei Schwangeren Blutkultur bzw. Untersuchung von Stuhl bzw. Lochialsekret.	
Weitere Maßnahmen der Seuchenbekämpfung:	Meldepflicht bei Erkrankung und Tod, bei angeborener Listeriose und Meningoencephalitis.	

Impfprophylaxe
Ein Impfstoff steht nicht zur Verfügung.

Passive Immunisierung
Nicht bekannt.

Andere prophylaktische Maßnahmen
Die Prophylaxe beschränkt sich auf allgemeine Hygiene, besonders bei Schwangeren, beim Umgang mit erkrankten Neugeborenen (Handschuh). Vermeidung von Speisen mit hohem Risiko, wie Rohmilch und Milchprodukten, Fleisch und Wurstwaren sowie Rohkost (außer Karotten, Äpfeln).
Schwangere sollten auch auf den Genuß von Rohmilchweichkäse verzichten. Ansonsten sollten sie generell bei Käse vor dem Verzehr die Rinde entfernen.

Lymphoreticulosis benigna
(Katzenkratzkrankheit)

Krankheitsbild
Der Primäraffekt zeigt sich an den Kratzstellen als kleines Knötchen mit Rötung der umgebenden Hautpartie, bisweilen als kleines Geschwür oder Pustel mit Schorf. Abheilung meist ohne Narbe; bisweilen erschöpft sich die Erkrankung in diesen Symptomen und bleibt unerkannt.

Das typische Symptom der Katzenkratzkrankheit ist die Lymphadenitis. 15 Tage bis 6 Wochen nach dem Abheilen des Primäraffektes. Gewöhnlich regional beschränkt, meist polyglandulär und unilateral. Zwei klinische Formen:

a) banale Lymphadenitis ohne Entzündung, die bis mehrere Wochen bestehen und sich dann spontan rückbilden kann.

b) abszedierende Lymphadenitis, bei der die Drüsen mit einem bakterienfreien Eiter gefüllt sind. Fistelbildung möglich.

Allgemeine Infektionssymptome sind meist gering; selten Fieber bis 40 °C, Kopfschmerzen und Übelkeit. Komplikationen und Organmanifestationen (z. B. Neuritis n. optici) sind möglich. Verlauf der Erkrankung gutartig (Ausnahme bei AIDS: Kaposi-Sarkom ähnelnde „bazilläre Angiomatose"), Heilung tritt meist nach 3–4 Wochen ein.

Häufigkeit und Verbreitung
Die Katzenkratzkrankheit ist eine weltweit verbreitete, aber seltene Zoonose und scheint gehäuft in den Wintermonaten aufzutreten.

Ätiologie
Erreger: Wahrscheinlich Pleomorphes, gramlabiles Stäbchen (Bartonella henselae, Afipia felis).

Ansteckungsmodus (Infektionsquelle)

Bis auf wenige Fälle erfolgt die Ansteckung durch Biss oder Kratzen von Katzen, die selbst nicht krank sind.

Die Infektion ist nicht von Mensch zu Mensch übertragbar.

Lymphoreticulosis benigna

Dauer der Ansteckunsfähigkeit	Inkubationszeit
Unbekannt.	Bis zum Primäraffekt 3–14 Tage, bis zum Auftreten der Lymphadenitis 15 Tage bis 6 Wochen.

Differentialdiagnose
Bakterielle, besonders tuberkulöse Lymphadenitis, Lymphogranulomatose sowie Toxoplasmose, Mononucleosis infectiosa; Tularämie und Brucellose.

Immunität
Nach überstandener Erkrankung kann lebenslange Immunität angenommen werden.

Labordiagnostik
Erregernachweis
a) Kultur
Anzüchtung auf Spezialnährmedien möglich.
b) Nukleinsäurenachweis
möglich
Antikörpernachweis: möglich

Konsiliarlaboratorium: Prof. Dr. I. B. Authenrieth (s. S. 482)

Behandlung
Bei Abszedierung: Punktion der Drüsen und operative Ausräumung; Chemotherapie mit Doxycyclin, Erythromycin oder Ciprofloxacin. Kortikosteroide werden bei hartnäckiger Lymphadenitis empfohlen.

Seuchenbekämpfung und andere prophylaktische Maßnahmen
Entfällt bzw. nicht erforderlich.

Lymphozytose, akute infektiöse

Krankheitsbild
Eine relativ seltene, fast immer gutartig verlaufende Infektionskrankheit mit katarrhalischen Erscheinungen der oberen Luftwege. Gelegentlich auch Darmbeschwerden. Akuter Beginn mit Fieber bis zu 39 °C. Mehrere Tage lang anhaltend. Gelegentliches makulöses Exanthem. Krankheitsdauer kann 3–5 Wochen betragen. Typisch ist eine hochgradige Lymphozytose (bis 50.000 und mehr). Die Prognose ist gut.

Häufigkeit und Verbreitung
Tritt relativ selten auf, teils sporadisch, teils in kleinen Endemien, vor allem bei Kindern.

Ätiologie
Erreger: Arenavirus.
Ansteckungsmodus: Durch Ausscheidungen infizierter Tiere: Mäuse, Hamster. Möglicherweise auch durch Insekten von Mensch zu Mensch

Dauer der Ansteckunsfähigkeit	Inkubationszeit
Unbekannt.	Etwa 12–21 Tage.

Differentialdiagnose
Lymphatische Leukämie, chronische Lymphadenose, infektiöse Mononukleose, Pertussis.

Immunität
Hinterlässt eine dauernde Immunität.

Labordiagnostik
Erregernachweis
Als Untersuchungsmaterial sind Blut und Liquor geeignet.
– Kultur
Virusisolierung auf Zellkultur möglich. Nachweis des Antigens mittels IFT.

Antikörpernachweis: Mittels ELISA IgM und IgG-Nachweis.

Konsiliarlaboratorium: Prof. Dr. H. Schmitz (s. S. 488)

Behandlung
a) unspezifische
Symptomatische Therapie der Infektionen des Rachens und der oberen Luftwege, evtl. Diät.
b) spezifische
Nicht bekannt.

Seuchenbekämpfung und andere prophylaktische Maßnahmen
Unterbindung der Infektionswege, was beim Umgang mit den als Virusreservoir dienenden Haustieren, besonders bei Kindern, problematisch ist.

Malaria

Krankheitsbild

Eine Gruppe von Krankheitsformen, durch verschiedene Plasmodien hervorgerufen:

a) Malaria tertiana

Unregelmäßiges Anfangsfieber ohne Schüttelfrost, nach kurzer Remission typisches Wechselfieber; der Verlauf wird durch den ungeschlechtlichen erythrozytären Vermehrungszyklus der Malariaplasmodien bestimmt.

Dauer eines Anfalls 6–8 Stunden, darauf folgt meist ein Tag Fieberfreiheit, sodass jeden zweiten Tag unter Schüttelfrost Werte um 40 °C erreicht werden. Unter Schweißausbruch dann wieder Abfall zur Norm.

Anfälle können sich bis zu 20mal in 48-stündigem Rhythmus wiederholen, jedoch immer schwächer verlaufend.

Große Milz- und Leberschwellungen.

Spätrezidive nach 8–10 Monaten möglich, auch nach Verlassen des mückenverseuchten Gebietes.

b) Malaria quartana

Zögernder Fieberbeginn, Fieberschübe jeden dritten Tag. Bei Infektion mit 2 oder 3 Generationen des P. malariae ist nur ein fieberfreier Tag (Quartana duplicata) oder gar keiner vorhanden (Quartana triplicata). Spätrezidive noch nach Jahren oder Jahrzehnten möglich.

c) Malaria tropica

Periodische Fieberanfälle sind selten, vor allem im diagnostisch entscheidenden Anfangsstadium. Verschiedene Verlaufsformen je nach vorherrschender Symptomatik, mitunter uncharakteristisches Bild ohne Schüttelfrost.

Komatöse oder zerebrale Form: Somnolenz, Bewusstseinstrübung, komatöse Zustandsbilder.

Septikämische Form: hohe Fieberschübe, schwerer Schüttelfrost, klinisch an das Bild einer Sepsis erinnernd.

Gastrointestinale Form: Ruhr- und choleraartige Durchfälle, Erbrechen, Krämpfe, Exsikkose, Milz- und Leberschwellung.

Algide Form: Kreislaufbeteiligung steht im Vordergrund, Sinustachykardie bis zum schweren Kreislaufschock.

Malaria

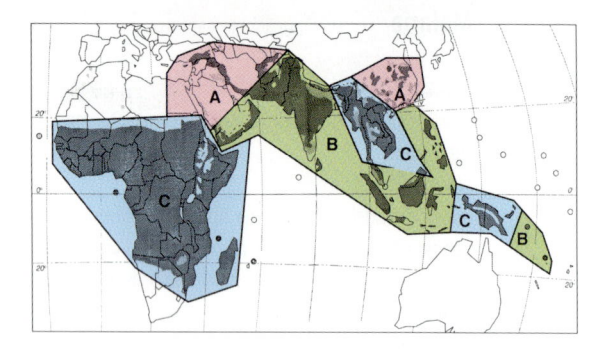

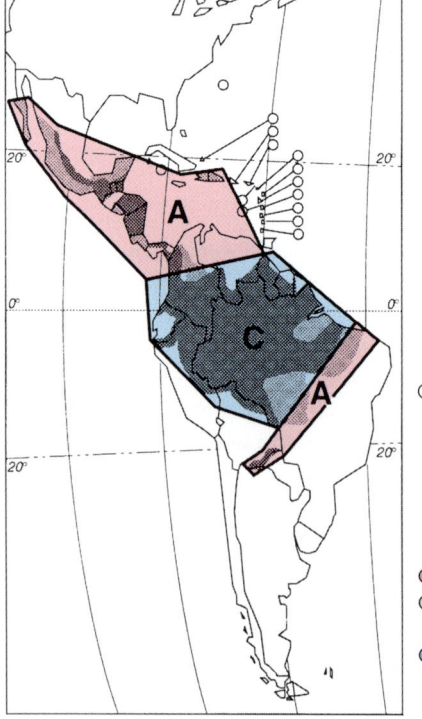

Malariakarte

- ○ Gebiete, in denen Malaria nicht mehr vorkommt, ausgerottet wurde oder nie vorkam
- ● Gebiete mit begrenztem Risiko
- ● Gebiete mit Malariavorkommen

Spätrezidive kommen bei der Malaria tropica nicht vor.
Dennoch ist Malaria tropica durch die schwersten Verlaufsformen gekennzeichnet. 95% aller Malariatodesfälle gehen auf M. tropica zurück.
Komplikationen: Niereninsuffizienz, Albuminurie, Hämoglobinurie, zentralnervöse Ausfallerscheinungen, Ikterus, Myokardschädigung.

Häufigkeit und Verbreitung

Malaria ist eine der am weitesten verbreiteten Infektionskrankheiten. Die Häufigkeit unterliegt großen Schwankungen, abhängig von Infektionsreservoir, Immunitätsverhältnissen, Überträgern, klimatischen Verhältnissen usw.

Vorkommen: Tropische und subtropische Gebiete in Afrika, Mittel- und Südamerika, Vorderasien, Indien, Südostasien.

Malaria tertiana vorwiegend in den gemäßigten Klimazonen (Ferner Osten).

Malaria quartana nicht so weit verbreitet, vorwiegend herdförmig in den Tropen.

Malaria tropica überwiegt in den Tropen und Subtropen. Chloroquinresistente Stämme von Plasmodium falciparum werden in zunehmendem Maße in Südamerika, Südostasien und Afrika beobachtet.

Auf der ganzen Welt gibt es über 300 Millionen Malariakranke, jährlich sterben 2–3 Millionen, meist Kinder bis zu 14 Jahren.

Jedes Jahr werden etwa 1.000 Fälle nach Deutschland eingeschleppt, überwiegend Malaria tropica.

Ätiologie
Erreger

Plasmodium vivax oder P. ovale:	Malaria tertiana
Plasmodium malariae:	Malaria quartana
Plasmodium falciparum:	Malaria tropica

Die ungeschlechtliche Vermehrung durch Schizogonie führt auch zur Bildung der Geschlechtsformen, aus deren Kopulation im Vektor durch Sporogonie die infektiösen Sporozoiten hervorgehen. Der Generationswechsel ist mit einem Wirtswechsel verbunden. Schizogonie und Gametenbildung im Körper des Menschen, Befruchtung und Sporogonie in der weiblichen Anopheles-Mücke.

Malaria

Charakteristisch ist Synchronisierung der erythrozytären Entwicklung. Meist gleiches Entwicklungsstadium im peripheren Blut bei der Mehrzahl der Parasiten und Synchronie der Fieberanfälle.

Ansteckungsmodus (Infektionsquelle)

Übertragung durch weibliche Mücken der Gattung Anopheles, die als Endwirt dienen.

Infektionskette: plasmodieninfizierter Mensch–Mücke–Mensch.

Selten nach Bluttransfusionen mit dem Blut infizierter Spender.

Dauer der Ansteckunsfähigkeit	**Inkubationszeit**
Solange Infektkette plasmodientragender Mensch–Anopheles–Mensch besteht.	Malaria tertiana: meist 12–18 Tage Malaria quartana: 3–7 Wochen Malaria tropica: 7–14 Tage (im Durchschnitt 12 Tage) Erkrankung muss nach der Inkubationszeit nicht manifest werden, sie kann latent bleiben und manchmal erst nach Monaten oder Jahren zum Ausbruch kommen. Ursachen dafür können sein: Klimaänderung, operative Eingriffe und andere äußere Noxen.

Differentialdiagnose

Influenza, Adenovirus-Infektionen, Leptospirose, infektiöse Hepatitis, Brucellose, Pfeiffersches Drüsenfieber, Q-Fieber, Typhus-Paratyphus, viscerale Leishmaniose, Babesiose, organische Erkrankungen.

Immunität

In stark mit Malaria durchseuchten Gebieten sind ältere Jugendliche und Erwachsene immun. Diese Form der Immunität klingt aber nach Verlassen der endemischen Gebiete wieder ab, so dass erneut volle Empfänglichkeit besteht. Die Duffy-negative Bevölkerung West- und Zentralafrikas ist praktisch frei von P. vivax.

Die Empfänglichkeit der Infektion nimmt mit fortschreitendem Alter ab. Säuglings- und Kindersterblichkeit ist in Malariagebieten groß.

In schwach mit Malaria durchseuchten Gebieten ist das Krankheitsbild auch bei Erwachsenen schwerer, da keine ausreichende Immunität vorhanden ist.

Labordiagnostik

Bei Verdacht sofortige Einsendung von luftgetrockneten, unfixierten und ungefärbten dünnen und dicken Blutausstrichen sowie EDTA-Blut an ein Labor mit entsprechender Erfahrung und 24 Stunden-Dienst.

Die sicherste und einfachste Art der Diagnostik ist die kombinierte Methode aus

– „Dicker Tropfen" und
– Blutausstrich (panoptische Schnellfärbung oder Giemsa-Färbung).

Bei negativem Befund und weiterbestehendem Verdacht Wiederholung im Abstand von 6 Stunden.

Die Plasmodien sind anhand ihrer charakteristischen Morphologie zu erkennen. Eine Speziesdiagnostik ist ebenfalls möglich.

Schnelltests auf immunchromatographischer bzw. immunchemischer Basis, sowohl zur Diagnose von P. falciparum als auch zur Differenzierung zwischen P. f. und anderen Plasmodien sind im Handel, sind aber der mikroskopischen Diagnostik durch einen erfahrenen Untersucher vorläufig unterlegen.

Die Serologie ist die übliche Methode, um anamnestisch eine abgelaufene Malaria zu diagnostizieren – üblicherweise im Immunfluoreszenztest.

Konsiliarlaboratorium: Prof. Dr. B. Fleischer (s. S. 486)

Behandlung*

a) unspezifische
Symptomatisch.

---

* Spezielle Hinweise zur Malariaprophylaxe und -therapie finden sich in der jährlich aktualisierten Broschüre „Reisen und Gesundheit", herausgegeben im Namen der WHO vom Deutschen Grünen Kreuz, Schuhmarkt 4, 35037 Marburg.

Malaria

b) spezifische

Die folgenden Dosierungen beziehen sich auf die Therapie bei Erwachsenen. Bei Kindern sind die Dosierungen dem Körpergewicht anzupassen.

Malaria tertiana: **Chloroquin** (600 mg Base am 1. und 2. Tag, 300 mg Base am 3. Tag – insg. 10 Tabletten zu 150 mg Base) ist nach wie vor das Mittel der Wahl. Zur Verhinderung von Rezidiven durch weiter bestehende Plasmodienformen in der Leber wird mit **Primaquin** (15 mg tägl. über 15 Tage) nachbehandelt.

Malaria quartana: Therapie wie bei Malaria tertiana, jedoch ohne Nachbehandlung mit Primaquin.

Malaria tropica ohne Chloroquinresistenzen: wie Malaria quartana. Chloroquinresistente Malaria tropica (derzeit die meisten Fälle): **Mefloquin** (3 Tabl., nach 6–8 Std. 2 Tabl., bei einem Körpergewicht > 60 kg nach weiteren 6–8 Std. 1 weitere Tabl.), **Halofantrin** (3 x 2 Tabl. im Abstand von 6 Stunden, Vorsicht bei Patienten mit QT-Zeit-Verlängerung und sonstigen Herzrhythmusstörungen), Halofantrin sollte keinesfalls für die Stand-by-Therapie verwendet werden, **Atovaquon + Proguanil** (4 Tabl. als Einzeldosis an 3 aufeinanderfolgenden Tagen). Chinin [wegen der Vorteile der vorgenannten Substanzen nur bedingt indiziert (3 x tägl. 8 mg Base/kg Körpergewicht über 7 Tage) in Gebieten, in denen die Parasiten auf Chinin ansprechen. Gebiete mit hochgradiger Chinin-Resistenz: Chinin 8 mg Base/kg oral dreimal täglich 7 Tage lang zusammen mit Doxycyclin 100 mg täglich 7 Tage lang (nicht für Kinder unter 8 Jahren und nicht während der Schwangerschaft) oder Tetracyclin 250 mg viermal täglich 7 Tage lang (nicht für Kinder unter 8 Jahren und nicht während der Schwangerschaft)].

c) der Keimträger

Suche nach Plasmodienträgern und Behandlung.

Absonderung und Quarantäne:	Nicht erforderlich.
Maßnahmen bei Ansteckungsverdächtigen:	In Europa meist keine Gefährdung der Umgebung eines Malariapatienten, da Überträger fehlen. Sonst strenge Chemoprophylaxe, s. u.

Weitere Maßnahmen der Seuchenbekämpfung:	a) Meldepflicht besteht sowohl bei Ersterkrankung als auch bei Rückfall und bei Todesfall. b) Internationale Maßnahmen Anwendung von Kontaktinsektiziden, Vernichtung der Mückenbrut durch Trockenlegung von Sümpfen und Tümpeln. Das WHO-Programm zur Bekämpfung der Malaria war zu Beginn erfolgreich. Seit etwa zehn Jahren nimmt die Zahl der registrierten Malariafälle weltweit jedoch wieder stark zu. Dies hat vor allem zwei Gründe: Die Mücken sind weitgehend gegen die verwendeten Insektizide resistent geworden und es traten therapieresistente Stämme von Plasmodium falciparum auf.

Impfprophylaxe

Eine Impfung ist bisher noch nicht möglich, Impfstoffe befinden sich jedoch in der Entwicklung. Bei jeder zukünftigen Impfprophylaxe bleibt aber zu berücksichtigen, dass eine Immunität nur für eine begrenzte Zeit entstehen wird, worauf die nachlassende Immunität nach natürlicher Infektion hinweist.

Passive Immunisierung

Keine.

Andere prophylaktische Maßnahmen

Die Wahl des zur Prophylaxe anzuwendenden Mittels ist von der Art der Malaria und der Arzneimittelempfindlichkeit der Malariaparasiten in dem betreffenden Gebiet abhängig.

Die WHO hat die Malariaregionen nach Risiko und Resistenzlage in A-, B- und C-Gebiete eingeteilt. In den *A-Gebieten* (z. B. Iran, Irak, Haiti, Dom. Republik, der größte Teil von China, Mauritius, Mexiko, Mittelamerika) ist Chloroquin das Mittel der Wahl zum Schutz vor einer Malariaerkrankung.

Beginn der Prophylaxe 1 Woche vor der Abreise, Ende 4 Wochen nach Rückkehr aus dem Malariagebiet. Erwachsene und Jugendliche über 50 kg Körpergewicht nehmen einmal pro Woche 2 Tabletten (1 Tabl. zu 250 mg entspricht 150 mg Base) jeweils am gleichen Wochentag. Bei Kindern Dosierung entsprechend dem Körpergewicht wählen (s. Herstellerhinweise).

Chloroquin als Monosubstanz schützt gegen P. vivax. In Kombination mit Proguanil verleiht es ebenfalls einen gewissen Schutz vor Malaria tropica und kann – auch wenn die Krankheit nicht immer verhindert wird – den Krankheitsverlauf mildern.

In den *B-Gebieten* (z. B. Indien, den meisten Gebieten Indonesiens, Nepal, Pakistan, Philippinen, Sri Lanka) wird die Kombination von Chloroquin und Proguanil für die medikamentöse Prophylaxe empfohlen (2 Tabl. Chloroquin pro Woche, 2 Tabl. Proguanil täglich – Beginn der Einnahme von Proguanil 1 Tag vor Abreise). Außerdem kann die Mitnahme einer kurativen Dosis z. B. von Mefloquin sinnvoll sein.

In den *C-Gebieten* (Zentralafrika, Madagaskar, große Teile Südamerikas, vor allem das Amazonasgebiet, Teile Asiens, z. B. Thailand, Malaysia, Südchina) kommen hochgradige Resistenzen gegen Chloroquin und z. T. auch Multiresistenzen vor. Empfohlen wird die prophylaktische Einnahme von Mefloquin (1 Tabl. wöchentlich, beginnend 1 Woche vor Einreise bis 4 Wochen nach Rückkehr) oder als 2. Wahl Doxycyclin (1 Tabl. tägl.). Die Kombination von Chloroquin und Proguanil wird als 3. Wahl empfohlen. Wer Mefloquin einnimmt, darf weder Mefloquin noch Halofantrin zur Selbsttherapie bekommen, da die Gefahr heftiger Nebenreaktionen besteht. Halofantrin wird nicht mehr zur Stand-by-Therapie empfohlen und ist in jedem Fall bei bekannter Herzerkrankung kontraindiziert.

In den Grenzgebieten *Kambodscha/Myanmar/Thailand* wird wegen der Mefloquinresistenz gleich *Doxycyclin* (1 Tabl./Tag) empfohlen.

Chloroquin, Proguanil, Chinin und – ab dem 4. Schwangerschaftsmonat – auch Mefloquin, können ohne Risiko in der *Schwangerschaft* verabreicht werden. Nach Mefloquineinnahme Schwangerschaftsverhütung für 3 Monate. Schwangere sollten nur wenn unbedingt notwendig in Malariagebiete reisen. Das gilt auch für kleine Kinder.

Weitere Schutzmaßnahmen, die unbedingt eingehalten werden sollten: Moskitos sind gewöhnlich nachtaktiv; daher bei Aufenthalt im Freien

Malaria

nach Sonnenuntergang bedeckende Kleidung in hellen Farben tragen (dunkle Farben ziehen Moskitos an!), unbedeckte Hautstellen mit Repellentien einreiben, die entweder N.N. Diethyl-m-Toluamid (dect) oder Dimethylphthalat enthalten, in abgeschirmten Räumen (bei Klimaanlagen meist gewährleistet) oder unter einem allseits unter die Matratze geschlagenen Moskitonetz, die neuerdings mit Insektiziden imprägniert zu erwerben sind, schlafen. Eventuell Anwendung von Insektenvertilgungsmitteln.

Masern (Morbilli)

Krankheitsbild

Beginn mit charakteristischen Erscheinungen: Fieber, Rhinitis, Tracheobronchitis und Konjunktivitis; beginnende Lichtscheu; Dauer etwa 4 Tage (Prodromalstadium). Falls gleichzeitig Kopliksche Flecken an der Innenseite der Wangenschleimhaut beobachtet werden – weiße kalkspritzerartige Fleckchen in Höhe der Backenzähne –, ist die Diagnose gesichert; sonst kann sie erst gestellt werden, wenn das typische Exanthem ab etwa dem 14. Tag auftritt, das sich, im Gesicht und hinter den Ohren beginnend, auf Körper und Extremitäten ausbreitet.

Die Temperatur, die vor Beginn des Exanthems etwas absinkt, steigt wieder an und kann für einige Tage auf über 39 °C steigen. Der Temperaturabfall am 5.–7. Krankheitstag ist schnell und endgültig, mit gleichzeitiger Abblassung des Exanthems. Ein erneuter Fieberanstieg deutet auf eine Komplikation hin. Zu den häufigsten gehören: Bronchopneumonie, Laryngitis (evtl. Krupp), Otitis media und Durchfälle. Sehr gefürchtet ist die Masern-Enzephalitis, die mit zunehmendem Alter häufiger auftritt (ca. 1:1.000–2.000); Letalität ca. 30%; Defektheilungen bis 20%.

Noch häufiger sind inapparente Veränderungen des EEG bei ca. 50% der Patienten mit „normalem" Masernverlauf. Spätschäden weden diskutiert (ca. 1%).

Die Masern führen zu einer Resistenzminderung gegenüber vielen Infektionen, z. B. gegen Tuberkulose (pos. Tuberkulinprobe wird für ca. 4 Wochen neg.; alte Infektionen können aktiviert werden).

Masern in der Schwangerschaft erhöhen das Risiko einer Missbildung nicht.

Auch die (infauste) subakute sklerosierende Panenzephalitis (SSPE) ist eine Spätfolge der Masern. Sie gilt als Modell einer „slow virus infection" mit Persistenz des Virus im ZNS bei extrem hohen Antikörpertitern in Serum und Liquor.

Häufigkeit und Verbreitung

Während früher nahezu alle Kinder in Mitteleuropa eine Infektion durchmachten, sind die Masern in vielen Ländern Europas inzwischen fast besiegt (z. B. Schweden, Finnland). In Deutschland gehen Schätzungen von

Masern (Morbilli)

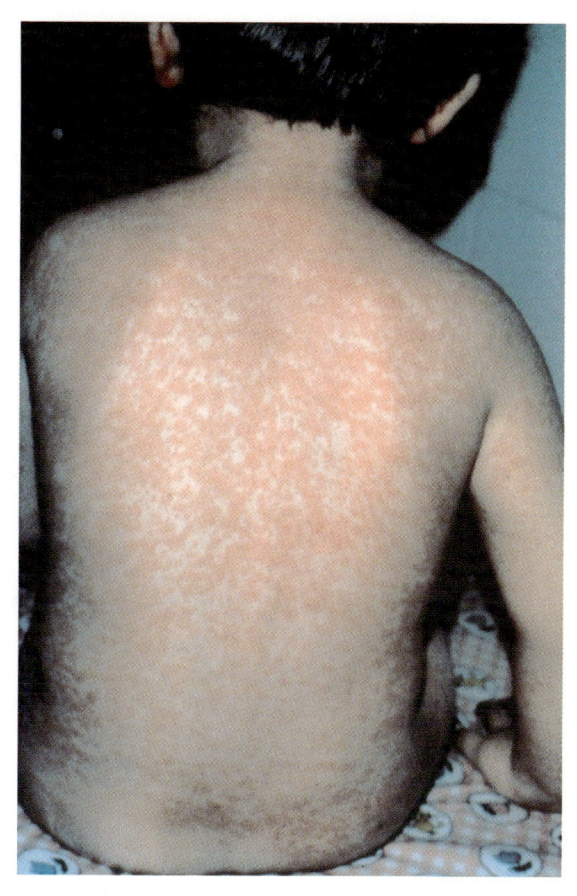

Masern-Exanthem

ca. 50.000 Erkrankungen jährlich aus, mit einer Verschiebung des Altersgipfels in das ältere Kinder- und Jugendlichenalter.

Ätiologie
Erreger: Das Masernvirus gehört zu den Paramyxoviren, Größe 100–150 nm. Es besteht aus einer stacheligen Membran mit lipidhaltiger Hülle und einem spiralförmigen Kern.

Masern (Morbilli)

Ansteckungsmodus (Infektionsquelle)

Das Masernvirus wird vom Beginn der ersten Prodromalsymptome an im Nasensekret und durch Hustenstöße ausgeschieden. Die Infektion erfolgt in der Regel als Tröpfcheninfektion und wird über die Respirationsschleimhäute und die Konjunktiven aufgenommen. Masern gehören zu den ansteckendsten Krankheiten; der Kontagionsindex liegt bei nahezu 100%.

Dauer der Ansteckunsfähigkeit

Die Ansteckungsfähigkeit beginnt 4–5 Tage vor Ausbruch des Exanthems, d. h. vom Beginn der Prodromi an und hat hier ihren Höhepunkt. Sie bleibt während der gesamten Masernerkrankung erhalten.

Inkubationszeit

Die Inkubationszeit beträgt meist 10 Tage bis zum Auftreten der Prodromi, 14–15 Tage bis zum Beginn des Exanthems. Nach Gabe von Immunglobulin treten die Masernsymptome oft erst nach einer verlängerten Inkubationszeit und in mitigierter Form auf.

Differentialdiagnose

Röteln, Exanthema subitum, Scharlach. Auch ECHO-, Coxsackie- und andere Virus-Infektionen können masernähnliche Exantheme hervorrufen, desgleichen Arzneimittel und sonstige Allergien.

Immunität

Die Empfänglichkeit gegenüber Masern für Ungeschützte ist sehr hoch, Manifestationsindex > 95%. Immunität nach Wildvirus-Infektion wahrscheinlich lebenslang. Säuglinge erkranken normalerweise nicht innerhalb der ersten 6 Lebensmonate dank der diaplazentar übertragenen Leihantikörper der Mutter.

Labordiagnostik
Erregernachweis
a) Kultur

Die Virusisolierung kann aus verschiedenen Untersuchungsmaterialien erfolgen. Geeignet sind Rachen- und Konjunktivalabstriche, Urin, Blut, Sputum.

Die Zeit bis zum Vorliegen des Ergebnisses ist lang, die Erfolgsquote gering.

b) Direkter Immunfluoreszenztest

Der Virusnachweis erfolgt mit masernspezifischen Antikörpern.

c) Nukleinsäurenachweis

Anwendung bisher lediglich bei besonderen Fragestellungen.

Antikörpernachweis
a) Neutralisationstest (NT)

Goldstandard zur Abklärung der Immunitätslage. Wegen des hohen Arbeits- und Zeitaufwandes speziellen Fragestellungen vorbehalten.

b) Hämagglutinationshemmtest

Erfasst masernspezifische Antikörper aller Immunglobulinklassen.

c) ELISA

Methode der Wahl bei Verdacht auf frische Infektion (IgM) bzw. zur Überprüfung des Immunstatus (IgG).

Konsiliarlaboratorium: Robert Koch-Institut Berlin (s. S. 479)
Frau Dr. E. Gerike

Behandlung
a) unspezifische

Symptomatisch, hustenstillende, ggf. antipyretische Medikamente, strenge Bettruhe und Abschirmung des Kindes gegen äußere Reize (Abdunkelung wegen Konjunktivitis) und Temperaturwechsel. Bei bakteriellen Sekundärinfektionen Antibiotika-Behandlung. Bei Enzephalitis Sedierung und Kortikosteroide, intensiv-medizinische Betreuung.

b) spezifische

Bei Komplikationen, insbesondere bei ZNS-Beteiligung, sofort Gabe eines i.v. Immun-Globulins.

Masern (Morbilli)

Absonderung und Quarantäne:	Ansteckungsgefährdete sollten den Kontakt mit der erkrankten Person meiden.
Maßnahmen bei Ansteckungsverdächtigen:	Wird Ansteckung vermutet: Immunglobulin-Prophylaxe in den ersten Inkubationstagen. Innerhalb der ersten 72 Stunden nach Kontakt Inkubationsimpfung mit Masernvirusimpfstoff oder kombiniertem Masern-Mumps-Röteln-Impfstoff, allerdings ohne absolut sicheren Schutz.
Weitere Maßnahmen der Seuchenbekämpfung:	Meldepflicht besteht für den Todesfall, Erkrankung und Todesfall an Meningitis/Enzephalitis und bei Hospitalerkrankungen. Verdächtige und Erkrankte dürfen Schulen oder ähnliche Gemeinschaftseinrichtungen nicht betreten. Im Rahmen des Infektionsschutzgesetzes ist eine Meldepflicht auch für die Masernerkrankung vorgesehen.

Impfprophylaxe

Mit Masern-Lebendimpfstoff, vorzugsweise in Kombination als Masern-Mumps-Röteln-Impfstoff. Der Impfstoff enthält lebendes, abgeschwächtes Masernvirus. Die Impfung erfolgt vorzugsweise i. m. oder ggf. (z. B. bei Blutungsneigung) s.c.. Transport des Impfstoffes bei 0° bis 8 °C (lückenlose Kühlkette), Lagerung bei +2° bis +8 °C (Impfversager oft durch unsachgemäße Handhabung).

Grundimmunisierung aller Kleinkinder ab dem 12. Lebensmonat mit einer kombinierten Masern-Mumps-Röteln-(MMR)-Impfung. Zweitimpfung ab dem 5. Geburtstag empfohlen, ggf. aber schon ab 4 Wochen nach Erstimpfung. Die Zweitimpfung schließt Impflücken durch primäre und sekundäre Impfversager. Versäumte Impfungen können jederzeit nachgeholt werden, eine Altersgrenze besteht nicht. Der Schutz hält Jahrzehnte.

Verträglichkeit: Lokale Reaktionen selten und flüchtig. 5–12 Tage p. v. können Fieber, Kopfschmerzen und ein masernähnliches Exanthem auftreten. Diese „Impfmasern" sind kurz und nicht ansteckend! Neurologische Komplikationen, wie z. B. Fieberkrämpfe, sind sehr selten. In wenigen Einzelfällen wurde über eine Meningoenzephalitis in zeitlichem Zusammenhang mit der Impfung berichtet (1 : 1–3 Millionen Impfungen).

Gegenanzeigen: Allergie gegen Neomycin oder andere Bestandteile des Impfstoffes, akute Erkrankungen, angeborene, erworbene oder medikamentenbedingte Immundefizienz. Schwangerschaft: Kontraindiziert (eingehende Informationen s. Beipackzettel).

Hinweis: Die so genannte Inkubationsimpfung (aktive Immunisierung in den ersten 3 Tagen nach Ansteckung) bietet keinen absolut sicheren Schutz, ist aber als prophylaktische Maßnahme sinnvoll.

Auch nach Impfung kann die Empfindlichkeit auf Tuberkulin und Recallantigene herabgesetzt sein, Tests nach 4–6 Wochen wiederholen.

Passive Immunisierung

Mit einer frühzeitigen Immunglobulin-Gabe (möglichst innerhalb von 72 Std. nach Kontakt) kann eine Masernerkrankung verhindert oder zumindest mitigiert werden.

Dosierung:

Exposition nicht länger als 1 Woche zurückliegend: 0,25 ml/kg KG;
bei exponierten Kindern mit geschwächter Immunabwehr: 0,5 ml/kg KG.
Zur Beachtung: Nach Gabe von Immunglobulinen sowie Blut oder Plasma, mindestens 3, besser 4 Monate mit Masern-Lebend-Impfung warten! Müssen solche Präparate innerhalb der ersten 4 Wochen nach Impfung verabfolgt werden, ist die Impfung zu wiederholen.

Andere prophylaktische Maßnahmen

Nicht immune Schwangere (ca. 2%) und Personen mit Immundefekten sollten Kontakte mit Masernerkrankten meiden.

Meningitiden
(bakterielle Gehirnhautentzündungen)

Krankheitsbild

Allgemeine Krankheitserscheinungen, unabhängig vom Erreger, sind meist akuter Beginn mit hohem Fieber, Erbrechen, starke Kopfschmerzen; schon nach wenigen Stunden deutliche Nackensteifigkeit, häufig Opisthotonus, Kernig-, Brudzinski-, Lasègue-Zeichen positiv, allgemeine motorische Unruhe. Bei Säuglingen ist der Beginn oft unauffällig; eine ausgeprägte Nackensteifigkeit kann fehlen, vielleicht wegen des Druckausgleichs durch die noch offene Fontanelle, die gespannt oder vorgewölbt erscheint. Weiterhin können auftreten: Bewusstseinstrübungen, Krämpfe, Lähmungen, Exantheme, Hautblutungen.

Besondere Krankheitsformen bei:

a) *Meningokokken-Meningitis (Meningitis epidemica)*
Im Beginn Infektion der oberen Luftwege; bei älteren Kindern im meningitischen Stadium oft Herpes labialis; Meningokokken-Sepsis, vorwiegend während der ersten beiden Lebensjahre (Waterhouse-Friderichsen-Syndrom); weitere Absiedlungsherde: Sinusitis, Otitis media, aseptische Arthritis, Endokarditis. Folgeerscheinungen wie Hydrozephalus, Taubheit, Blindheit, Lähmungen sind bei rechtzeitiger Behandlung selten. Letalität, örtlich verschieden, unter 10%, aber bei foudroyantem Verlauf bis 85%.

b) *Haemophilus influenzae-Meningitis*
In letzter Zeit gehäufter. Mehr als 30% aller Meningitis-Fälle im Kindesalter. Entsteht ebenfalls auf hämatogenem Wege; vorzugsweise bei Säuglingen und Kleinkindern; manchmal protrahierter Beginn und Verlauf. Neigt zu Rezidiven.

c) *Pneumokokken-Meningitis*
Entstehung oft metastatisch (hämatogen) nach Otitis, Sinusitis, Pneumonie oder als Durchwanderungsmeningitis z. B. bei Traumen; Prognose durch Antibiotikabehandlung gebessert, dennoch bis 30% Letalität oder auch Folgeschäden.

d) *Borrelien-Meningitis*
Etwa 50% der sonstigen bakteriellen Meningitiden. Oft unter dem Bild einer Meningo-Radiculitis Bannwarth, bei Kindern häufig Facialis-Parese.

e) *E. coli-Meningitis*
Am häufigsten bei Neugeborenen und jungen Säuglingen. Meningitische Zeichen oft wenig ausgeprägt, Verlauf atypisch, z. B. als Dyspepsie. Wegen des uncharakteristischen Verlaufs häufig zu spät erkannt. Meist Manifestation einer E. coli-Sepsis. Prognose ist immer ernst.

f) *Pyocyaneus-Meningitis*
Verlauf oft protrahiert. Zunehmende Häufigkeit, besonders bei Neugeborenen.

g) *Proteus-Meningitis*
Im Zunehmen. Schwerer Krankheitsverlauf. Prognose ernst.

h) *Tuberkulöse Meningitis*
Vorzugsweise bei Säuglingen und Kleinkindern im Anschluss an eine Primärtuberkulose. Schleichender Beginn.

i) *Staphylokokken- und Streptokokken-Meningitis*
Metastatische oder fortgeleitete Erkrankung (Otitis, Pyodermien, Nabelinfektion) vorwiegend bei Neugeborenen und jungen Säuglingen.
Bei allen Formen ist die Diagnose nur durch die Lumbalpunktion zu sichern.

j) *Listeriose-Meningitis*
Zwar rel. selten, aber mit einer hohen Letalität belastet.

Häufigkeit und Verbreitung

Die Meningokokken-Meningitis ist die einzige Form der bakteriellen Gehirnhautentzündungen, die epidemisch auftreten kann, in Europa werden jedoch meist nur sporadische Fälle beobachtet. In Deutschland 1997 immerhin 809 Erkrankungsfälle. In den Tropen (Brasilien, Afrika) besonders verbreitet und gefährlich. Im „Meningitisgürtel", der sich südlich der Sahara quer über den afrikanischen Kontinent zieht, herrscht zurzeit eine schwer beherrschbare Epidemie, besonders in Westafrika. Grundsätzlich kann jedes Land mit unterentwickelter Hygiene als potenzielles Meningitis-Gebiet gelten. Säuglinge im 1. Trimenon erkranken selten (maternale Antikörper).
Meningitis durch E. coli, Proteus und Pyocyaneus in letzter Zeit häufiger (Hospitalismus-Folge).

Ätiologie

Erreger:

aa) Neisseria meningitidis Typen A–D, X–Z, W–135, 29E.
In Deutschland mit 60–70% dominierend Serotyp B: 4, Serogruppe C zunehmend. Gram-negative Diplokokken, intrazellulär liegend, bei etwa 10% der Bevölkerung Saprophyten der Mundhöhle; thermolabil, empfindlich gegen Austrocknung und Lichteinwirkung.

bb) Haemophilus influenzae.

cc) Diplococcus pneumoniae.

dd) Escherichia coli.

Ferner Bacterium pyocyaneum, B. proteus, Staphylokokken, Streptokokken, Listerien, Mycobact. tuberculosum u. a.

Ansteckungsmodus (Infektionsquelle)

Tröpfcheninfektion von Mensch zu Mensch oder direkter Kontakt; auf Neugeborenenstation auch durch Kontakt mit verkeimten Einrichtungs- bzw. Gebrauchsgegenständen. Infektionsquellen sind meist gesunde Keimträger.

Dauer der Ansteckunsfähigkeit	Inkubationszeit
Solange Keime aus dem Nasen-Rachen-Raum isoliert werden können; je nach Erregerart und Ansprechen auf Therapie unterschiedlich. Bei Meningokokken im Allgemeinen nur wenige Tage.	Unterschiedlich, meist 2–5 (–7) Tage.

Differentialdiagnose

Im Beginn alle fieberhaften Erkrankungen; Virus-Meningitiden, z. B. Enteroviren, Mumps, Echo-Viren, Cocksackie-Viren; bei Exanthemen Masern, Röteln, Windpocken, Typhus, Sepsis; bei Säuglingen akute Ernährungsstörung. Bei Jugendlichen Amöben-Meningitis; auch epidemisch. Pilzinfektionen, Gehirntumor.

Immunität

Resistenz nicht bekannt. Meningokokken-Infektion erzeugt eine humorale Immunität; echte Rezidive sind selten, wie auch bei den bakteriellen Meningitiden durch andere Erreger. Nach Haemophilus-infl.-b-Meningitiden entwickeln Kinder unter 24 Monaten keine schützenden Antikörper.

Die Empfänglichkeit ist gering, es besteht eine gewisse Altersdisposition für Kinder. Bei Epidemien durch Meningokokken Gipfel im Frühjahr (Februar–April), südliche Halbkugel Juli bis September.

Labordiagnostik

Untersuchungsmaterial: Liquor

Neben der Bestimmung von Zellzahl, Eiweiß, Glucose etc. wird das übliche bakteriologische Spektrum (Kultur, Mikroskopie, Differenzierung) zur Auffindung der entsprechenden Erreger eingesetzt.

Nationales Referenzzentrum: Hygiene Inst. der Univ. Heidelberg
Prof. Dr. H.-G. Sonntag,
Frau Dr. I. Ehrhard (s. S. 479)

Behandlung

Jede Meningitis ist ein medizinischer Notfall.

Schnelle diagnostische Abklärung und frühzeitige antibiotische Behandlung entscheiden die Prognose.

a) unspezifische

Symptomatisch; bei Dehydration und Schock intravenöse Flüssigkeits- und Elektrolytzufuhr. Kortikosteroide bei Meningokokken-Sepsis und Waterhouse-Friderichsen-Syndrom, Heparin evtl. kombiniert mit Streptokinase, falls Verdacht auf intravasale Gerinnung besteht.

Verhütung von Aspiration, Urinverhaltung und Korneal-Ulzerationen.

b) spezifische

Ist der Keim nicht sofort zu identifizieren, sollte stets bis zum Vorliegen der Erreger-Diagnose Ceftriaxon i.v. oder Cefotaxim – bd. gut liquorgängig – (Erw. 2 g langsam i.v., Kleinkinder 100 mg/kg, auch i.m. Inj. möglich) bzw. eine Kombination Cefotaxim plus Aminoglykosid und eventuell Ampicillin bei Verdacht auf Listerienbeteiligung verabreicht werden. Bei penicillinempfindlichen Keimen, vorwiegend Meningo- bzw. Pneumokokken, müssen, der schlechten Liquorgängigkeit wegen, sehr hohe Dosen (10–20 Mill. E. Penicillin G) verabfolgt werden.

Bei Säuglingen erscheint wegen der Coli-Meningitis eine Initialtherapie mit Cefotaxim günstig. Nach Vorliegen des Antibiogramms unter Umständen eine Umstellung der Therapie vornehmen. Spätere Therapie nach Resistenztest, Behandlungsdauer mindestens 14 Tage über den klinischen Erfolg hinaus. Der frühzeitige Einsatz von Dexamethason soll die Prognose von Spätschäden günstig beeinflussen.

Absonderung und Quarantäne:	Bis mindestens 24 Stunden nach Beginn der spezifischen Therapie. Wiederzulassung: Nach Abklingen der klinischen Symptome. Ärztliche Überwachung der Kontaktpersonen bei Meningokokken-Meningitis.
Maßnahmen bei Ansteckungsverdächtigen:	Zulassung der Kontaktpersonen: 5 Tage nach Absonderung des Kranken.
Weitere Maßnahmen der Seuchenbekämpfung:	Rifampicin ist das Mittel der Wahl zur Prophylaxe bei engem Kontakt mit Patienten mit Hib- und besonders Meningokokken-Infektionen. Bei epidemischem Auftreten von N. meningitidis in geschlossenen Gemeinschaften nach Keimträgern fahnden. (Dreimalige Abstrichkontrolle direkt auf Nährboden.) [Nähere Angaben finden sich bei den speziellen Kapiteln.] Meldepflicht besteht bei Erkrankung und Todesfall durch bakterielle Meningitiden.

Meningitiden

Impfprophylaxe
Aktive Immunisierung gegen Erkrankungen, die durch Meningokokken der Serotypen A und C verursacht werden, mit Meningokokken-Polysaccharid A + C-Impfstoff. In fortgeschrittener klin. Entwicklung befindet sich auch ein Impfstoff gegen die Serogruppe B.

Passive Immunisierung
Bei besonderer Indikation kann unterstützend Immun-Globulin verabreicht werden.

Andere prophylaktische Maßnahmen
Stuhl- und Wäschedesinfektion von erkrankten Personen; allgemeine hygienische Maßnahmen (besonders bei Meningokokken-Meningitis).

Mononucleosis infectiosa
(Infektiöse Mononukleose, Pfeiffersches Drüsenfieber)

Krankheitsbild
Akute Infektion durch Epstein-Barr-Virus (EBV) mit starker lymphoretikulärer Reaktion. Typische Symptome: Fieber, generalisierte Lymphknotenschwellung, Angina, Leber- und Milzvergrößerung, mononukleäres Differenzial-Blutbild und heterophile Antikörper, petechiale Enantheme. Exantheme nur selten; Meningitis sowie Meningoenzephalitis sowie aseptische Arthritiden werden selten beobachtet.
Prognose ist gut, Komplikationen sind selten.
Bei zellulärem Immundefekt in fortgeschrittenem Stadium als ständige Replikation von EBV: orale Haarleukoplakie beobachtet.

Häufigkeit und Verbreitung
Das Epstein-Barr-Virus ist weltweit verbreitet und führt zu meist asymptomatisch verlaufenden Infektionen im Kindesalter. In Ländern mit hohem hygienischen Standard verschiebt sich die Erstinfektion ins jugendliche oder junge Erwachsenenalter und führt bei rund 50% der Betroffenen zum Krankheitsbild der infektiösen Mononukleose.

Ätiologie
Erreger: EB-Virus (Epstein-Barr-Virus, HHV 4) aus der Gruppe der Herpes-Viren. Außer mit der Mononucleosis infectiosa wird das EBV mit drei Tumorerkrankungen in Zusammenhang gebracht: dem vorwiegend in Afrika auftretenden Burkitt-Lymphom, dem Nasopharynxkarzinom (NPC) und einer bei medikamentös Immunsupprimierten und bei Patienten mit AIDS auftretenden Form von B-Zell-Lymphomen. Der Erstkontakt mit dem Virus führt zu einer lebenslangen latenten Infektion der B-Lymphozyten; daneben scheint die Parotis ein wichtiges Reservoir des Virus zu sein.

Ansteckungsmodus (Infektionsquelle)
Direkter Kontakt oder Tröpfcheninfektion. Eintrittspforte ist der Nasen-Rachenraum. Die Infektion wird in der Regel durch virushaltigen Speichel übertragen, wobei die Bezeichnung „kissing disease" schon darauf hindeutet, dass ein verhältnismäßig intensiver Kontakt zur Übertragung

notwendig ist. Infektionsquellen können Patienten mit akuter infektiöser Mononukleose sein, häufiger aber dürfte die Infektion von asymptomatischen Virusträgern ausgehen.

Dauer der Ansteckunsfähigkeit
Über 85% aller Patienten in der akuten Phase einer Mononukleose scheiden Virus aus, wobei die Virusausscheidung über Monate kontinuierlich oder intermittierend anhalten kann. Auch bei 15–20% aller asymptomatischen EBV-positiven Personen findet man infektiöses Virus in größeren Mengen im Speichel.

Inkubationszeit
Etwa 14–50 Tage.

Differentialdiagnose
Streptokokkenangina, Angina Plaut Vincenti, Diphtherie, bei rubeoliformem Exanthem evtl. Röteln; bei Begleitikterus evtl. Hepatitis (besonders C), infektiöse Lymphozytose, Leukämie, Agranulozytose, Lymphogranulomatose, unspezifische und tuberkulöse Lymphadenitis.

Immunität
Lebenslange latente Infektion; Mononukleose nur bei Erstinfektion. Protrahierte und chronische Verläufe kommen vor („Chronisches Mononukleosesyndrom").

Labordiagnostik
Durch das latente Persistieren des EBV im Wirt, spielt der direkte Virusnachweis zur Diagnostik der akuten Infektion keine Rolle.

Antikörpernachweis
a) Nachweis EBV-spezifischer Antikörper gegen unterschiedliche EBV-Antigene mittels ELISA, IFT.
Antikörper gegen Virus-Capsid-Antigen (VCA),

Antikörper gegen „Early Antigen" (EA),
Antikörper gegen Nukleäres Antigen (EBNA) u.a.
Zur Differenzierung der akuten von der reaktivierten EBV-Infektion bzw. zur Diagnostik von EBV-assoziierten Erkrankungen werden Antikörperprofile eingesetzt.
b) Nachweis heterophiler Antikörper (Paul-Bunnell-Test)
Der Test erfasst Antikörper, die Schaf- oder Pferdeerythrozyten agglutinieren.
Bei Erwachsenen 10–15% falsch negative Ergebnisse, bei Kindern altersabhängig noch höher.

Konsiliarlaboratorium: Prof. Dr. N. Müller-Lantzsch (s. S. 489)
                         Dr. B. Gärtner

Behandlung
Symptomatisch: Bettruhe, leichte Kost, Antipyretika, evtl. Kortikosteroide (besonders bei Behinderung der Atmung bei extrem vergrößerten Tonsillen).
a) spezifische: Antibiotica nicht indiziert, außer bei kult. Nachweis von A-Streptokokken.

Seuchenbekämpfung und andere prophylaktische Maßnahmen
Entfallen.

Mumps (Parotitis epidemica)

Krankheitsbild

Prodromi fehlen meist oder zeigen einen leichten Verlauf: subfebrile Temperaturen, allgemeine Mattigkeit, Kopf-Hals-Ohrenschmerzen. Häufiger Beginn mit meningealen Erscheinungen (Kopfschmerzen, Nackensteife). Im Vordergrund der Erkrankung steht die teigige schmerzhafte Schwellung der Parotis, welche ein- oder beidseitig auftretend das Ohrläppchen abstehen lässt (typisches Zeichen). Es bestehen Schmerzen beim Kauen. Übergreifen der Entzündung auf die submandibularen (häufig) und sublingualen Speicheldrüsen ist möglich. Neben dem ausschließlichen Ablauf der Krankheit an den Speicheldrüsen kann es auch zu Affektionen weiterer Drüsen (Orchitis nach Pubertät bis 25%, Pankreatitis, Oophoritis, Mastitis, Thyreoiditis), von anderen Organen (Myokarditis, Hepatitis, Labyrinthitis), zu Arthritis und zum Befall des ZNS kommen (u. U. nur extraparotischer Verlauf, Mumps sine Parotitis).

Bei der ZNS-Beteiligung handelt es sich meist um eine gutartig verlaufende Meningitis serosa (>50% der Erkrankten haben pathologische Liquor- und EEG-Befunde), deutlich seltener Meningo-Enzephalitiden, die häufig mit Defekten ausheilen. Spätfolgen wie Hörschäden werden beobachtet

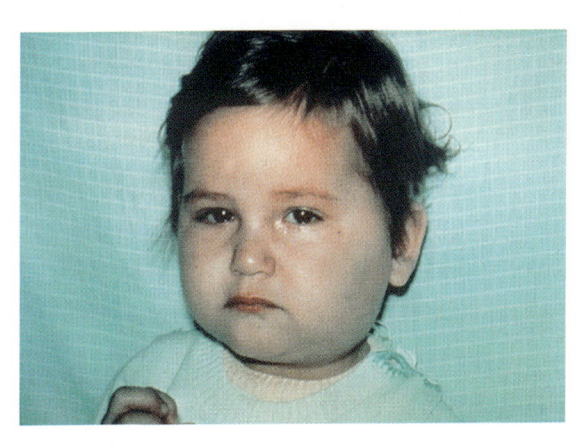

Mumps-Parotitis

Eine relativ seltene Komplikation, besonders bei Männern im 3. Lebensjahrzehnt, stellt die Mumps-Arthritis dar.

Die Kausalität zwischen einer Mumpsinfektion und der Entstehung eines Diabetes Typ I wird diskutiert, zwei bis vier Jahre nach einer Mumpsepidemie steigt die Diabeteshäufigkeit bei Kindern signifikant an.

Erkrankungen im 1. Trimenon führen möglicherweise zu einem erhöhten Abort-Risiko; einen Hinweis auf Teratogenität gibt es nicht.

Häufigkeit und Verbreitung

Über alle Erdteile verbreitet. Der Kontagionsindex liegt hoch, aber niedriger als bei Masern und Windpocken. Ausgedehnte Epidemien sind selten, im Allgemeinen bestehen nur Kleinraumepidemien in engeren Lebensgemeinschaften (Kindergärten, Schulen, Krankenanstalten, Kasernen).

30–40% der Infektionen verlaufen inapparent.

Auch bei Mumps verschob sich Mitte des vorigen Jahrhunderts die Durchseuchung vom Kindes- in das Jugend- und Erwachsenenalter. Spätmanifestationen wurden häufiger und die Komplikationsraten stiegen an. Wie andere europäische Länder gezeigt haben, sind mit der konsequenten Durchführung der zweimaligen Impfung, kombiniert als Masern-Mumps-Röteln(MMR)-Impfung, Mumps und seine Folgen eliminierbar.

Ätiologie

Erreger: Mumpsvirus (Paramyxoviridae), Antigenverwandtschaft mit den Erregern der Influenza/Parainfluenza-Gruppe; Größe etwa 150–220 nm.

Ansteckungsmodus (Infektionsquelle)

Von Mensch zu Mensch durch Tröpfcheninfektion, sehr selten durch kontaminierte Gegenstände.

Mumps

Dauer der Ansteckunsfähigkeit
Am größten einige Tage vor und nach Beginn der Drüsenschwellungen. Im Speichel ist das Virus 7 Tage vor und 9 Tage nach Beginn der Parotis-Schwellung zu finden.
Auch bei fehlenden Drüsenschwellungen ist eine Übertragung möglich.

Inkubationszeit
Schwankend, meist 17–21 Tage (11–35 Tage).

Differentialdiagnose
Lymphadenitis colli, infektiöse Mononukleose, eitrige Parotitis, Ductus Paroticus-Stein, Parotistumoren, Leukämie, Parainfluenzainfektion.

Zur Abgrenzung der anderen Organmanifestationen muss anamnestisch, epidemiologisch und serologisch differenziert werden, um evtl. zugrunde liegende schwerwiegende Erkrankungen des ZNS und Abdomens zu erfassen. Bei der isoliert auftretenden Orchitis sind Gonorrhoe, Syphilis oder Tuberkulose auszuschließen. An Hodentorsion, Hernie, Hydrozele, Varikozele ist zu denken.

Immunität
Der Immunschutz nach Erkrankung ist von langer Dauer; Zweitinfektionen werden in seltenen Fällen beschrieben (weniger als 1%).
Säuglinge erkranken dank mütterlicher Leihimmunität nur selten.

Labordiagnostik
Erregernachweis
a) Kultur
Als Untersuchungsmaterial sind geeignet: Speichel; Rachenabstrich, Blut, Urin, Liquor.
Mumpsviren lassen sich auf verschiedenen Zellkulturlinien sowie im Brutei anzüchten.

Eine Identifizierung erfolgt nach Anzucht mit dem Immunfluoreszenztest bzw. mit der Hämadsorption.

b) Nukleinsäurenachweis
- RT/PCR

Antikörpernachweis
- ELISA

Für den routinemäßigen Einsatz besonders geeignet, da über eine Antikörperklassendifferenzierung (IgG, IgM) sowohl die akute Infektion als auch die Immunitätslage nachgewiesen werden kann.

Die Bewertung von Titern im unteren Bereich wird bei allen Testen durch die Möglichkeit von Kreuzreaktionen mit Parainfluenzaviren erschwert.
- Neutralisationstest (NT)

Goldstandard, allerdings sehr arbeits- und zeitaufwendig, daher speziellen Fragestellungen vorbehalten. Der Nachweis neutralisierender Antikörper spricht für lebenslange Immunität.

Nationales Referenzzentrum: Robert Koch-Institut, Berlin (s. S. 479)
Frau Dr. E. Gerike

Behandlung

a) unspezifische

Symptomatisch; Bettruhe, bei ZNS-Beteiligung bis zur Normalisierung des Liquors; ggf. Sedativa, Analgelika. Warme Ölverbände auf die Parotis. Sorgfältige Mundpflege. Leichte, flüssige Kost. Bei Orchitis Hochlagerung des erkrankten Organs, kühlende Verbände. Bei länger als 3–4 Tage anhaltender akuter Orchitis Kortikosteroide. Bei Pankreatitis parenterale Ernährung; intensivmedizinische Behandlung. Bei ZNS-Beteiligung wirkt eine Liquorentnahme entlastend; diuretische Therapie.

b) spezifische

Zur Prophylaxe von Komplikationen können Immunglobuline i. v. oder i. m. in hoher Dosierung versucht werden.

STOP	**Absonderung und Quarantäne:**	In Heimen, Gemeinschaftseinichtungen und Krankenhäusern Absonderung des erkrankten Kindes. Quarantäne nicht erforderlich.
	Maßnahmen bei Ansteckungsverdächtigen:	Bei Ansteckungsverdacht u. U. Versuch mit Immunglobulinen, insbesondere bei besonders Gefährdeten.
	Weitere Maßnahmen der Seuchenbekämpfung:	Meldepflicht besteht in Krankenanstalten, Kinder- oder Entbindungsheimen, sonstigen Gemeinschaftseinrichtungen, wenn Erkrankungen gehäuft auftreten; außerdem im Endemie- und Epidemiefall. Mumps-Meningitis und Meningoenzephalitis sind im Erkrankungs- und Todesfall als virale Hirnhautentzündung anzuzeigen. Verbot des Besuchs von Schulen und ähnlichen Gemeinschaftseinrichtungen für Kranke und Erkrankungsverdächtige, bis die Weiterverbreitung der Krankheit nicht mehr zu befürchten ist.

Impfprophylaxe

Mit Mumpslebendimpfstoff, vorzugsweise in Form von Masern-Mumps-Röteln-Impfstoff. Der Impfstoff enthält lebendes attenuiertes Mumps-Virus. Die Impfung erfolgt vorzugsweise i.m. oder ggf. subcutan (z. B. bei Blutungsneigung). Transport des Impfstoffes ist bei 0° bis 8 °C, Lagerung bei +2 bis +8 °C zu gewährleisten (Impfversager werden oft durch unsachgemäße Handhabung verursacht).

Grundimmunisierung aller Kleinkinder ab dem 12. Lebensmonat mit einer kombinierten Masern-Mumps-Röteln(MMR)-Impfung. Konversionsrate ca. 95%. Zweitimpfung ab dem 5. Geburtstag empfohlen, ggf. aber schon ab 4 Wochen nach Erstimpfung. Die Zweitimpfung schließt Lücken durch primäre und sekundäre Impfversager. Versäumte Impfungen können in jedem Lebensalter nachgeholt werden, auch bei Erwachsenen.

Verträglichkeit: Selten lokale Reaktionen. In der 2. Woche p. v. können Fieber, Kopfschmerzen und mumpsähnliche Symptome von kurzer Dauer auftreten. Der Geimpfte ist nicht ansteckend. In Einzelfällen kann eine vorübergehende schmerzhafte Hodenschwellung auftreten. Neurologische Komplikationen, wie z. B. Fieberkrämpfe, sind sehr selten. In wenigen Einzelfällen wurde über eine Meningoenzephalitis in zeitlichem Zusammenhang mit der Impfung berichtet (Rate kleiner als 1:1 Million). Es gibt bis heute keinen Hinweis dafür, dass die Mumpsimpfung einen Diabetes Typ I auslösen kann.

Gegenanzeigen: Nachgewiesene Allergien gegen Neomycin oder andere Bestandteile des Impfstoffes. Akute Erkrankungen. Angeborene, erworbene oder medikamentenbedingte Immundefizienz. Schwangerschaft: Kontraindiziert (eingehende Informationen s. Beipackzettel).

Hinweise: Eine Mumpsimpfung in den ersten 3 Inkubationstagen bietet keinen zuverlässigen Schutz. Auch nach Mumpsimpfung kann die Empfindlichkeit gegen Tuberkulin und andere Recallantigene einige Wochen herabgesetzt sein.

Passive Immunisierung

Zur Orchitisprophylaxe während und nach der Pubertät wird die Gabe von Immunglobulinen empfohlen, doch ist der Einsatz auch hoher Dosen unzuverlässig. Zur Beachtung: Nach Gabe von Immunglobulinen sowie von Blut oder Plasma 3 Monate bis zur Impfung mit Mumps-Impfstoff (oder Masern-Mumps-Röteln-Impfstoff) warten.

Müssen derartige Präparate in den ersten 4 Wochen nach Impfung verabfolgt werden, ist die Impfung zu wiederholen.

Andere prophylaktische Maßnahmen

Nicht immune Schwangere und Personen mit Immundefekten sollten Kontakte mit Mumpserkrankten meiden.

Mycoplasma-Infektionen

Krankheitsbild

Neugeborenen-Infektion: Im Vordergrund steht die durch M. pneumoniae verursachte Atemweg-Erkrankung und die Hyperbilirubinämie.

Beim älteren Kind und Erwachsenen im Beginn zunächst milde Symptome, die sich rasch, oft plötzlich, verstärken: Husten, Kopfschmerzen, febrile Temperaturen, Bradykardie, Dyspnoe und Zyanose. Die Milz kann anschwellen, Krankheitsgefühl und Allgemeinsymptome sind heftiger als bei einer Viruspneumonie. Röntgenologische Befunde sind zwischen dem 4. und 16. Krankheitstag am stärksten, meist Befall der Unterlappen. Gewöhnlich heilen die Pneumonien, die sich innerhalb von ca. 10 Tagen entwickeln, in 2–3 Wochen ab.

An Komplikationen können auftreten: Erythema exsudative multiforme, hämolytische Anämie, Pleuraerguss, Otitis media, Sinusitis, Stomatitis, Perikarditis und Myokarditis, Guillain-Barrè-Syndrom, mitunter auch Meningoenzephalitis. Die Letalität beträgt etwa 1%. Lange Rekonvaleszenzzeit.

Infektionen im Urogenitalbereich beim Mann: Urethritis und Prostatitis (etwa 10–20% aller so genannten abakteriellen Prostatitis-Fälle); bei der Frau: Bartholinitis, Vulvovaginitis, Zervixitis, Salpingitis; bei Neugeborenen gelegentlich leichte Konjunktivitis.

Häufigkeit und Verbreitung

Alle Mycoplasmenarten des Menschen gehören zur normalen Flora des jeweiligen Bereiches, außer M. pneumoniae. Die Invasivität der meisten als Kommensalen gefundenen Spezies ist gering, bei allgemeiner oder lokaler Abwehrschwäche können diese jedoch pathogen sein.

Ausschließliches Reservoir ist der Mensch. Der Anteil von M. pneumoniae-Infekten an allen Pneumonien wird auf ca. 15%, in Gemeinschaftseinrichtungen bis 40%, geschätzt. Epidemien etwa alle 3–4 Jahre.

Ätiologie

Erreger: Mycoplasmen, 125–200 µm groß, lassen sich im zellfreien Medium züchten, DNS- und RNS-haltig, ohne feste Zellwand, lediglich mit einer Plasmamembran umgeben; deswegen pleomorphes Aussehen. Die häufigsten Arten der Menschen sind:

a) im Respirationstrakt: M. pneumoniae, ferner M. orale, M. salivarium, M. faucicum, M. buccale,
b) im Urogenitaltrakt: M. hominis, U. urealyticum, M. fermentans.
Ansteckungsmodus: Durch Tröpfcheninfektion vorwiegend im Respirationstrakt oder durch direkten Kontakt, vorwiegend im Urogenitaltrakt.

Dauer der Ansteckunsfähigkeit	Inkubationszeit
Unbekannt, Erregernachweis bei infizierten Personen ab 15.–18. Krankheitstag für etwa 14 Tage und länger möglich.	15–25 Tage.

Differentialdiagnose
Pneumonien anderer Genese, vor allem Legionellose, Trichomonaden, Chlamydien, Herpesviren und Viruspneumonien (Influenza, Parainfluenza, Adeno-Virus, RS-Virus usw.); Ornithose, Q-Fieber, Gonokokken, Candida.

Immunität
Das Überstehen einer M. pneumoniae-Infektion scheint jenseits des 5. Lebensjahres eine begrenzte Immunität zu hinterlassen.

Labordiagnostik
Erregernachweis
a) Kultur
M. pneumoniae ist schwierig anzuzüchten. Als Untersuchungsmaterial sind geeignet: Nasopharyngealsekret, Bronchialsekret oder Lavage, Sputum.
Urogenitalmycoplasmen lassen sich aus zellreichen Zervix- oder Urethraabstrichen in 3–5 Tagen anzüchten.
b) Antigen-Nachweis
Schneller und einfacher Nachweis von M. pneumoniae über einen Direktantigennachweis möglich.

Mycoplasma-Infektionen

Antikörpernachweis: Wird zur serologischen Abklärung von M. pneumoniae-Infektionen eingesetzt.

Antikörpernachweise gegen Urogenitalmycoplasmen sind nicht sinnvoll, da die Durchseuchung in der Bevölkerung hoch und damit ein Antikörpernachweis wenig aussagekräftig für eine floride Infektion ist.

Konsiliarlaboratorium: Prof. Dr. E. Jacobs (s. S. 485)

Behandlung

Mykoplasmen sind resistent gegen b-Lactam-Antibiotika. Als Mittel der Wahl bei schweren Infektionen gelten trotz des Risikos von Nebenwirkungen Tetracycline (Doxycyclin tgl. 0,2 g) oder Makrolide (Clarithromycin), Letzteres mit Vorzug bei schwangeren Frauen sowie Kindern.

Seuchenbekämpfung und andere prophylaktische Maßnahmen

Meldepflicht bei gehäuftem Auftreten im Krankenhaus. Einzelunterbringung empfehlenswert.

Bei Erkrankungen des Urogenitaltraktes ist eine Partnerbehandlung unbedingt zu empfehlen.

Impfstoffe in Entwicklung. Angestrebt wird ein attenuierter Impfstoff.

Nicht tuberkulöse Mykobakterien (NTM)

Krankheitsbild
NTM sind im Normalfall nicht menschenpathogen. Ausnahmen: meist prädisponierende Faktoren wie Silikose, Immunmangelerkrankungen (AIDS), vorangegangene Lungenerkrankungen (Tuberkulose), Malignome.

Das Erscheinungsbild der Erkrankung ist dann vielfältig und erinnert stark an die unterschiedlichen Formen der Tuberkulose: Lungenaffektionen, Organmanifestationen der Haut, Knochen, Urogenitaltrakt, aber auch systemische und lokalisierte Lymphadenitis. Leitsymptom ist Fieber.

Die exakte Diagnose kann erst nach Keim-Anzucht und -identifikation erfolgen.

Häufigkeit und Verbreitung
NTM sind ubiquitär verbreitet und kommen vor u. a. im Boden, Wasser (auch Meer) und bei Tieren (auch Fisch).

Seit der erfolgreichen Bekämpfung der Tuberkulose in Industriestaaten werden nun immer häufiger NTM gefunden. In einigen Staaten sind sie bereits in mehr als 50% der Erkrankungen durch säurefeste Stäbchen nachgewiesen worden. Durch die zunehmende Zahl von AIDS-Erkrankungen haben sie auch als Ursache von schweren und tödlichen, relativ akut verlaufenden Infektionen an Bedeutung gewonnen.

Ätiologie
Erreger: Es gibt über 80 Arten von NTM, die entsprechend ihres Keimwachstums und biochemischen Verhaltens in 8 Gruppen eingeteilt werden, zu der noch eine 9. Gruppe „apathogene Mykobakterien" kommt. Man unterscheidet je nach Keimwachstum insgesamt 6 Mykobakterien-Spezies einschließlich M. tuberculosis und M. leprae. Die pathogenetisch wichtigsten NTM sind M. avium intracellulare complex = MAI (sehr häufig bei AIDS), M. kansasii, M. xenopi (alle: tuberkulose-ähnliche Erkrankungen), M. ulcerans (schwere Ulzera), M. scrofulaceum (Lymphadenitis), M. chelonae (Abszesse). Es werden aber auch bei Immunerkrankungen Infektionen durch bisher als völlig apathogen angesehene NTM beobachtet.

Nicht tuberkulöse Mykobakterien (NTM)

Ansteckungsmodus (Infektionsquelle)
Wahrscheinlich überwiegend durch Einatmen von bakteriell verunreinigtem Staub oder Aerosolen.

Dauer der Ansteckunsfähigkeit	Inkubationszeit
NTM sind nicht von Mensch zu Mensch übertragbar.	Unbekannt, wahrscheinlich der Tuberkulose entsprechend.

Differentialdiagnose
An erster Stelle Tuberkulose. Entsprechend der Vielgestaltigkeit der Erkrankung auch: Granulomatose, Sarkoidose, Malignome. Bei Lymphadenitis: virale Erkrankung. Bei Lungenaffektion: bakterielle Pneumonien, Aktinomykose, Lungenabszess.
Bei Symptomen durch NTM sollte immer nach einer anderen, konsumierenden Erkrankung (heute vor allem AIDS) gesucht werden.

Immunität
Gegen die meisten Mykobakterien besteht eine relativ hohe, natürliche Immunität. Die erworbene Immunität ist weitgehend zellgebunden, aber inkomplett.
Da Mykobakterien untereinander eine gewisse Kreuzreaktivität auf PPD aufweisen, sind Tuberkulinteste nach Kontakt mit NTM häufig schwach positiv. Diagnostisch lässt sich ein Tuberkulin-Test jedoch nicht verwerten.

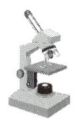

Labordiagnostik
Erregernachweis
In Blut, Sputum, Liquor, Urin, Magensaft, Pleuraexsudat, Biopsiematerial.
a) Kultur
Anzüchtung auf Spezialnährmedien möglich, jedoch langwierig. Anschließende Identifizierung über biochemische Leistungsmerkmale.
b) Mikroskopie
Ziehl-Neelsen-Färbung oder Fluoreszenz-Mikroskopie. Aufgrund der Morphologie ist eine Zuordnung zu einer bestimmten Spezies nicht möglich.

c) Nukleinsäurenachweis
Von zunehmender Bedeutung, auch zum Nachweis nicht tuberkulöser Mykobakterien.

Nationales Referenzzentrum: Forschungszentrum Borstel (s. S. 479)
Frau Dr. S. Rüsch-Gerdes

Behandlung
Wenn möglich, chirurgisch (Lymphadenopathie, Ulzera etc.)
Tuberkulostatika und Antibiotika möglichst nur nach Resistenzbestimmung, da die Wirksamkeit verschiedener, aus der Tuberkulose-Behandlung bewährter Medikamente im Einzelfall zweifelhaft ist. Tuberkulostatika, meist als Kombination (bis zu 6 Medikamente gleichzeitig), u. a. Isoniacid, Rifabutin bzw. Rifampicin, Ethambutol, Streptomycin, Clarithromycin, Azithromycin. Aber auch Mittel wie Erythromycin, Tetrazykline, Trimethoprim-Sulfamethoxazol sind oft wirksam, sodass sie bei der Resistenzbestimmung mit überprüft werden können.
Dauer der Therapie: meist 12–18 Monate.

Seuchenbekämpfung und andere prophylaktische Maßnahmen
Meldepflicht bei gehäuftem Auftreten im Krankenhaus. Patient nicht mit im Immunsystem geschwächten Patienten unterbringen.

Nocardiose

Krankheitsbild

2 Formen:

a) *Hämatogene Systemerkrankung* mit vorwiegendem Befall der Lungen (Nocardienpneumonie), über Tage und Monate dauerndem Fieber, Husten und Auswurf. Langsam Zunahme der röntg. Befunde trotz antibiotischer Therapie. Häufig abszedierende Pneumonie, nicht selten Empyembildung. Entstehung von Kavernen wie bei der Tbc.

Als Folge einer hämatogenen Streuung Beteiligung des ZNS zu etwa 25% (z. B. Abszessruptur ins Ventrikelsystem, purulente Meningitis) und des subcutanen Gewebes.

b) *Lokalisierte Infektion* der Extremitäten über traumatisierte Hautpartien mit Drusenbildung und Ausbreitung ins benachbarte Gewebe.

Die Nocardiose kann sich über längere Zeit symptomlos entwickeln. Abhängig von der Organlokalisation gibt es auch fulminante Verlaufsformen (besonders bei einer hämatogenen Streuung ins Gehirn).

Die Prognose ist meist belastet durch eine das Immunsystem schwächende Grundkrankheit oder eine notwendig gewordene therapeutische Immunsuppression. Die Heilungschancen schwanken somit in weitem Rahmen zwischen 50 und 90%.

Häufigkeit und Verbreitung

Exakte Angaben über die Häufigkeit fehlen, da das Krankheitsbild oftmals verkannt wird. Die Laboratoriumsdiagnose ist schwierig und nur gewissen Speziallaboratorien vorbehalten. Zahlen, die noch vor der AIDS-Ära stammen, geben für die USA 500–1000 Fälle pro Jahr an. Mit einem Mehrfachen muss jetzt gerechnet werden. Männer waren seit Bekanntsein der Erkrankung schon dazumal 3mal häufiger betroffen als Frauen. Wahrscheinlich hat sich das Verhältnis weiterhin zu Ungunsten der Männer verschoben.

Die Verbreitung der Erreger ist geographisch nicht begrenzt.

Ätiologie

Erreger: Aerobe Aktinomyzeten Nocardia asteroides, Nocardia brasiliensis und Nocardia caviae. Sie gehören zu den ubiquitären Bodenbakterien.

Ansteckungsmodus: Die Infektion erfolgt meist durch Inhalation von durch Luftsporen kontaminierten Staub oder direkt durch Wundkontakte. Übertragungen von Mensch zu Mensch können offensichtlich vorkommen. Generell ist die Nocardiose aber nicht kontagiös.

Dauer der Ansteckunsfähigkeit	**Inkubationszeit**
Da der Erreger ein ubiquitärer Parasit ist, beim Vorliegen entsprechender immunologischer Defizite immer gegeben.	Nicht bekannt und auch schwierig zu ermitteln, da die Erkrankung über längere Zeit symptomlos verlaufen kann.

Differentialdiagnose
Aktinomykose sowie andere generalisierte Mykosen, Lungen-Tbc, Morbus Boeck, Morbus Hodgkin, Karzinomatose und Kollagenose.

Immunität
Der Saprophyt wird offensichtlich nur bei gestörten Immunitätsverhältnissen zum Krankheitserreger.

Labordiagnostik
Erregernachweis

Als Untersuchungsmaterial sind geeignet: Sputum, Trachealsekret, bronchoalveoläre Lavage, Liquor, Abszessinhalt.

a) Mikroskopie

Gram-, Grocott- und modifizierte Ziehl-Neelsen-Färbung einsetzbar.

b) Kultur

Anzucht auf einfachen Kulturmedien möglich. Eine anschließende Speziesidentifizierung über die Analyse der Bakterienzellwandbestandteile ist nur in Speziallaboratorien möglich.

Konsiliarlaboratorium: Prof. Dr. K. P. Schaal (s. S. 482)

Nocardiose

Behandlung

Kombination von Trimethoprim mit Sulfamethoxazol (TMP-SMZ) über Wochen u. U. Monaten. Die zusätzliche Gabe von Imipenem, Ceftriaxon und Amikacin soll synergistisch wirken. Bei Sulfonamid-Überempfindlichkeit hat sich eine kombinierte Therapie mit Ampicillin und Erythromycin bewährt. Wiksam ist auch Minocyclin (z. B. bei AIDS-Patienten).
Bei der Sulfonamidbehandlung ist für ausreichende Flüssigkeitszufuhr zu sorgen.

Seuchenbekämpfung und andere prophylaktische Maßnahmen

Meldepflicht bei gehäuftem Auftreten im Krankenhaus.
Isolierung der Patienten bis zur Ausheilung der Erkrankung gegenüber immunsuppressorisch behandelten Patienten (Organtransplantationen, Leukämien) oder gegenüber HIV-Infizierten usw.

Norwalk-(Like-)Virusinfektionen
Small Round Structured Viruses – SRSV-Infektionen
(Norwalk-Viren und Norwalk-ähnliche Viren, Caliciviren)

Krankheitsbild
Akute Gastroenteritis mit Übelkeit, Erbrechen, nicht blutigen Durchfallen und abdominalen Krämpfen; bei 25–50% der Erkrankten zusätzlich mit Kopfschmerzen, Fieber, Schüttelfrost sowie Muskelschmerzen. Nach in der Regel mildem Verlauf klingt die Erkrankung nach 12–60 Stunden wieder ab. Durch Störungen im Elektrolythaushalt und Dehydratation kann es zu ernsten Komplikationen bis hin zum letalen Verlauf kommen.

Häufigkeit und Verbreitung
Weltweit vorkommend, meistens bei Erwachsenen und älteren Kindern; bei diesem Personenkreis für etwa 1/3 aller Gastroenteritisfälle verantwortlich. SRSV sind Hauptursache von Gastroenteritis-Ausbrüchen in Gemeinschaftseinrichtungen wie z. B. Kasernen, Seniorenheimen, Pflegeheimen, psychiatrischen Anstalten, Kinderhorten und Schulen sowie Ausbrüchen in Hotels und Fastfoodrestaurants.

Nach neuen Untersuchungen sind Viren der Norwalkgruppe nicht nur für endemische Gastroenteritisausbrüche verantwortlich, sondern auch für eine beträchtliche Anzahl sporadischer Gastroenteritiden bei Kleinkindern im Alter von zwei Monaten bis zu zwei Jahren. Mit einer Häufigkeit von 20–22% waren sie die nach den Rotaviren zweithäufigste Ursache für akute Gastroenteritiden in dieser Altersgruppe.

Die Erkrankung tritt das ganze Jahr über auf, eine saisonale Häufung ist besonders bei Kleinkindern in den Wintermonaten zu beobachten. Reinfektionen sind besonders bei älteren Personen möglich.

Ätiologie
Erreger: Verschiedene, zur Familie der Caliciviridae gehörende, im Durchmesser 26–35 nm große Viren ohne Hülle +ss RNS, ca. 7,5 Kb groß; phärisches Capcid mit 32 Capsomeren und nur 1 Capsidprotein; sehr resistent gegen Umwelteinflüsse.

Caliciviren: 5 Serotypen, in der Genomorganisation deutlich unterschieden von der Norwalk-Virusgruppe.

Norwalk-(Like-)Virusinfektionen

Norwalk-Virusgruppe: Es existieren die Genomgruppen I und II mit einer Vielzahl serologisch unterschiedlicher Viren; Namensgebung nach dem Ort ihrer Entdeckung z. B. Norwalkvirus, Hawaivirus, Sapperovirus u.a.

Ansteckungsmodus: Fäkal-oral, vielfach durch kontaminiertes Trinkwasser und kontaminierte Lebensmittel, insbesondere Schellfisch und Austern, aber auch von Person zu Person; sehr kontagiös.

Dauer der Ansteckunsfähigkeit	Inkubationszeit
2–3 Tage nach Erkrankungsbeginn.	24–48 Stunden.

Differentialdiagnose
SRSV sind nach Rotaviren die am häufigsten vorkommenden, für akute Gastroenteritis verantwortlichen Viren mit gleichen Symptomen wie auch bei Astrovirus-, Parvovirus-, Coronavirus- und enteralen Adenovirus-Infektionen. Bakterien wie Salmonellen, Shigellen, Campylobacter u. a. spielen bei diesem Krankheitsbild eine geringe Rolle.

Immunität
Antikörper gegen Caliciviren und Viren der Norwalkgruppe steigen nach der Infektion bis zur 3. Woche an und fallen nach 6 Wochen langsam wieder ab. Trotz vorhandener Antikörper kann es bei der Norwalkgruppe zur Reinfektion kommen.

Labordiagnostik
Erregernachweis
Wegen der kurzen Ausscheidungsdauer von in der Regel 2 Tagen sind nur Stuhlproben bis zum 2. Erkrankungstag zur Untersuchung geeignet. Der Erregernachweis erfolgt mittels Elektronenmikroskop oder Polymerasekettenreaktion. Durch Einsatz geeigneter Primer können alle Vertreter der Virusgruppe detektiert werden. Die RT/PCR bietet zudem die Möglichkeit zur Differenzierung der Norwalkviren in die Genomgruppen I und II.

Ein kommerzieller Antigen-ELISA steht zur Zeit noch nicht zur Verfügung.
Antikörpernachweis: Antikörperbestimmungen haben zur Zeit keine diagnostische Bedeutung.

Konsiliarlaboratorium: Dr. H. G. Baumeister (s. S. 492)

Behandlung
Wie bei Erkrankungen durch andere Erreger der viralen akuten Gastroenteritis empfiehlt sich eine orale Rehydratationstherapie.

Seuchenbekämpfung und andere prophylaktische Maßnahmen
Nach dem Bundesseuchengesetz (BSeuchG) besteht Meldepflicht für Krankheitsverdacht, Erkrankung und Tod wie bei allen Formen von infektiöser Gastroenteritis, eine besondere Meldepflicht gemäß BSeuchG bei Ausbrüchen in Gemeinschaftseinrichtungen und in Einrichtungen zur Betreuung von Kindern.
Bei Ausbrüchen in Gemeinschaftseinrichtungen sollte eine Virusausbreitung durch intensive Hygienemaßnahmen verhindert werden.
Eine Vaccine gegen Calici- und Norwalkviren steht nicht zur Verfügung.

Ornithose (Psittakose, Papageienkrankheit)*

Krankheitsbild
Die Verlaufsform kann pulmonalen, grippalen, typhösen oder enzephalitischen Charakter haben; am häufigsten inapparenter Verlauf, besonders bei Kindern. Wenn die Erreger von Papageien oder Wellensittichen stammen (Psittakose), verläuft die Erkrankung gewöhnlich schwerer als bei Erregern von anderen Vogelarten (Ornithosen).

Grippale Form: leichte fieberhafte Erkrankung ohne pulmonale Beteiligung. Genesung meist innerhalb einer Woche.

Pulmonale Form: Im Vordergrund steht eine Pneumonie mit quälendem Hustenreiz ohne Auswurf; Sputum erst in der 2. Woche als glasig-zähe Masse. Die Temperatur steigt schnell auf 39–40 °C und bleibt etwa 2 Wochen auf gleicher Höhe.

Benommenheit und heftiges Krankheitsgefühl vermitteln den Eindruck der typhösen Form.

Bei der seltenen enzephalitischen Form gesellen sich zu diesem Krankheitsbild Schlaflosigkeit, Seh- und Hörstörungen, Tremor, sogar Krämpfe. Erst in der 3. Woche beginnt das Fieber allmählich zu sinken.

Gefürchtet sind bakterielle Superinfektionen, die den Krankheitsverlauf komplizieren, ebenso Empyeme, Lungeninfarkte, Thrombosen und Myokarditiden.

Häufigkeit und Verbreitung
Chl. psittaci ist ein weltweit verbreiteter Erreger in vielen Vogel- und Säugetierarten und nicht an Klima oder Jahreszeiten gebunden.

Ätiologie
Erreger: Der Erreger der Ornithose gehört zu den Chlamydien". Chlamydien sind unbewegliche, gram-negative, obligat intrazellulär gelegene Bakterien mit einem Durchmesser von 0,25–0,35 μm.

---

* Chlamydia pneumoniae, antigenetisch von Chl. psittaci abzugrenzen, wurde im Zusammenhang mit dem Auftreten von Pneumonien leichteren Grades, Bronchitiden und Sinustiden vor 15 Jahren erstmalig beschrieben (siehe S. 107).

Die Widerstandskraft der Chlamydien gegenüber äußeren Einflüssen ist gering. Inaktivierung durch 0,1%iges Formalin innerhalb von 24 Stunden, durch eine Temperatur von +60 °C bereits nach 10 Minuten.

Ansteckungsmodus (Infektionsquelle)

Die Übertragung erfolgt in der Regel durch Inhalation von Kot- oder Federstaub, jedoch auch als Schmierinfektion. Häufigste Infektionsquelle für den Menschen sind infizierte Zier- und Nutzvögel. Die indirekte Übertragung durch Vogelmilben ist möglich, sehr selten von Mensch zu Mensch.

Dauer der Ansteckunsfähigkeit	Inkubationszeit
Fast immer während der akuten Erkrankung.	7–25, in der Regel jedoch 10–14 Tage.

Differentialdiagnose

Die Stellung der Diagnose wird erleichtert bei gleichzeitiger Erkrankung eines Vogels; sonst ist abzugrenzen gegen Typhus/Paratyphus, Grippe, Viruspneumonie, Tuberkulose, Q-Fieber.

Immunität

Keine belastbare Immunität. Der Mensch ist in jedem Alter für den Erreger empfänglich.

Labordiagnostik

Erregernachweis

Als Untersuchungsmaterial sind Blut und Sputum geeignet.

– Kultur

Die Anzucht von Chl. psittaci in Zellkultur ist zwar möglich, bleibt jedoch Speziallaboratorien vorbehalten.

Antikörpernachweis: auch zur Klassendifferenzierung möglich.

Konsiliarlaboratorium: Prof. Dr. Eberhard Straube (s. S. 483)

Behandlung
Symptomatisch. Hochwirksam sind Doxycyclin i.v.u. besonders die neuen Makrolide (z. B. Clarithromycin, Roxythromycin).

Seuchenbekämpfung und andere prophylaktische Maßnahmen
Infektionsverdächtige sofort antibiotisch behandeln. Zier- oder Nutzvögel aus der Umgebung des Erkrankten sorgfältig beobachten und ggf. untersuchen.
Meldepflicht besteht bei Verdacht, Erkrankungs- und Todesfall.
Erkrankte und Kontaktpersonen dürfen Schulen und ähnliche Gemeinschaftseinrichtungen bis zum Abschluss der Behandlung nicht betreten.
Bei Verdacht Desinfektion der mit dem Erkrankten in Berührung gekommenen Gegenstände. Überwachung des Handels, vor allem mit Papageien und Wellensittichen. Desinfektion der Haltungsanlagen und Transporteinrichtungen. Begrenzung oder Ausrottung der verwilderten Haustauben in Städten.
Nach dem Tierseuchengesetz anzeigepflichtige bzw. meldepflichtige Zoonose beim Tier.

Papillomatose

Krankheitsbild
Infektionen der Haut oder Schleimhaut mit dem Papilloma-Virus führen, soweit sie klinisch in Erscheinung treten, zu primär gutartigen Tumoren, so Warzen, Papillome, Kondylome mit verschiedenen morphologischen Abarten und unterschiedlichsten Prädilektionsstellen. einige der HPV-Typen können zu maligner Entartung der epithelialen Tumore führen. Dabei hat das Zervixkarzinom eine herausragende Bedeutung erhalten, obwohl nur ein kleiner Teil HPV-DNA-positiver Frauen davon betroffen sind.

Häufigkeit und Verbreitung
Weltweit verbreitet, besonders verrucae vulgares bzw. verrucae planae juveniles bei Kindern und Jugendlichen.
Bei Männern und Frauen im Alter von 15 bis 50 J. liegt die Häufigkeit genitaler HPV-Infektionen zwischen 1–4%.

Ätiologie
Erreger: Human pathogener Papillom(a)virus (HPV) mit 100 bisher ermittelten Genotypen. Die vielfachen Papillomarten spiegeln sich auch in entsprechenden Virustypen wider; so werden Condylomata acuminata bevorzugt durch HPV 6 und 11 verursacht.
Bei fast allen Zervixkarzinomen, Karzinomen der Vulva, Vaginal-, Penis-, Anal-Karzinomen, auch Karzinomen des Kehlkopfes und der Mundhöhle wird Papillom(a)virus, besonders der Typ 16 und 18 der Gruppe G, nachgewiesen. Zur Entstehung des Karzinoms scheinen Kofaktoren notwendig zu sein, die die Integration der Papillom(a)virus-DNA in das Zellgenom begünstigen. Darunter fallen die auch für die HSV II bekannten Faktoren; selbst das Rauchen wird angeschuldigt.
Ansteckungsmodus: Die Übertragung von Mensch zu Mensch ist möglich bei Hautwarzen durch direkten Kontakt oder Autoinkulation. Im Falle der Condylomata acuminta auch durch den Geschlechtsverkehr; das verursachende Virus führt offensichtlich nicht nur Malignität. Die Infektion wird durch kleine Hautläsionen begünstigt.

HPV kann vom infizierten Genitaltrakt der Mutter auf das Neugeborene übertragen werden.

Dauer der Ansteckunsfähigkeit	Inkubationszeit
Solange aktives Virus vorhanden ist.	4 Wochen bis 8 Monate, bei Kondylomen 3–6 Monate.

Differentialdiagnose
In Abhängigkeit von der Lokalisation verschieden und oft nur fach-dermatologisch zu klären.
Bedeutsam ist die Unterscheidung von Condylomata lata, die breit aufsitzen, nicht papulomatös und nicht mit einer Knopfsonde zu entfalten sind.

Immunität
Offensichtlich führen überstandene HPV-Infektionen zu einer Teilimmunität, worauf zu schließen ist, da die häufigen Infektionen mit den meisten Virustypen Kinder und Jugendliche befällt, Erwachsene dagegen weitgehend vor Neuinfektionen geschützt sind. Auch ist auffällig und noch nicht zu erklären, warum Condylomata acuminata nach Abtragung der oberflächlichen Wucherungen meist nicht mehr nachwachsen.

Labordiagnostik
Wichtig ist bei Verdacht auf maligne Entartung Nachweis oder Ausschluß eines onkogenen HPV-Typs, der mit molekularbiologischen Methoden gelingt; z. B. auch zum Ausschluß fraglicher Lymphknoten-Metastasen bei Patientinnen mit Zervixkarzinom.

Konsiliarlaboratorium: Dr. K. Dörries (s. S. 490)

Behandlung
Dem Therapeuten stehen eine ganze Reihe lokaler Behandlungsmöglichkeiten zur Verfügung, im Wesentlichen chirurgische Verfahren. Im Falle der genitalen HPV 16 und 18 assoziierten Präkanzerosen ist eine

vollständige Abheilung durch Cidofovir in Kombination mit Imiquimod möglich und zwar auch bei immundefizienten, HIV-infizierten Patienten (Kontrolle besonders der Nierenfunktion!)

Seuchenbekämpfung und andere prophylaktische Maßnahmen
Bei Papillomen im genital-analen Bereich sind übliche Schutzmaßnahmen naheliegend..
Impfstoffe in Entwicklung.

Parainfluenza-Virus-Infektionen

Krankheitsbild
Parainfluenza-Viren verursachen vor allem Infekte der oberen Luftwege. Beim Übergreifen auf tiefere Luftwegabschnitte kann es zur akuten Laryngo-Tracheo-Bronchitis kommen, gefürchtet besonders bei Säuglingen und Kleinkindern unter 3 Jahren. Typisch für Sendaivirus (Typ 1)-Infektion: die Neugeborenen-Pneumonie mit hoher Letalität. Bei älteren Kindern und Erwachsenen nehmen Parainfluenza-Infektionen meist einen harmlosen Verlauf.

Häufigkeit und Verbreitung
Parainfluenza-Viren sind weltweit verbreitet. Auftreten in lokalisierten Ausbrüchen. Anteil an viralbedingten Kruppfällen ca. 30 %.

Ätiologie
Erreger: Parainfluenza-Viren, serologische Typen 1–4 (4A, 4B), gehören zu den Paramyxoviren, RNS-haltig, ca. 120–300 nm. Sendai-Virus ist nahe verwandt.
Ansteckungsmodus (Infektionsquelle)
Noch nicht geklärt, wahrscheinlich Tröpfcheninfektion; Infektionsquelle ist der Mensch.

Dauer der Ansteckunsfähigkeit	Inkubationszeit
Nicht genau bekannt.	2–6 Tage, bei Sendai-Infektion bis 19 Tage.

Differentialdiagnose
Klinisch keine ätiologische Unterscheidung mit anderen virusbedingten Atemwegsinfektionen. Fehldiagnose Pertussis möglich.

Immunität
Antikörper gegen Parainfluenza-Viren werden sehr frühzeitig im Leben erworben. Erwachsene haben zu 80 % Antikörper gegen Typ 1 und 2 und zu 100 % gegen Typ 3. Bei den Typen 1, 2 und 3 bestehen partielle Anti-

gengemeinschaften, auch mit Mumps. Der meist harmlosere Verlauf bei älteren Kindern und Erwachsenen wird mit dem Vorhandensein von Antikörpern erklärt.

Labordiagnostik
Erregernachweis
In Rachenspülwasser, Bronchialsekret oder Lavage, Sputum, Nasen-Rachen-Abstriche, Liquor.
Antigennachweis: Der Nachweis mittels IFT oder EIA ermöglicht eine frühe Diagnose der Infektion.
Antikörpernachweis: Ein signifikanter Titeranstieg in einem Serumpaar (Abstand 5–10 Tage) oder der Nachweis virusspezifischer IgA- oder IgM-Antikörper sprechen für eine frische Infektion. Problematisch bleibt die Möglichkeit einer Kreuzreaktion von Parainfluenza 2 gegen Mumps-Virus.

Konsiliarlaboratorien: Prof. Dr. H. Werchau (s. S. 491)
  Frau Dr. A. Rohwedder
  Dr. Dr. R. Heckler (s. S. 492)

Behandlung
Symptomatische Therapie; bei bakterieller Sekundärinfektion Antibiotika.

Seuchenbekämpfung und andere prophylaktische Maßnahmen
Meldepflicht bei gehäuftem Auftreten im Krankenhaus. Einzelunterbringung erforderlich.

Parapertussis

Krankheitsbild
Plötzlich auftretende Tracheitis und Bronchitis, zuweilen auch schon pertussiformer Husten. Kein wesentlicher klinischer Unterschied des Stadium catarrhale, convulsivum und decrementi gegenüber Pertussis; meist jedoch kein Fieber; Komplikationen, besonders Pneumonien, sind nicht selten. 5–20% der Bordetella-Infektionen durch B. parapertussis verursacht.

Häufigkeit und Verbreitung
Auftreten wahrscheinlich in allen Erdteilen; in zivilisierten Staaten epidemisch alle 1–3 Jahre; Empfänglichkeit wird mit 15–60% angegeben; Erkrankungsgipfel liegen bei Drei- bis Fünfjährigen.

Ätiologie
Erreger: Bordetella parapertussis, ein weniger virulenter Keim als B. pertussis, ebenso unbewegliches gramnegatives Stäbchen; spaltet Harnstoff (im Gegensatz zu B. pertussis).
Ansteckungsmodus (Infektionsquelle)
Tröpfcheninfektion, Eintrittspforte ist der Nasen-Rachen-Raum.

Dauer der Ansteckunsfähigkeit	Inkubationszeit
Über die Dauer der Erkrankung; vor allem im Stadium catarrhale.	6–20 Tage.

Differentialdiagnose
Einfache Tracheitis und Bronchitis (keine Lymphozytose), Pertussis, Adenovirus-Infektion.

Immunität
Die überstandene Erkrankung verleiht spezifische Immunität von unterschiedlicher Dauer; trotz Antigenverwandtschaft keine Immunität gegen Pertussis.

Parapertussis

Labordiagnostik
Erregernachweis
siehe Pertussis.

Behandlung
Wenn, dann so frühzeitig wie möglich, im Stadium catarrhale.
a) unspezifische
Symptomatisch, Expektorantien.
b) spezifische
Ampicillin, Tetracyclin.

Seuchenbekämpfung und andere prophylaktische Maßnahmen
Ein Lebendimpfstoff, der sich bei nasaler Anwendung immunogen erwies (IgG und IgA) wird zurzeit eingehender geprüft.

Paratyphus A, B und C

Krankheitsbild
Typhusähnlicher Verlauf: beginnt mit Übelkeit, Erbrechen, wässrigem Durchfall, Leib- und Kopfschmerzen, Schwindel, dann Fieber. Schüttelfrost! Exsikkose mit ihren Folgen: Blutdruckabfall, Hämokonzentration, Elektrolytstörungen, Wadenkrämpfe. Herpes labialis, zahlreiche Roseolen an Stamm und Extremitäten, Milztumor. Fieberdauer meist unter 4 Wochen, selten Rezidive. Häufig rein gastroenteritischer Verlauf. In 3–5% entwickeln sich Dauerausscheider.

Komplikationen: Thromboseneigung, Kalium- und Chlorverlust, extrarenale Urämie. Blutung und Perforation stellen ein wenn auch seltenes, so doch stets einzukalkulierendes Risiko dar.

Häufigkeit und Verbreitung
In wärmeren Ländern endemisch: im Orient, Indien und im ganzen Tropen- und Subtropengebiet. Mitteleuropa vorwiegend Paratyphus B; Osteuropa und Mittelmeer vorwiegend Paratyphus A; Südosten, Ferner Osten und Zentralafrika vorwiegend Paratyphus C. Steigende Erkrankungsziffern durch den Tourismus.

Ätiologie
Erreger: Salmonella paratyphi (A), Salmonella schottmülleri (B), Salmonella hirschfeldii (C). Es sind gramnegative, plumpe, sporenlose Stäbchen mit peritrichen Geißeln.

Ansteckungsmodus (Infektionsquelle)
Direkt und indirekt von Mensch zu Mensch, Kontakt mit Kranken und Dauerausscheidern. Kontaminierte Lebensmittel.

Dauer der Ansteckunsfähigkeit	Inkubationszeit
Kranke und Ausscheider können durch Schmierinfektion anstecken; Dauerausscheider oft jahrelang!	Bei den einzelnen Typen unterschiedlich; Typ A gewöhnlich länger als B und C; 3–8–12 Tage.

Paratyphus A, B und C

Differentialdiagnose
Typhus abdominalis, Bakterienruhr, Botulismus, Lebensmittelvergiftungen durch Staphylokokken, Streptokokken, Proteus, Jejunitis necroticans.

Immunität
Die durch Erkrankung erworbene Immunität soll sich spezifisch jeweils auf Paratyphus A und B beziehen.

Labordiagnostik
Erregernachweis
Als Untersuchungsmaterial eignen sich, abhängig vom Krankheitsstadium, Stuhl und Blut.
a) Kultur
– Blutkultur sinnvoll während der ersten Tage nach Krankheitsbeginn.
– Stuhlkulturen (Selektivnährböden) werden ab Ende der 2. Krankheitswoche positiv.
Identifizierung und Differenzierung erfolgen über biochemische Leistungsprüfung und Serotypisierung nach dem Kauffmann-White-Schema.
Antikörpernachweis: Antikörpertiteranstiege im Verlauf der Erkrankung. Die Bewertung bleibt problematisch.

Nationalen Referenzzentren: Robert Koch-Institut Wernigerode
Prof. Dr. H. Tschäpe (s. S. 480)
Hygiene Institut Hamburg
Prof. Dr. J. Bockemühl (s. S. 480)

Behandlung
a) unspezifische
Flüssigkeits- und Elektrolytersatz, Schonkost, pflegerische Allgemeinmaßnahmen.
b) spezifische
Ciprofloxacin (bei Erw.) sowie Breitband-Cephalosporine (Cefotaxim, Ceftriaxon). Bei Rezidiven Wechsel der Medikamentengruppe.
Therapiedauer 2 Wochen, bei Ciprofloxacin sowie Ceftriaxon auch als Einzeittherapie.

Paratyphus A, B und C

c) der Keimträger oder Ausscheider
Versuch der Sanierung mit Ciprofloxacin; evtl. Entfernung der Gallenblase.

Absonderung und Quarantäne:	Klinikbehandlung der Erkrankten oder Krankheitsverdächtigen ist so lange erforderlich, bis ab 10 Tage nach Entfieberung 6 Stühle und 6 Urine in 3-tägigen Abständen bakteriologisch negativ sind. Danach muss noch eine Duodenalsonde negativ sein.
Maßnahmen bei Ansteckungsverdächtigen:	siehe unten.
Weitere Maßnahmen der Seuchenbekämpfung:	Es besteht Meldepflicht bei Verdacht, Erkrankungs- und Todesfall sowie des Ausscheiders. Erkrankungsverdächtige und Kranke müssen im Krankenhaus abgesondert werden. Ausscheidungsverdächtige und Ausscheider dürfen nicht in Lebensmittelbetrieben und Trinkwasserversorgungsanlagen beschäftigt werden. Lehrer, Schüler, Schulbedienstete und in Schulgebäuden wohnende Personen, die an Paratyphus A und B leiden oder auch nur dessen verdächtig sind, dürfen die Unterrichtsräume der Schule nicht betreten. Sinngemäß gilt dieses für Schüler- und Schullandheime, Säuglings- und Kinderheime, Kindergärten, Kindertagesstätten und Ferienlager.

Impfprophylaxe
Ein Impfstoff steht nicht zur Verfügung.

Passive Immunisierung
Nicht möglich.

Andere prophylaktische Maßnahmen
Strenge hygienische Sicherheitsmaßnahmen, sorgfältiges Kochen von Nahrungsmitteln.

Pertussis (Keuchhusten)

Krankheitsbild

Der Keuchhusten gehört zu den gefährlichsten Infektionskrankheiten des Säuglingsalters. Im *Stadium catarrhale* oft noch uncharakteristischer Husten. In der 2. Woche beginnt das typische *Stadium convulsivum* von 3–4 Wochen Dauer: Wiederholte Stakkato-Hustenanfälle mit tiefer, ziehender Inspiration z. T. mit Krampf der Glottis- und Bronchialmuskulatur (Apnoe und Zyanose), Krampflösung unter typischer „keuchender" Inspiration; anschließend werden oft große Mengen zähen, glasigen Schleims mit oder ohne Nahrung erbrochen. Schwere anhaltende Hustenanfälle können zu Schleimhautblutungen (Nasenbluten), sogar zu Lungenblähung führen. Kein Fieber, es sei denn, es treten Komplikationen auf. Ausgeprägte lymphozytäre (bis 90%) Leukozytose. Das *Stadium decrementi* leitet die Rekonvaleszenz ein, Rückfälle sind jedoch bei Kindern häufig.

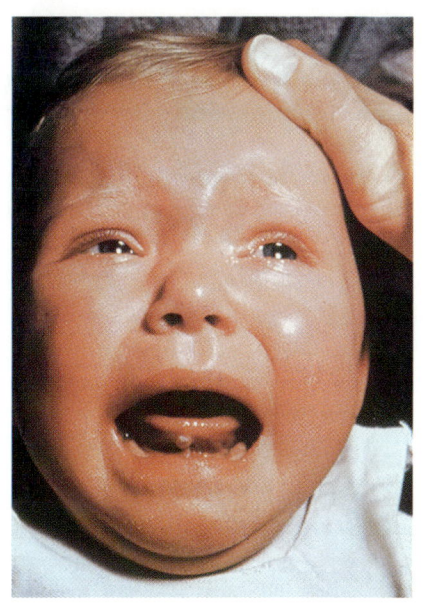

Stadium convulsivum

Die Dauer des Keuchhustens beträgt 6–12 Wochen.

Komplikationen: Eitrige Bronchitis, bakterielle Sekundärinfektion mit Otitis media und/oder Pneumonie. Gefahr der Atelektasenbildung mit kompensatorischem Emphysem, latente Tuberkulose kann aktiviert werden, beim Säugling oft Begleitdyspepsie, Nasenbluten, petechiale Blutungen besonders im Gesicht, subkonjunktivale und sklerale Blutungen sind häufig. Besonders gefürchtet sind neurologische Komplikationen in Form von generalisierten Krämpfen und Bewusstlosigkeit (Enzephalopathie), deren Letalität um 50% beträgt.

Häufigkeit und Verbreitung

Weltweite Verbreitung mit einem hohen Kontagionsindex. Die Antibiotika-Therapie hat dazu beigetragen, die Letalitätsrate bei Pertussis zu senken. Etwa 70% der Todesfälle betreffen das Säuglingsalter.

Ätiologie

Erreger: Bordetella pertussis (Haemophilus pertussis), gramnegatives Stäbchen <1 µm, das auf penicillinhaltigem Substrat wächst; produziert eine Vielzahl von Virulenzfaktoren wie z. B. Pertussis-Toxin, Filamenthämagglutinin, Pertactin, Adenyl-cyclasetoxin, dermonekrotisches Toxin, Trachea-Cytotoxin.

Ansteckungsmodus (Infektionsquelle)

Durch Direktkontakt mit dem Pertussiskranken (Tröpfcheninfektion).

Dauer der Ansteckunsfähigkeit	Inkubationszeit
Ab Stadium catarrhale bis 40 Tage; sie ist besonders groß während des ersten Stadiums.	7–14 Tage, selten bis 21 Tage.

Differentialdiagnose

Parapertussis, Chlamydia pneumoniae, Mukoviszidose mit Lungenbeteiligung, Adenoviren, das Respiratory-syncytial-Virus sowie Influenza- und Parainfluenza-Viren. Adenovirus-Infektionen kommen nicht selten gleichzeitig mit Bordetella pertussis vor.

Immunität

Das gefährdete Neugeborene besitzt keine gegen Pertussis schützenden mütterlichen Antikörper. Nach Überstehen von Pertussis entsteht eine antibakterielle Immunität von jahrzehntelanger Dauer, jedoch werden nicht selten Erwachsene, mitunter schon nach 15–20 Jahren (!) von ihren Kindern und Enkeln angesteckt und erkranken ein zweites Mal.
Bei Restimmunität auch leichtere Verläufe möglich, im Anfangsstadium nicht selten atypisch.

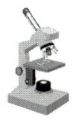

Labordiagnostik

Erregernachweis

Als Untersuchungsmaterial eignen sich Nasopharynx-Abstriche.
a) Kultur
Anzucht auf Spezialnährmedien möglich.
b) Antigennachweis
Direkter Nachweis von B. pertussis/B. parapertussis im Patientenmaterial mit spezifischen Antiseren möglich, Sensitivität jedoch geringer als Kultur.
c) Nukleinsäurenachweis
Die Nukleinsäureamplifikation erlaubt es, innerhalb einiger Stunden Pertussis-DNA nachzuweisen. Sensitivität besser als bei der Kultur.
Antikörpernachweis: Serologische Befunde sind nicht immer eindeutig, deshalb sollte die Bewertung der Antikörperbestimmung unter Berücksichtigung von klinischen und anamnestischen Angaben erfolgen.

Konsiliarlaboratorium: Prof. Dr. C. H. Wirsing von König (s. S. 482)

Behandlung

a) unspezifische
Hospitalisierung bei Säuglingen und gefährdeten Kleinkindern. Überwachung der Lungenfunktion, viel frische Luft, notfalls Sauerstoffzelt, sorgfältige Pflege, Husten stillende Mittel, konzentrierte Nahrung, häufig in kleinen, festen Portionen. Kein Codein. Bei Säuglingen auch b-Adrenergika, wie Salbutamol.
b) spezifische

Schon im Stadium catarrhale Erythromycin, tgl. 50 mg/kg, besser Clarithromycin oder Roxythromycin. Bei Makrolid-Unverträglichkeit Co-Trimoxazol.

Absonderung und Quarantäne:	4 Wochen ab Beginn der Erkrankung, 3 Wochen nach den ersten typischen Hustenanfällen.
Maßnahmen bei Ansteckungsverdächtigen:	Erythromycin oder Clarithromycin, ab 8. Lj. Doxycyclin.
Weitere Maßnahmen der Seuchenbekämpfung:	Meldepflicht besteht für den Todesfall und von nicht nur vereinzelt in Krankenanstalten oder in Entbindungsheimen auftretenden Erkrankungsfällen. Verbot des Besuchs von Schulen und ähnlichen Gemeinschaftseinrichtungen. Zulassung nach Krankheit: nach Abklingen der klinischen Symptome, spätestens nach 3 Wochen. Zulassung von Ansteckungsverdächtigen: Erwachsene sofort; Kinder unter 3 Jahren nach früher überstandener Krankheit oder bei ausreichendem Impfschutz sofort; sonst nach 1–2 Wochen.

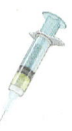

Impfprophylaxe

Wegen der hohen Letalität im 1. Lebensjahr ist die Impfung gerade beim jungen Säugling ab 3. Lebensmonat indiziert und soll zeitgerecht fortgeführt werden.

Heutzutage haben die besser verträglichen azellulären Pertussis-Impfstoffe (aP oder Pa) die früher verwendeten Ganzkeim-Impfstoffe (Pw für whole cell) abgelöst. Die Pertussisimpfung der Säuglinge erfolgt in Kombination mit anderen Impfantigenen, z.B. als DTaP-IPV. Im 1. Lebensjahr werden ab 3. Lebensmonat 3 Dosen je 0,5 ml in 4wöchigem Abstand gegeben. Die 4. Impfung erfolgt 6–12 Monate nach der dritten, möglichst jedoch bis zum 15. Lebensmonat (siehe auch Impfplan S. 24).

Nachholimpfungen bis zum vollendeten 18. Lebensjahr
Für noch nicht gegen Pertussis Geimpfte stehen monovalente Pertussis-Impfstoffe zur Verfügung. Im Januar 2000 hat die STIKO empfohlen, eine Pertussis-Immunisierung bis zum vollendeten 18. Lebensjahr nachzuholen bzw. zu komplettieren. Die Dosierungsschemata der einzelnen Impfstoffe für das jeweilige Alter sind dabei zu beachten.

Boosterimpfung für bereits geimpfte Kinder
Für bereits 4 mal gegen Pertussis geimpfe Kinder und Jugendliche wird ebenfalls ab Januar 2000 eine weitere Dosis (aP) empfohlen.
Mit dieser neuen Empfehlung soll die Immunität gegen Pertussis bis zum Erwachsenenalter bewirkt werden. Wie neuere Untersuchungen zeigen, nehmen Erkrankungsfälle bei Jugendlichen und Erwachsenen zu, da weder nach Wiedererkrankung noch nach Impfung lebenslange Immunität besteht. Häufig sind diese älteren Erkrankten auch Infektionsquelle für noch ungeschützte Säuglinge, für die die Pertussis-Erkrankung eine besondere Gefährdung darstellt. Mit den gut verträglichen azellulären Impfstoffen kann der Immunschutz wieder aktualisiert werden. In Diskussionen ist noch die Häufigkeit der Booster, und ob künftig auch bestimmte Erwachsenengruppen geimpft werden sollen. Prinzipiell gibt es aus medizinischen Gründen keine Altersbegrenzung für eine Pertussis-Impfung.

Passive Immunisierung
Keine.

Andere prophylaktische Maßnahmen
Während der letzten Monate der Schwangerschaft Impfanamnese der älteren Geschwister überprüfen und gegebenenfalls Impfung nachholen.

Pest

Krankheitsbild
Verschiedene Verlaufsformen, verursacht durch den gleichen Erreger.
Bubonenpest (Beulenpest): häufigste Form. Beginn schlagartig mit Schüttelfrost, hohem Fieber. Blau-rote, schmerzhafte Schwellung der regionären Lymphknoten. Im Endstadium hämorrhagische Septikämie.
Lungenpest: kann sekundär Endstadium der Bubonenpest sein oder primär durch Tröpfchen- oder Staubinfektion entstehen. Beginn mit Bronchitis, rasch in konfluierende Bronchopneumonie übergehend.
Hautpest: Selten primär, meist sekundär als Pusteln, Karbunkel, Phlegmonen, Hautblutungen.
Ohne frühzeitige Antibiotikabehandlung hohe Letalität.

Häufigkeit und Verbreitung
Endemische Pestgebiete: Südostasien (besonders Vietnam und Burma), Iran, Indien, Zentral- und Südafrika (Kongo, Tansania und Madagaskar), tropisches Mittel- und Südamerika.

Ätiologie
Erreger: Yersinia pestis; unbewegliche, kurze, gramnegative Stäbchen, bilden keine Sporen.
Ansteckungsmodus (Infektionsquelle)
Bubonenpest: Übertragung meist durch Flöhe oder direkten Kontakt von verschiedenen Nagetieren auf die Menschen.
Bei Lungenpest Tröpfcheninfektion durch Aushusten.

Dauer der Ansteckunsfähigkeit	Inkubationszeit
Während der Dauer der Erkrankung.	Bubonenpest 2–12 Tage, Lungenpest 1–2 Tage.

Differentialdiagnose
Tularämie, Fleckfieber, Malaria, Lymphogranuloma inguinale u. a.

Immunität

Nach Erkrankung im Allgemeinen lang dauernde Immunität, mehrfache Erkrankung ist aber möglich.

Labordiagnostik

Erregernachweis

Als Untersuchungsmaterial sind geeignet: Blut, Sputum, Lymphknotenaspirat.

a) Kultur
Anzüchtung auf einfachen Kulturmedien möglich mit anschließender biochemischer Differenzierung.

b) Mikroskopie
Färbung nach Gram oder Wayson. Es finden sich bipolar angefärbte („Sicherheitsnadeln"), gramnegative Stäbchen.

Antikörpernachweis: Mit spez. Techniken seit kurzem möglich.

Konsiliarlaboratorium: Prof. Dr. Dr. J. Heesemann (s. S. 486)

Behandlung

a) unspezifische
Symptomatisch.

b) spezifische
Entsprechend der Behandlung anderer Yersiniosen, Streptomycin i.m., Ciprofloxacin, Doxycyclin i.v., Sulfonamide nur, wenn Antibiotika nicht zur Verfügung stehen.

Seuchenbekämpfung und andere prophylaktische Maßnahmen

Für Erkrankte oder Krankheitsverdächtige besteht Absonderungspflicht in einem Krankenhaus. Quarantäne nach den Sanitätsbestimmungen der WHO.

Meldepflicht bei Verdacht, Erkrankung, Tod.

Allgemeinhygienische Maßnahmen, Desinfektion.

Gezielte Bekämpfung von Wohnungs- und Körperungeziefer mit Kontaktinsektiziden. Rattenvertilgung.

Impfung mit Impfstoffen aus inaktivierten oder abgeschwächten Erregern.

Pneumokokken-Infektionen

Krankheitsbild

Als Eitererreger rufen die Pneumokokken verschiedenartige Erkrankungen hervor, zu denen neben der Pneumonie auch die Sepsis, die Meningitis, die Otitis media (wohl die häufigste Pn.-Infektion) und die Konjunktivitis, evtl. mit Entwicklung eines Ulcus serpens corneae gehören. Das klassische Bild der Pneumokokken-Infektion wird durch die Lobärpneumonie dargestellt, die durch die frühzeitige Anwendung von Antibiotika nur noch selten die typischen Stadien durchläuft (Stadium der Anschoppung, der roten, grauen und gelben Hepatisation).

Die Pneumonie beginnt plötzlich mit hohem Fieber, Schüttelfrost, trockenem Reizhusten und stechenden Schmerzen im Thorax. Atemexkursionen auf der erkrankten Seite eingeschränkt. Über der Lunge Stimmfremitus, klingende Rasselgeräusche, Bronchialatmen, mitunter Pleurareiben. Zwischen 5. und 9. Tag meist kritische Entfieberung.

Komplikationen betreffen meist ältere oder immungeschwächte Patienten sowie Kleinkinder. Besonders anfällig sind dabei Patienten mit einer Hypogammaglobulinämie, mit einem Komplementmangel und Patienten ohne Milz oder mit funktionsuntüchtiger Milz. Gefährlich ist die Pneumokokken-Pneumonie in jedem Fall, wenn sie im Gefolge einer Influenza auftritt, wo Empyeme, Meningitis und Sepsis, außerdem Endokarditis, Peritonitis und Arthritis zu erwähnen sind. Trotz korrekter Behandlung kann die Sterblichkeit von Patienten mit Pneumokokken-Bakteriämie 20–30% betragen.

Häufigkeit und Verbreitung

Die Verbreitung ist ubiquitär. Pneumokokken werden auch im gesunden Respirationstrakt, besonders im Nasopharynx, gefunden, bei Patienten mit chronischer Bronchitis lassen sie sich zu 50% und mehr in den unteren Lungenabschnitten nachweisen. Höheres Lebensalter und Phagocytose beeinträchtigende Prozesse begünstigen das Angehen von Pneumokokken-Infektionen.

Pneumokokken-Infektionen

Ätiologie
Erreger: Streptococcus pneumoniae (früher Diplococcus pn.), grampositiv, jedes Kokkenpaar oder mehrere von ihnen sind von einer Kapsel umgeben (S-Formen), deren molekulare Verschiedenheiten Grundlage der serologischen Differenzierung bilden und die auch die ursächlichen Virulenzfaktoren sind. Unbekapselte, so genannte R-Varianten sind avirulent. Am häufigsten sind die Typen 1–7 und der Typ 14, Serotyp 3 besonders virulent.

Ansteckungsmodus: Aerogen oder endogene Infektion bei asymptomatischem Keimträgerstatus, besonders wenn aufgrund eines Virusinfektes oder einer sonstigen lokalen oder allgemeinen Schwäche der Infektabwehr (z. B. Kälte, Narkotika, Alkoholintoxikation) Pneumokokken aus dem oberen Respirationstrakt die Abwehrmechanismen der unteren Atemwege überwinden.

Dauer der Ansteckunsfähigkeit	Inkubationszeit
Einzig eine Frage der individuellen Resistenz.	Da kein obligat-pathogener Keim, IK-Zeit nicht festzulegen.

Differentialdiagnose
Pneumonien bedingt durch andere Erreger, besonders Chlamydia pneumoniae, Mykoplasmen, Haemophilus influenzae, Viren und als Hospitalkeime Pseudomonas aeruginosa, Staphylokokken und Enterobakterien.

Immunität
Immunität aufgrund protektiver typenspezifischer Antikörper. Eine Neuinfektion mit einem anderen Serotyp kann daher erfolgen.

Labordiagnostik
Erregernachweis
Als Untersuchungsmaterial sind geeignet: Blut, Sputum, Liquor, Punktate, Urin.
a) Mikroskopie
Grampositive Diplokokken, Kapseldarstellung mittels Tuschepräparat.

b) Kultur

Anzüchtung auf komplexen Kulturmedien mit anschließender Prüfung auf Optochin-Empfindlichkeit.

Mit kapselspezifischen Antisera lassen sich Pneumokokken in Serotypen einteilen.

c) Antigennachweis

Schnellnachweis von Kapselantigenen in Liquor, Urin und Serum mittels Latex-Agglutination.

Antikörpernachweis: ELISA, RIA

Nationales Reformzentrum für Streptokokken
Prof. Dr. Lütticken, Dr. PD R. R. Reinert (s. S. 481)

Behandlung

Penicillin G in hoher Dosierung. Bei penicillinresistenten Pneumokokken (etwa 10%) Cefotaxim (Ceftriaxon®) oder die neuen Gyrasehemmer.

Bei Pneumokokken-Sepsis und -Meningitis als Alternative Vancomycin i. v. in Kombination mit Rifampicin.

Cefotaxim hat sich bei der Otitis media der Kinder (1 x 10 mg/kg i. v. oder i. m.) als zuverlässig wirksam erwiesen.

Seuchenbekämpfung und andere prophylaktische Maßnahmen

Impfprophylaxe:

Aktive Immunisierung mit einem Polysaccharid-Impfstoff, der die 23 wichtigsten Serotypen von Streptococcus pneumoniae enthält, die ungefähr 90% der bakteriämischen Pneumokokkeninfektionen ausmachen. Besonders geschützt werden müssen alle Personen über 60 Jahre, sowie Risikopatienten mit Splenektomie und Sichelzellenanämie, Patienten mit chronischen Leber-, Nieren-, Herzkrankheiten, mit respiratorischer Insuffizienz, obstruktiven Atemwegserkrankungen, Lymphom, Morbus Hodgkin, multiplem Myelom.

Kinder nach vollendetem 2. Lebensjahr und Erwachsene erhalten die gleiche Dosis: 1 x 0,5 ml.

Pneumokokken-Infektionen

Wiederimpfung:
Erwachsene:
Eine Wiederimpfung wird nur bei Patienten mit fortdauernder Gefährdung einer schweren Pneumokokken-Infektion bzw. bei schnellem Abfall der Antikörper (Patienten mit nephrotischem Syndrom, Nierenversagen, Transplantatempfänger) nach einem Intervall von 6 oder mehr Jahren empfohlen, vorausgesetzt, dass bei der Vorimpfung keine schweren Nebenreaktionen auftraten. Dosis: 1 x 0,5 ml.

Eine Wiederimpfung zu einem früheren Zeitpunkt wird nicht empfohlen, da häufig stärkere Lokalreaktionen zu erwarten sind, die eventuell auf noch bestehende hohe Antikörpertiter zurückzuführen sind.

Bei Patienten mit angeborener, erworbener oder therapiebedingter Immundefizienz können Wiederholungsimpfungen zu einem früheren Zeitpunkt erforderlich werden: z. B. 2 oder 3 Jahre nach der letzten Impfung mit 1 x 0,5 ml.

Kinder:
Für Kinder mit hohem Risiko bezüglich einer Pneumokokken-Infektion (Asplenie, Sichelzellenanämie, nephrotisches Syndrom) im Alter von 10 Jahren oder jünger wird eine Wiederimpfung im Abstand von 3 bis 5 Jahren empfohlen.

Bei AIDS-Patienten Impfung nur noch sinnvoll, wenn die CD4-Zellen/µl > 300 liegen.

Schwangerschaft: Bisher nur geringe Erfahrungen. Daher sollten Schwangere und Stillende nur bei zwingender Indikation geimpft werden. Nutzen-Risiko-Abwägung.

Pneumozystose
Pneumocystis carinii

Krankheitsbild
Als interstitielle plasmazelluläre Pneumonie in der Pädiatrie seit langem bekannt; starke Verlagerung auf ältere Kinder und Erwachsene. Häufigste opportunistische Infektion.
Der pneumotrope Erreger führt zu einem schweren pulmonalen Krankheitsbild. Im Röntgenbild milchglasähnliche Trübung aller Lungenabschnitte mit eingestreuten Überblähungszonen. Dabei nur niedrige, höchstens subfebrile Temperatur; auch die Auskulation wenig ergiebig.
Betroffen sind Patienten mit einem Immundefekt primärer oder sekundärer Art. Bei AIDS-Patienten häufige Ursache eines letalen Ausganges.

Häufigkeit und Verbreitung
Die Pneumozystose ist ubiquitär. Die Häufigkeit ist zwangsläufig abhängig von der bahnenden Grundkrankheit und ihrer Therapie.
Als Erkrankung des jungen Säuglings ist die Pneumozystose dank moderner Quarantänemaßnahmen eine seltene Krankheit geworden.

Ätiologie
Erreger: Pneumocystis carinii.
Ansteckungsmodus (Infektionsquelle)
Ansteckung von Mensch und Tier durch kontaminierte Staubpartikel oder Tröpfcheninfektion. Die klinische Manifestation ist von den oben genannten immundefizienten, individuellen Konstellationen abhängig.

Dauer der Ansteckunsfähigkeit	Inkubationszeit
Da der Erreger ein ubiquitärer Parasit ist, stets gegeben.	Unterschiedlich, abhängig vom Immunstatus, wobei eine latente Infektion jederzeit manifest werden kann.

Differentialdiagnose
Atypische Pneumonien anderer Ursache, z. B. Infektionen durch Legionellen, Mykoplasmen, Chlamydien und das Zytomegalie-Virus.

Immunität
Nur bei gestörten Immunitätsverhältnissen wird der Parasit zum Krankheitserreger.

Labordiagnostik
Erregernachweis
Als Untersuchungsmaterial sind geeignet: bronchoalveoläre Lavage und Biopsiematerial. Sputum ist nicht geeignet.
a) Mikroskopie
Mit der Grocott-Silberfärbung können Zysten, mit der Giemsa-Färbung Trophozoiten nachgewiesen werden.
Der Nachweis von Zysten gelingt auch durch Anfärbung mit fluoreszierenden Antikörpern.
b) Nukleinsäurenachweis
– PCR

Konsiliarlaboratorium: Prof. Dr. K. Janitschke (s. S. 487)
                         Dr. D. Krüger, Robert Koch-Institut Berlin

Behandlung
Schwierig, Versuch mit Co-trimoxazol oral (tgl. 7,68 g), evtl. in Kombination mit Prednison und/oder Pentamidin-Inhalation. Als Alternative Pentamidin i. v. als langsame Infusion, Trimetrexat, Atovaquon.

Seuchenbekämpfung und andere prophylaktische Maßnahmen
Infizierte Krankenhausabteilungen, besonders Frühgeborenen-Stationen, nach totaler Räumung desinfizieren. Chemoprophylaxe mit Co-trimoxazol (3 x wöchentlich oral 160 bis 800 mg) erfolgreich.
Bei AIDS zunächst Inhalations-Prophylaxe, abhängig von T-Helferzellen-Zahl. Cotrimoxazol und Dapson, kombiniert mit Pyrimethamin, haben gegenüber Pentamidin-Inhalationen den Vorteil, das Risiko einer zerebralen Toxoplasmose zu verringern.

Poliomyelitis (Kinderlähmung)

Krankheitsbild
Über 90% der Infektionen verlaufen inapparent. Etwa 5% der Erkrankten machen eine abortive Poliomyelitis mit Fieber, Kopf- und Halsschmerzen, Krankheitsgefühl, Erbrechen und Durchfällen durch, gelegentlich auch begleitet von seröser Meningitis. Je nach Lebensalter treten bei 0,1 bis 1% der Erkrankten die typischen Symptome der Polio auf, wobei in 80% der Fälle eine spinale Paralyse beschrieben wird mit schlaffen Lähmungen, vorwiegend der Extremitäten. Diese Form ist besonders gefährlich, wenn die Interkostalmuskulatur und das Zwerchfell gelähmt werden. Die periphere Atemlähmung macht eine künstliche Beatmung erforderlich. Auch eine bulbäre Form und gelegentlich eine Begleitenzephalitis kommen vor.

Die Rekonvaleszenz setzt nach der endgültigen Entfieberung ein. Bei Defektheilung kommt es an den betroffenen Gliedmaßen zu Muskelatrophie, Kontrakturen und Wachstumsstörungen.

Jahre nach durchgemachter Polio kann es zum so genannten Post-Polio-Syndrom kommen, dessen Ursache bisher noch nicht eindeutig geklärt ist. Die Symptome sind Müdigkeit, Atemschwäche, Muskelschwäche und Muskelschwund sowie weitere neurologische Schäden.

Die Poliomyelitis kann heute folgendermaßen klassifiziert werden:
- einheimische Poliomyelitis (durch Wildviren verursacht, in Deutschland 1985 der letzte Fall),
- importierte Poliomyelitis (durch Wildviren verursacht),
- Impfpoliomyelitis (Vakzine-assoziierte paralytische Poliomyelitis, VAPP) beim Impfling oder bei Kontaktpersonen.

Bei Kindern unter 15 Jahren ist bei jedem Verdacht auf ein Guillain-Barré-Syndrom eine Untersuchung zum Ausschluss einer Poliomyelitis oder Impfpoliomyelitis einzuleiten.

Häufigkeit und Verbreitung
Durch die Kampagne der WHO, die die Ausrottung der Poliomyelitis bis zum Jahr 2000 zum Ziel hatte, konnte die Zahl der Polio-Fälle deutlich verringert werden. Ganz Nord- und Südamerika sind heute frei von einheimischer Poliomyelitis. In Europa kam es 1996 zu einem Ausbruch in

Albanien, bei dem mehr als 80 Menschen an paralytischer Poliomyelitis erkrankten. Auch aus Griechenland und einigen anderen europäischen Staaten wurden Polio-Fälle gemeldet.

In Asien und Afrika ist Poliomyelitis auch weiterhin noch weit verbreitet.

Ätiologie

Erreger: Die Poliomyelitis-Erreger gehören zu den Enteroviren; es sind RNS-Viren. Drei bekannte Stämme (Serotypen):

Typ I: pathogenster Stamm, verursacht meist die Epidemien (85%).

Typ II: meist schwere sporadische Fälle.

Typ III: liegt in der Pathogenität zwischen Typ I und II, verursacht gelegentlich lokale Epidemien. Oft werden Erwachsene betroffen, dann meist schwerer Verlauf (bulbopontine Form).

Poliomyelitis-Viren sind weitgehend resistent gegen Kälte. Werden von Temperaturen über +50 °C abgetötet. Außerordentlich empfindlich gegen Austrocknung, bleiben in Abwässern monatelang nachweisbar. Bilden gegenseitig keine Immunität aus.

Ansteckungsmodus (Infektionsquelle)

Ansteckung von Mensch zu Mensch durch Tröpfcheninfektion ist selten. Am häufigsten sind fäkale Schmutz- und Schmierinfektionen.

Dauer der Ansteckunsfähigkeit	Inkubationszeit
Die Kontagiosität der Poliomyelitis ist sehr hoch. Die Virusausscheidung im Stuhl beginnt 2–3 Tage nach Infektion und kann von 4 Wochen bis zu 5 Monaten dauern. Nicht nur paralytisch Erkrankte, sondern auch Infizierte mit abortiven oder inapparenten Verläufen sind Virusausscheider.	5–14(–35) Tage.

Differentialdiagnose

Meningitisches Stadium: Meningitis tuberculosa, Meningitis bei Leptospirosen und anderen Viruserkrankungen, bakterielle Meningitiden.

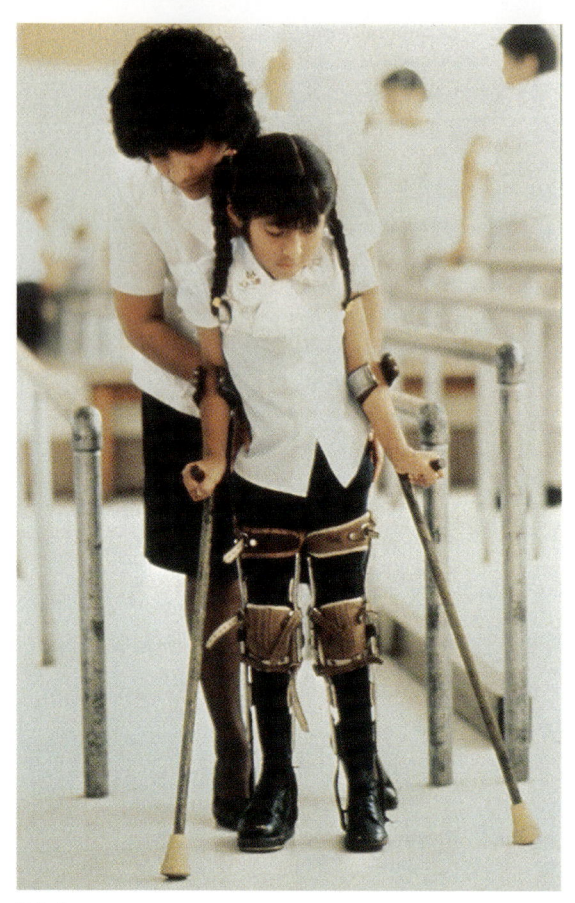

Polio-Parese

Paralytisches Stadium: andere Viruserkrankungen (Coxsackie-, ECHO-, FSME-Viren), Diphtherie, Polyradikulitis, postinfektiöse Enzephalomyelitis, Hirntumor, traumatische Lähmungen.

Immunität

Die nach Erkrankung erworbene Immunität richtet sich nur gegen den betreffenden Virustyp und hält wahrscheinlich lebenslang an. Empfänglichkeit: In jedem Lebensalter kann man an Polio erkranken.

Poliomyelitis

Labordiagnostik
Erregernachweis
a) Kultur
Als Untersuchungsmaterial sind geeignet: Stuhl, Rachenabstriche, Liquor, Gewebeproben. Polioviren lassen sich gut und schnell (3–6 Tage) auf verschiedenen Zelllinien anzüchten.
Eine anschließende Typisierung erfolgt mit neutralisierenden Antikörpern.
b) Nukleinsäurenachweis
– PCR
– Hybridisierungsmethoden

Antikörpernachweis: Die WHO empfiehlt den Antikörpernachweis nur noch zur Überwachung des Impfschutzes und nicht zur Diagnostik der akuten Erkrankung.
– Neutralisationstest (NT)
Methode der Wahl zur Überwachung des Impfschutzes, da neutralisierende Antikörper nachgewiesen werden.

Nationales Referenzzentrum: Robert Koch-Institut Berlin (s. S. 480)
Dr. habil. E. Schreier

Behandlung
a) unspezifische
Symptomatisch: strenge Bettruhe, bei Paresen muskelentspannende Lagerung, bei beginnenden Lähmungen und sonstigen Komplikationen intensivmedizinische Maßnahmen, Beatmung.
b) spezifische
Eine kausale Therapie ist nicht möglich.

Absonderung und Quarantäne:	Isolierung bei Verdacht unbedingt erforderlich für mindestens 1 Woche.
Maßnahmen bei Ansteckungsverdächtigen:	Wenn der Verdacht auf Infektionskontakt besteht (Familie, Schule etc.), sollte sofort eine Umgebungsimpfung vorgenommen werden.

Weitere Maßnahmen der Seuchenbekämpfung:	Laut Bundesseuchengesetz ist jeder Krankheitsverdacht, die Erkrankung sowie der Tod meldepflichtig. Die Meldung ist dem zuständigen Gesundheitsamt unverzüglich, spätestens jedoch innerhalb von 24 Stunden nach erlangter Kenntnis zu erstatten.

Impfprophylaxe

Impfung nach Sabin (OPV = Orale Polio-Vakzine)

Die Schluckimpfung nach Sabin wird in Deutschland seit 1962 durchgeführt. Ihr ist es zu danken, dass die Erkrankungszahlen von jährlich ca. 4000 Fällen von paralytischer Lähmung (in Epidemiezeiten sogar bis zu 10 000 Fällen) so weit gesunken ist, dass wir heute keine einheimische Poliomyelitis mehr in Deutschland haben.

Der Impfstoff enthält vermehrungsfähige, abgeschwächte Poliomyelitisviren aller 3 Serotypen. Mit der Schluckimpfung wird neben der Bildung von Antikörpern auch eine lokale Immunität der Darmschleimhaut erreicht. Nach den Impfempfehlungen der STIKO von Januar 1998 wird als Polioimpfstoff der Wahl IPV (inaktivierte Polio-Vakzine) empfohlen. Der weiterhin zugelassene orale Polioimpfstoff ist der Impfstoff der Wahl zur etwaigen Abriegelung von Polio-Ausbrüchen nach Anordnung durch die Gesundheitsbehörden.

Das Impfvirus kann vom Geimpften 6 bis 8 Wochen mit dem Stuhl ausgeschieden werden. Zur Vermeidung einer Übertragung von Impfviren auf Dritte sind Vorsichtsmaßnahmen einzuhalten, um den Kontakt anderer Personen mit dem Stuhl des Impflings zu vermeiden. Vor allem bei der Pflege geimpfter Säuglinge kommt der persönlichen Hygiene (z. B. sorgfältiges Händewaschen nach einem Windelwechsel) besondere Bedeutung zu. Die Pflege des geimpften Säuglings sollte für die Dauer von 6 bis 8 Wochen nach der Schluckimpfung nach Möglichkeit auf geimpfte Familienmitglieder beschränkt bleiben.

Gegenanzeigen: Fieber, Durchfälle, akute Infektionskrankheiten in der Wohngemeinschaft (Ausnahme: Poliomyelitis), 2 Wochen vor und nach einer Operation, immunsuppressive Therapie und Immundefekt sowie Patienten mit Immundefekt in der Wohngemeinschaft, HIV-Infektion, Säuglinge von HIV-infizierten Müttern (bei diesen Personen soll mit inaktivierter Polio-Vakzine geimpft werden).

Einen Monat nach Abklingen einer fieberhaften Viruserkrankung kann die Impfung begonnen werden.

Nebenwirkungen: Gelegentlich kurz dauernde Allgemeinreaktionen wie Fieber, Kopfschmerzen, Abgeschlagenheit, Gliederschmerzen und Durchfälle. Spezifische Schädigungen in Form von Paresen bei Impflingen und Kontaktpersonen sind nach Schluckimpfung eine zwar sehr seltene, jedoch typische Komplikation, über die der impfende Arzt aufklären muss. In Deutschland traten jährlich 2 bis 3 Fälle auf.

Impfung nach Salk (IPV-Inaktivierte Polio-Vakzine)
Aufgrund der geringen Polio-Erkrankungsgefahr in Deutschland und des vorhandenen Risikos einer VAPP nach OPV-Impfung hat die STIKO in ihren Empfehungen die Polio-Impfstrategie geändert. Der IPV-Impfstoff ist der Polioimpfstoff der Wahl. OPV wird nur noch zur etwaigen Abriegelung von Polio-Ausbrüchen nach Anordnung durch die Gesundheitsbehörden empfohlen. Die Grundimmunisierung mit IPV besteht bei den beiden derzeit verfügbaren Monoimpfstoffen entweder aus 2 Injektionen im Abstand von 2–6 Monaten, Auffrischimpfungen alle 10 Jahre oder aus einer Grundimmunisierung aus 3 Injektionen nach dem Schema 0–4 bis 8 Wochen–12 Monate; eine Auffrischimpfung erfolgt zwischen dem 11. und 18. Lebensjahr, weitere Auffrischimpfungen im Abstand von 10 Jahren, besonders bei Reisen in Länder mit Infektionsrisiko. Medizinisches Personal sollte grundsätzlich mit IPV geimpft werden.

IPV ist auch eine Komponente in vielen Kinderkombinations-Impfstoffen (z. B. DaPT-IPV). Nach STIKO-Empfehlungen vom Januar 2000 erhalten Kleinkinder je eine Kombinationsimpfung im 3., 4., 5. und 12.–15. Lebensmonat.

Nebenwirkungen: lokale Reaktionen am Injektionsort wie Schmerzen, Rötungen; in seltenen Fällen Verhärtungen oder Ödeme; noch weitaus seltener sind Temperaturerhöhungen, Kopfschmerzen, Krankheitsgefühl und allergische Reaktionen wie Urtikaria.

Passive Immunisierung
Heute nicht mehr empfohlen.

Andere prophylaktische Maßnahmen
Bei Polio-Erkrankung oder -Verdacht: sofortige Umgebungsimpfung.

Pseudomembranöse Enterokolitis

Krankheitsbild
Profus wässrige Durchfälle mit Blutbeimengung in etwa 5% der Fälle. Endoskopisch finden sich multiple Läsionen in Form von diskreten, gelben Plaques, die histologisch einer akuten Entzündung und Ulzeration mit fibrinöser und nekrotischer Pseudomembran entsprechen. Komplikationen mit toxischem Megakolon, Perforation oder Sepsis sind beschrieben.

Häufigkeit und Verbreitung
Die Krankheit ist in der Regel auf eine Therapie mit Breitband-Antibiotika wie modernen Betalaktamen und auch Clindamycin zurückzuführen. Als Ursache wird dabei eine Störung des ökologischen Gleichgewichts der Darmflora angenommen. Auch Schwermetallvergiftungen, Ischämie und Urämie können zu diesem Krankheitsbild führen. Ein spontanes Auftreten der Erkrankungen wird beschrieben.
Bei Gesunden wird Clostridium difficile mit einer Häufigkeit zwischen 1% und 3% gefunden.

Ätiologie
Erreger: Toxinbildende Stämme von Clostridum difficile. In vitro wurden ein Enterotoxin (Toxin A) und ein Cytotoxin (Toxin B) identifiziert.

Ansteckungsmodus: Vermutlich fäkal-oral. Wegbereitend ist vor allem die Störung des ökologischen Gleichgewichts der Darmflora.

Dauer der Ansteckunsfähigkeit	Inkubationszeit
Nicht bekannt.	Nicht bekannt.

Differentialdiagnose
Colitis ulzerosa, Morbus Crohn, Yersiniose, Virus-Enteritiden, andere bakterielle Infekte, vor allem auch Staphylokokken-Enteritis und Clostridium

perfringens. Pseudomembranöse Veränderungen finden sich auch bei Shigellen und Amöben.

Immunität
Eine dauerhafte Immunität entsteht nicht.

Labordiagnostik
Erregernachweis
Untersuchungsmaterial: Stuhl
a) Kultur
Anzüchtung von C. difficile auf Nährböden möglich.
b) Toxinnachweis
Nachweis der Toxine A und B mit monoklonalen Antikörpern.

Konsiliarlaboratorium: PD Dr. Chr. von Eichel-Streiber (s. S. 483)

Behandlung
a) unspezifische
Bindung des Toxins an Ionenaustauschharze wie Cholestyramin (viermal tgl. 4 g per os während fünf Tagen). Wasser- und Elektrolytverluste ausgleichen.
b) spezifische
Vancomycin (viermal tgl. 125 mg, Kinder 5 mg/kg per os während 7–14 Tagen). Alternativ kann Metronidazol oder Teicoplanin (besser verträglich als Vancomycin) angewandt werden.

Seuchenbekämpfung und andere prophylaktische Maßnahmen
Wenn möglich, zeitliche Begrenzung oder Absetzen der Antibiotikatherapie.

Pseudomonas-Infektionen

Krankheitsbild

Pseudomonas aeruginosa ist weit verbreitet, normalerweise jedoch nur gering pathogen (fakultativ pathogen). Nur bei besonders prädisponierenden Faktoren wie Infektanfälligkeit der Früh- und Neugeborenen, bei Grundleiden, die eine Minderung der Abwehrkräfte bedingen (Malignome, hämatologische Erkrankungen usw.), die auch besondere therapeutische Maßnahmen erfordern (Kortikosteroide, Zytostatika u. a.) sowie nach diagnostischen oder operativen Eingriffen gewinnt diese Erregerart primäre, meist jedoch sekundäre pathogene Bedeutung (Mono- und Mischinfektionen). Die Resistenz der gramnegativen Keime nimmt weiter zu, sodass nach Verletzungen der Haut, nach Verbrennungen oder nach operativen Eingriffen eine starke Vermehrung der auf der Haut, im Respirations- und Intestinaltrakt befindlichen oder auf diese Stellen verschleppten Keime zu einer Septikämie führen kann.

Pseudomonas-Infektionen spielen auch eine zunehmende Rolle bei Infektionen des Urogenitaltraktes, bei Infektionen der Atemwege (chronische Bronchitis, Bronchiektasen, Lungenabszesse, Pleuraempyem, Pneumonie), des Endocards, bei der chronischen Otitis media und bei Infektionen des Verdauungstraktes („Pyozyaneus-Ruhr").

Besondere Beachtung verdienen Pseudomonas-Infektionen auch während der Schwangerschaft, die zu Aborten und Totgeburten führen können. Ebenso stellt die Hornhaut des Auges einen günstigen Nährboden dar und es kann zu lang dauernden ulzerationen mit vollständiger Einschmelzung des Gewebes kommen. Pseudomonas-Meningitiden werden sowohl primär, z. B. nach Lumbalpunktionen, Anästhesie oder sekundär auf hämatogenem Weg und durch Überleiten der Infektion vom Mittelohr verursacht.

Besonders schwerwiegend sind Pseudomonas-Infektionen nach Verbrennungen und Osteomyelitiden sowie Meningitiden im Kindesalter. Die Überlebensrate nach Pseudomonas-Infektionen wird sehr unterschiedlich angegeben, sie wird durch die Schwere des Grundleidens beeinflusst und schwankt zwischen 20 und 75%.

Häufigkeit und Verbreitung

Als opportunistischer Umweltkeim (Saprophyt) ubiquitär verbreitet (Wasser, Abwasser, Boden, Luft, Haut). Auch Bestandteil der normalen Darmflora, jedoch in sehr geringer Menge. In Reinkultur oder mit anderen Keimen in eitrigem Material, das durch das von Pseudomonas gebildete Pigment Pyozyanin blau-grün verfärbt sein kann. Reservoir: außer im Stuhl von gesunden Personen, in Flüssigkeiten (typischer Nasskeim) und häufig bei chronischen Entzündungen (Urogenitaltrakt, Mittelohr) sowie bei Verbrennungen.

Wegen ausgeprägter Resistenz gegen viele Antibiotika und Desinfektionsmittel häufige Ursache von Hospitalismus.

Gelegentlich Wucherung in Lebensmitteln, bei deren Verzehr es zu unspezifischen Intoxikationen kommen kann.

Ätiologie

Erreger: Die Familie der Pseudomonaceae setzt sich aus einer großen Anzahl verschiedener Arten zusammen. Nur wenige davon sind pathogen für Mensch und/oder Tier. Pseudomonaden sind gramnegative, meist bewegliche, obligat aerobe, schlanke Stäbchen, die fast stets eine positive Oxidase- bzw. Katalase-Reaktion aufweisen. Beweglich durch 1–3 terminale Geißeln. Einzeln oder in Paaren und kurzen Ketten. Typisierung nach Fischer (7 Typen) oder Habs (19 Typen). Toxin A besitzt die größte Toxizität.

In den Kulturen wird ein blauer (Pyozyanin) und ein gelblich-grüner (Fluoreszein) Farbstoff gebildet mit süßlichem Geruch. β-Hämolyse auf Blutagar.

Ansteckungsmodus (Infektionsquelle)

Durch den Patienten selbst oder exogen (typischer Hospitalismuskeim) durch vielfältige Infektionsquellen in der Klinik über räumliche, apparative und personelle Gegebenheiten (z. B. Klimaanlagen, Kaltvernebler, sanitäre Einrichtungen, Venenkatheter, Kleidung und Hände des Personals).

Dauer der Ansteckunsfähigkeit	Inkubationszeit
Solange der Erreger nachweisbar ist.	Etwa 10–14 Tage.

Differentialdiagnose
Pneumonien, Harnwegsinfektionen, Meningitiden, Enteritiden, Sepsis usw. anderer Genese.

Immunität
Über antitoxische und opsonierende Antikörper bei intakter Granulozytenfunktion. Resistenz und Empfänglichkeit gegenüber Pseudomonas-Infektionen können je nach Alter, Ausgangslage (Resistenz mindernde Erkrankungen, Operationen, Verbrennungen, Zytostatika-Therapie) und Pathogenität der Erreger außerordentlich variieren. Die Pseudomonas-Sepsis scheint einen völligen Zusammenbruch des immunologischen Potenzials zu signalisieren.

Labordiagnostik
Erregernachweis
Als Untersuchungsmaterial sind geeignet: Blut, Eiter, Tracheal- und Bronchialsekret, Hautabstriche.
a) Kultur
Anzüchtung auf einfachen Nährböden möglich.
b) Mikroskopie
Lange, gramnegative, bewegliche Stäbchen.
c) Serologie
Typendifferenzierung nur bei epidemiologischen Fragestellungen sinnvoll.

Konsiliarlaboratorium: Prof. Dr. A. Bauernfeind (s. S. 485)

Behandlung
Die Behandlung der Pseudomonas-Sepsis darf nicht erst begonnen werden, wenn der Erreger in der Kultur nachgewiesen worden ist. Die Thera-

pie muss auf Verdacht hin gestartet werden, bevor das Ergebnis mikrobieller Kultur vorliegt. Als Hinweis für eine Sepsis können die typischen Hautnekrosen dienen. An die Möglichkeit einer Pseudomonas-Sepsis sollte auch stets gedacht werden bei Patienten mit einem Relaps und einer Granulozytopenie unter 1000/mm³.

Die Therapie erfolgt stets intravenös mit Breitband-Antibiotika entsprechend dem Ergebnis der Resistenzprüfung. Am besten in Kombination von zwei potenten Antibiotika:

Azylureidopenicillin (Azlocillin, Piperacillin), Cephalosporine (Cefsulodin, Ceftazidim) oder Carbapeneme (Imipenem, Meropenem, Aztreonam) in Kombination mit einem Aminoglykosid-Antibiotikum (Tobramycin, Amikacin). Gyrasehemmer wie Ciprofloxacin haben die therapeutischen Möglichkeiten bereichert; Ciprofloxacin gibt es für Kinder ab 5. Lebensjahr auch in Saftform. Unter Umständen ist eine Dreierkombination sinnvoll: β-Lactamantibiotikum + Tobramycin + Ciprofloxacin.

Bei einer Meningitis sollte das Antibiotikum auch intrathekal verabreicht werden. Die Behandlung der Sepsis ist auch bei gezielter Antibiotika-Therapie gemäß Erregernachweis und Antibiogramm nicht immer erfolgreich. Verstärkung der Antibiotika-Wirkung durch Gabe von speziellem oder polyvalentem Immunglobulin.

Serumspiegelbestimmungen zur Festlegung der Optimaldosis nützlich. Lokal Polymyxine, Gentamycin, Povidon-Jod, Silbersulfadiazin.

Absonderung und Quarantäne:	Personen mit Pseudomonas-Infektionen sollen möglichst von Stationen entfernt werden, auf denen eine Übertragung auf andere Patienten vermieden werden muss (z. B. Pädiatrie, Onkologie, Urologie). Besondere Maßnahmen der Isolierung (Einzelbox) sind bei Verbrennungspatienten erforderlich.
Maßnahmen bei Ansteckungsverdächtigen:	Vermeidung von Kontaktinfektionen besonders bei antibiotisch behandelten Patienten.

Weitere Maßnahmen der Seuchenbekämpfung:	Hygienisch-bakteriologische Durchleuchtung der Kliniken (Bildung von Hygiene-Kommissionen). Schulung des gesamten Klinikpersonals über hygienisch richtiges Verhalten. Strikte Einhaltung der Grundsätze von Asepsis- und Antisepsis. Einschränkung der Antibiotika-Anwendung, einheitliches Antibiotika-Regime am gesamten Klinikum. Mindestens alle 8 Stunden Wechsel der Flüssigkeit in entsprechenden Geräten.

Impfprophylaxe

Eine polyvalente Vakzine mit den wichtigsten Serotypen ist noch im Entwicklungsstadium.

Passive Immunisierung

Mittels einem von Spendern mit hohen Titern von natürlich vorkommenden Antikörpern gewonnenem Pseudomonas-Immunglobulin zur unterstützenden Therapie und Prophylaxe.

Andere prophylaktische Maßnahmen

Spezielle bauliche Maßnahmen für die Intensivpflegebereiche. Umkleidung des Personals in Schleusen. Anlegen steriler Kleidung. Blockierung der Keimverschleppung. Unterbringung der Patienten in Einzelzimmern. Überwachung der Keimbesiedelung durch laufende Abstriche und Abklatschplatten.

Q-Fieber (Balkangrippe)

Krankheitsbild
Grippeartig mit erheblichen Allgemeinsymptomen und meist kontinuierlichem Fieber um 39–40 °C über 3–10(–15) Tage; Glieder- und Kopfschmerzen, Bradykardie. Im weiteren Verlauf meist atypische bronchopneumonische Herde, kein Exanthem. Letalität deutlich unter 1%. Bei Kindern selten und dann mit abortivem Verlauf.

Häufigkeit und Verbreitung
Über die ganze Welt verbreitet. Bei extensiver Viehhaltung gelegentlich Massenerkrankungen. In Mitteleuropa nur sporadisch aufgetreten, seit 1950 selten.

Ätiologie
Erreger: Coxiella burnetii (früher: Rickettsia burnetii), unbewegliche, bakterienähnliche, pleomorphe Mikroorganismen, filtrierbar. 2 Antigene nachweisbar. Von Wildtieren als Reservoire u. a. durch Zecken auf Haustiere übertragbar.

Ansteckungsmodus (Infektionsquelle)
Direkter Kontakt mit infizierten, nur in Ausnahmefällen selbst erkrankenden Tieren (besonders Schafen – Schafbockzecke) oder mit Tierkörpern, besonders auch der Placenta nach dem Lammen. Aber auch aerogen über infiziertes Material (Staub, Heu, Stroh, Wolle), selten auch durch den Genuss infizierter, roher Milch.

Dauer der Ansteckunsfähigkeit	Inkubationszeit
Nicht bekannt. Im Allgemeinen keine Übertragung von Mensch zu Mensch.	2–3 Wochen (19 Tage).

Differentialdiagnose
Typhus, Fleckfieber, grippale Infekte; bei Auftreten der pulmonalen Erscheinungen Pneumonien jeder Genese, insbesondere auch Ornithose oder Tuberkulose.

Immunität
Solide Immunität nach Überstehen der Erkrankung.

Labordiagnostik
Antikörpernachweis
Die Diagnose erfolgt über den Antikörpernachweis gegen C. burnetii.

Behandlung
a) unspezifische
Symptomatische Therapie.
b) spezifische
Doxycyclin i.v. oder oral.

Seuchenbekämpfung und andere prophylaktische Maßnahmen
Meldepflicht bei Erkrankung und Tod. Die Bekämpfung muss sich auf die Ausschaltung der tierischen Infektionsquellen und Desinfektionsmaßnahmen erstrecken.
Meldepflichtige Zoonose beim Tier.
Impfprophylaxe für gefährdete Berufsgruppen, in Deutschland Impfstoff allerdings nicht zugelassen.

Rabies (Lyssa, Tollwut)

Krankheitsbild

Beginn der Erkrankung mit 2–10 Tage anhaltenden, weitgehend unspezifischen Prodromalerscheinungen: Kopfschmerzen, Nervosität, Depressionen, Erbrechen, Fieber; auch Jucken, Brennen bzw. Schmerzen an der Verletzungsstelle, u. U. auch Halsschmerz, Husten, Leibschmerzen, Diarrhoe. Später steigern sich beim Kranken Reizbarkeit und Empfindlichkeit gegen Wasser, Licht, Geräusche und Luftzug, und die Temperatur nimmt allmählich zu. Dieser Symptomkomplex leitet innerhalb von 2 bis 10 Tagen zu den Symptomen der neurologischen Phase über: hochgradige motorische Unruhe und Angst mit fibrillären Zuckungen und Konvulsionen der Muskulatur bis zum Opisthotonus, mit Tremor und tonisch-klonischen Krämpfen; beginnende Störung der Atmung. Zunehmende schmerzhafte Schluckbeschwerden, Hydrophobie und die Angst vor Atemkrämpfe auslösendem Luftzug (Aerophobie) gehören zu den charakteristischen und neben Fieber häufigsten Symptomen. Zustände heftigster Beschwerden und höchster Unruhe wechseln mit ruhigen Intervallen. Der Tod tritt meist nach 3 bis 4 Tagen während einer Erregungsphase ein. Überlebt der Kranke dieses Stadium, so folgt nach kurzzeitigem Rückgang der Krankheitssymptome das schnell verlaufende Lähmungsstadium (Degeneration des Nervengewebes); Tod bei

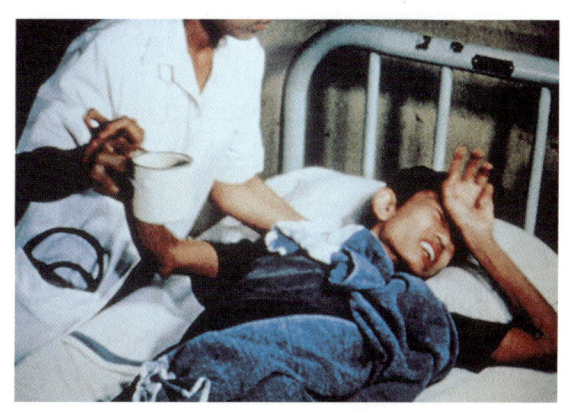

Smptom Hydrophobie

vollem Bewusstsein durch Atemlähmung. Die Erkrankung verläuft immer tödlich.

Häufigkeit und Verbreitung

Die Seuche ist weltweit verbreitet. Zu tollwutfreien Ländern zählen u. a. Inselstaaten. Allerdings wurde in England und Australien über Tollwut bei Fledermäusen berichtet.

In Deutschland ist die Tollwut durch die orale Impfung der Füchse nahezu eliminiert. Die Schweiz ist dank der gleichen Methode tollwutfrei.

Alle warmblütigen Wirbeltiere, vor allem Säugetiere, sind für die Krankheit empfänglich. In Europa hatten Wildtiere einen Anteil von ca. 70% und Haustiere einen Anteil von ca. 30% an der Zahl der Erkrankungsfälle. Weltweit ist der Hund der Hauptüberträger der Tollwut und z. B. in Südostasien fast immer Verursacher der menschlichen Erkrankung. Mit regional unterschiedlicher Bedeutung sind weiterhin folgende Tiere Virusüberträger: Stinktier, Waschbär, Mungo, Schakal, Wolf und Fledermaus.

Ätiologie

Erreger: Ein Rhabdovirus von 180 nm Länge und 75 nm Breite. Sehr unbeständig gegenüber Sonnenlicht und Wärme. Es ist bei 60 °C nach 30 Minuten, bei 80 °C nach 3 Minuten sicher inaktiviert. Sehr widerstandsfähig gegen Fäulnis und Kälte. Tierische Kadaver können noch nach Wochen infektiös sein. Im Körper breitet es sich hauptsächlich entlang der Nervenbahnen aus. Beim erkrankten Tier kommt es reichlich im Zentralnervensystem und Speichel vor. Es kann in Hühner- und Entenembryonen sowie auf einigen Gewebekulturarten gezüchtet werden.

Ansteckungsmodus (Infektionsquelle)

Die sicher unverletzte Haut bietet einen guten Schutz. Deshalb erfolgt eine Infektion meist durch Biss oder Kratzverletzungen eines infizierten Tieres über Speichelkontakt, seltener durch Belecken von verletzten Hautstellen, äußerst selten durch begeiferte Gegenstände und dann nur, wenn der Speichel kurze Zeit vorher dorthin gelangte. Ansteckung ist auch durch Einreiben des Speichels in die Augen mit ungewaschenen Händen möglich oder durch Inhalation.

Dauer der Ansteckunsfähigkeit

Bei Hund und Katze ab 3 Tage vor Ausbruch und während der Dauer der Erkrankung. Tote Tiere in Endemiegebieten nicht berühren!

Inkubationszeit

Sehr unterschiedlich, 4 Tage bis 1 Jahr, in $2/3$ der Fälle 20–70 Tage. Die Inkubationszeit ist umso kürzer und das Erkrankungsrisiko umso größer, je näher die Eintrittspforte des Virus beim Gehirn (Hals- und Gesichtsbereich) oder an einem Nerven (z. B. große Innervationsdichte des Daumenballens) liegt.

Differentialdiagnose

Enzephalitis, Myelitis, Meningitis, Tetanus, Hysterie (Lyssophobia oder Pseudolyssa hysterica).

Immunität

Mehrere Tage nach Beginn der klinischen Symptomatik kann die Bildung von Antikörpern nachgewiesen werden. Aufgrund des letalen Ausgangs ist das allenfalls von diagnostischer Bedeutung.

Labordiagnostik

Erregernachweis

Beim Menschen Versuch eines Erregernachweises mit der direkten Immunfluoreszenz an Hautbiopsien und Konjunctivaltupfpräparaten.

Antikörpernachweis: Serum-Antikörper werden in der Regel erst mit Krankheitsausbruch nachweisbar, Methode der Wahl zur Abklärung des Immunstatus nach Impfung.

Konsiliarlaboratorium: Prof. Dr. V. ten Meulen (s. S. 493)
Dr. B. Weißbrich
Dr. Tränhardt

Rabies

Behandlung

a) unspezifische

Symptomatisch; völlige Ruhe. Lichtabschwächung, Sedierung. Auf Intensivstation, respiratorische und kardiovaskuläre Unterstützung.

b) spezifische

Keine.

Absonderung und Quarantäne:	Eine Absonderung ist allein schon wegen der besonderen Behandlung des Patienten erforderlich. Da vor Auftreten der klinischen Symptome und während der akuten Krankheit Speichel, Tränen und Urin des Patienten infektiös sein können, sind Kontaktpersonen zu impfen und Infektionsschutzmaßnahmen durchzuführen.
Maßnahmen bei Ansteckungsverdächtigen:	Siehe unter „Postexpositionelle Therapie.
Weitere Maßnahmen der Seuchenbekämpfung:	Meldepflicht besteht bei Verdacht, Erkrankungs- und Todesfall. Eine Verletzung durch ein tollwutkrankes oder tollwutverdächtiges Tier sowie die Berührung eines solchen Tierkörpers gilt bereits als Verdacht einer Erkrankung. Erkrankungsverdächtige dürfen Schulen oder ähnliche Gemeinschaftseinrichtungen nicht betreten. Für Europa wird die Reduzierung bzw. Immunisierung des Fuchsbestandes – als Hauptübertragungsquelle – gefordert. Ein hoher Durchimpfungsgrad bei Hunden und Katzen verringert zudem die Tollwutgefahr für den Menschen. Ein entsprechendes Zertifikat für Hunde und Katzen wird von zahlreichen Ländern bei der Einreise gefordert.

Impfprophylaxe

Einziger Weg zur Verhinderung einer möglichen Tollwuterkrankung ist die Impfung. Daher sind Personen, die von tollwutverdächtigen oder tollwütigen Tieren gebissen worden sind bzw. bei denen durch Kontakt mit diesen Tieren die Gefahr einer Tollwutinfektion besteht, unverzüglich zu impfen.

Dafür stehen zwei Gewebekulturimpfstoffe auf der Basis humaner diploider Zellstämme (HDCV = Human Diploid Cell Vaccine) und auf der Basis von Hühnerfibroblasten (PCECV = Purified Chick Embryo Cell Vaccine) zur Verfügung.

Beide Impfstoffe verursachen keine neuralen Komplikationen und zeichnen sich durch eine sehr gute Verträglichkeit und Wirksamkeit aus.

Postexpositionelle Therapie

Ist eine tollwutexponierte Person bereits vollständig prae- oder postpositionell mit einem Gewebekulturimpfstoff geimpft worden, soll eine erneute Impfstoffinjektion von 2 Impfungen im Abstand von 3 Tagen gegeben werden. Die Gabe von Immunglobulin ist nicht notwendig.

Bei Personen, die noch nie geimpft wurden sowie bei unvollständig Tollwutgeimpften muss eine vollständige postexpositionelle Therapie, bestehend aus insgesamt 5–6 Injektionen eines Gewebekulturimpfstoffes (i.m. in den Oberarm, M. deltoideus) an den Tagen 0, 3, 7, 14, 28–30 (und fakultativ am Tag 90), durchgeführt werden. Bei jeder Bissverletzung oder Kratzwunde durch das tollwütige Tier bzw. Kontamination der Schleimhäute mit dem Speichel des tollwütigen Tieres ist bis spätestens 7 Tage nach der ersten Tollwutimpfung simultan die passive Immunisierung mit einem humanen Tollwut-Immunglobulin (20 IE/kg KG) durchzuführen.

Die errechnete Rabies-Immunglobulin-Dosis soll soweit wie möglich in und um die Wunde injiziert und der Rest intramuskulär verabreicht werden.

Präexpositionelle Prophylaxe

Eine praeexpositionelle Impfung für Erwachsene und Kinder besteht aus einer Injektion i. m. an den Tagen 0, 7, 21 oder 28. Auffrischimpfungen in 2–5-jährigen Abständen. Die Impfprophylaxe kann bei unbekanntem

Tollwutantikörpertiter grundsätzlich nicht die zusätzliche bei Exposition notwendige Behandlung ersetzen. Es wird bei prophylaktisch Geimpften nach Exposition die passive Immunisierung eingespart und anstatt 6 Dosen werden nur 2 Dosen Tollwutimpfstoff innerhalb von 3 Tagen benötigt.

Die prophylaktische Impfung ist insbesondere angezeigt bei Personen, die auch unbemerkt Kontakt mit einem tollwütigen Tier haben können, wie z. B. Tierärzte und Tierpfleger, Jäger, Waldarbeiter und Landwirte. Außerdem ist sie Urlaubern anzuraten, die in Länder mit großer Tollwut-Verbreitung, wie z. B. Indien reisen werden, da hier die urbane Form der Tollwut bei Hunden stark verbreitet ist.

Gegenindikationen
Im Expositionsfall keine, da im Hinblick auf den tödlichen Ausgang klinisch manifester Tollwut jeder Infektionsverdächtige der Impfbehandlung, am besten mit Tollwut-Immunglobulin und HDC-Impfstoff, zugeführt werden muss.

Von einer *präexpositionellen Impfung* sind kranke, als inkubiert geltende und rekonvaleszente Personen sowie Schwangere zurückzustellen. Personen mit bekannter Allergie auf Bestandteile des Impfstoffes sollten nicht prophylaktisch geimpft werden.

Passive Immunisierung
Nur in Kombination mit der aktiven Immunisierung. Bei allen Verletzungen durch Wildtiere oder sicher tollwutkranke Tiere und allen übrigen Bissverletzungen ist Tollwut-Immunglobulin (mit mindestens 1500 E/ml AK gegen Tollwutvirus), simultan oder bis spätestens 7 Tage nach der 1. Impfung zu applizieren. Dosis 20 IE/kg KG Tollwut-Immunglobulin, soweit wie möglich in und um die Wunde injizieren, der Rest intramuskulär. Die passive Immunisierung kann auch während Schwangerschaft und Stillzeit angewendet werden.

Andere prophylaktische Maßnahmen
Um Tollwutvirus zu entfernen, sofortige Reinigung mit Seife oder einem Detergens und gründliches Spülen mit Wasser. Dann Behandlung mit Alkohol (40–70%ig); Tetanus-Schutz überprüfen.

Reo-Virus-Infektionen

Krankheitsbild
Beim Erwachsenen äußert sich die Erkrankung in Schnupfen bzw. als fieberhafter Infekt oder verläuft asymptomatisch. Bei Säuglingen und Kleinkindern zeigen die 3 Typen des Erregers leicht variierende Krankheitsbilder:
Typ I: Schnupfen, Pharyngitis, Otitis media, Diarrhoe.
Typ II: Leichtes makulo-papulöses oder vesikuläres Exanthem, Pharyngitis, Nackensteifigkeit, zervikale Lymphknotenschwellung, abdominale Beschwerden.
Typ III: Schnupfen, Fieber, Diarrhoe.

Häufigkeit und Verbreitung
Ubiquitär, bei Erwachsenen häufiger als bei Kindern; meist im Winter und Frühjahr.

Ätiologie
Erreger: Respiratory-entero-orphan-Virus. Es sind 3 Typen bekannt, sie enthalten RNS, sind ätherresistent und hitzelabil; die Größe beträgt etwa 75 nm.
Ansteckungsmodus (Infektionsquelle)
Tröpfcheninfektion und Schmierinfektion(?).

Dauer der Ansteckunsfähigkeit	Inkubationszeit
Kurz vor und während der Erkrankung.	1–3(–4) Tage.

Differentialdiagnose
Erkrankungen des Respirationstraktes durch andere Viren, z. B. Rhino-, RS-, Coxsackie- und Influenza-Viren.

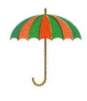

Immunität
Nur kurzfristig; Wochen bis wenige Monate.

Reo-Virus-Infektionen

Labordiagnostik

Erregernachweis

Als Untersuchungsmaterial sind geeignet: Nasen-Rachen-Sekrete, Stuhl, Liquor.

Nur für wissenschaftliche Zwecke von Bedeutung.

Antikörpernachweis: Hämagglutinationshemmtest mit typspezifischem Antigen.

Ein signifikanter Titeranstieg im Serumpaar spricht für akute Infektion.

Konsiliarlaboratorium: Dr. Dr. R. Heckler (s. S. 492)
  Dr. J. Chaloupka (s. S. 492)

Behandlung

a) unspezifische

Bei bakteriellen Sekundärinfektionen Antibiotika.

b) spezifische

Keine.

Seuchenbekämpfung und andere prophylaktische Maßnahmen

Impfstoffe in Vorbereitung.

Rhinovirus-Infektionen

Krankheitsbild
Rhinoviren können alle Arten von respiratorischen Infekten hervorrufen. Beim Erwachsenen überwiegt der „Schnupfen" (Rhinitis) neben Kopfschmerzen und Abgeschlagenheit. Die Bronchitis des Kindes ist in 40–50% der Fälle von Rhinoviren verursacht.

Häufigkeit und Verbreitung
Im Durchschnitt erkrankt der Mensch 3–4mal pro Jahr mit einem Erkrankungsgipfel im Frühjahr und Herbst. Im Alter nimmt die Anfälligkeit ab.

Ätiologie
Erreger: Rhinoviren gehören mit den Enteroviren zu den Picornaviren, sie sind jedoch säurestabil und erscheinen deshalb in den Faeces. Derzeit sind über 90–120 verschiedene Serotypen bekannt.

Ansteckungsmodus (Infektionsquelle)
Von Mund und Nase infizierter Personen (in tausendfacher Verdünnung infektiös). Übertragung durch direkten Kontakt oder durch Tröpfcheninfektion.

Dauer der Ansteckunsfähigkeit	Inkubationszeit
24 Stunden vor, bis 14 Tage nach latenter oder manifester Infektion werden Viren ausgeschieden.	Sehr kurz, meist 1–3 Tage.

Differentialdiagnose
Andere virale Erkrankungen des Respirationstraktes.

Immunität
Der Ausbruch der Krankheit ist von der individuellen lokalen Immunität und der Interferonbildung abhängig.

Rhinovirus-Infektionen

Labordiagnostik
Erregernachweis
Aus Nasopharyngealsekreten:
Isolierung in Zellkultur, Identifizierung im Neutralisationstest.
Antikörpernachweis – In der Routinediagnostik wenig Bedeutung.

Konsiliarlaboratorien: Dr. Dr. R. Heckler (s. S. 492)
Dr. I. Chaloupka (s. S. 492)

Behandlung
a) unspezifische
Schleimhautabschwellende Maßnahmen. Vermeidung bakterieller Sekundärinfektionen.

Seuchenbekämpfung und andere prophylaktische Maßnahmen
Impfprophylaxe wegen der Vielzahl der Serotypen nicht von praktischer Bedeutung.

Rift Valley Fieber*

Krankheitsbild
Beginn mit Fieber, Kopf- und Gliederschmerzen, Lichtempfindlichkeit, Übelkeit, Erbrechen, nach Abklingen der Erscheinungen mitunter erneuter Fieberanstieg nach etwa 6 Tagen. Komplikationen mit Blutungen, Gelbsucht, zentralnervösen Störungen und Augenhintergrundveränderungen. Bei Epidemien, die Zehntausende von Erkrankten erfassen können, Mortalität zwischen 3 und 4%.

Häufigkeit und Verbreitung
Von Kenia (Rift Valley, Kenia) Ausbreitung nach Nord- und Südafrika, Mittel- und Südostasien, Einzelfälle im Mittelmeerraum.
1997 starben in Somalia 460 Menschen an RVF.

Ätiologie
Erreger: Phlebovirus, Spezies Rift-Valley-Fieber-Virus (Genus Bunyavirus).
Ansteckungsmodus: Typische Zoonose, Hauptwirt Schafe, Ziegen, Rinder, Kamele. Überträger Insekten (Mücken während der Regenzeit, Flöhe in der Trockenzeit). Übertragung auch durch direkten Kontakt von Tier zum Menschen sowie durch infiziertes Fleisch und infizierte Milchprodukte.

Dauer der Ansteckunsfähigkeit	Inkubationszeit
Nicht sicher bekannt.	4–6 Tage.

---

* Im gleichen Gebiet (Ägypten, Israel), allerdings bis nach Borneo und Indonesien reichend, ist das West-Nil-Fieber beheimatet; durch ein Flavivirus verursacht, übertragen durch Mücken, imponierend als Allgemeininfekt mit guter Prognose. Auffällig generalisierte Lymphadenopathie und ein makulopapulöses Exanthem am Stamm.

Differentialdiagnose
Rückfallfieber, Gelbfieber, Hepatitis, Typhus, Leptospirose, Brucellose, Malaria u. a.

Immunität
Wahrscheinlich.

Labordiagnostik
Laborarbeiten mit Rift-Valley-Fieber-Virus bedürfen eines Labors mit hoher Sicherheitsstufe.

Konsiliarlaboratorien: Prof. Dr. W. Slenczka (s. S. 488)
Prof. Dr. H. Schmitz (s. S. 490)

Behandlung
Unspezifisch, bei Blutungen Gerinnungspräparate und Schockprophylaxe.

Seuchenbekämpfung und andere prophylaktische Maßnahmen
Viral bedingte Hepatitiden sind meldepflichtig bei Krankheit und Tod. Vorsicht bei diagnostischen Blutentnahmen, Desinfektion von Stuhl und Urin, Mundschutz zur Vermeidung möglicher aerogener Übertragung.
Bekämpfung der Epidemien, besonders bei den Haus- und Nutztieren durch Impfung mit modifizierten Lebendimpfstoffen als auch formolinaktivierten Impfstoffen, Absonderung, Vermeidung von Kontakten steht im Vordergrund. Problem dieser auch volkswirtschaftlich bedeutenden Seuche noch nicht gelöst.
Dringend erforderliche Human-Impfstoffe (inakt. und attenuiert) sind in fortgeschrittener Entwicklung.

Röteln (Rubeola)

Krankheitsbild

Leichtes katarrhalisches Vorstadium, das auch fehlen kann. Druckempfindliche Lymphknotenschwellungen im Nacken und hinter den Ohren. 1–2 Tage später tritt unter leichtem Fieberanstieg (um 38 °C) ein blassrotes, kleinfleckiges, nur selten konfluierendes Exanthem auf, zuerst hinter den Ohren, dann in Stunden auf Gesicht, Hals, Rumpf (Rücken) und Extremitäten (Streckseiten) übergehend. Die Effloreszenzen sind größer als beim Scharlach, aber kleiner als bei Masern. Dauer 2–3 Tage. Allgemeinbefinden wenig beeinträchtigt. Über die Hälfte der Erkrankungen verlaufen ohne Exanthem oder subklinisch, so dass sie nicht erkannt werden.

Komplikationen: selten. Es werden beobachtet: Purpura mit Petechien an Haut und Schleimhäuten mit Thrombozytopenie bis 9000/mm^3. Rötelnarthritis, vorwiegend bei erwachsenen Frauen, Prognose günstig. Rötelnenzephalitis, deren Frequenz in den letzten Jahrzehnten zugenommen hat; geschätzte Zahl: 1 auf 5000 Erkrankungen. Gelegentlich Sekundärinfektionen wie Angina oder Bronchopneumonie.

Die schwerwiegendste Komplikation, die die Bedeutung der relativ leichten Virusinfektion ausmacht, ist die Rötelnembryopathie (bzw. -fetopathie), die bei Erstinfektion ungeschützter Schwangerer auftreten kann. In den ersten 17 Schwangerschaftswochen (SSW) kann es entweder zum Fruchttod (Spontanaborte leicht erhöht) oder zu schweren Organmissbildungen an Herz, Auge, Ohr, Gehirn oder zu Entwicklungsverzögerungen kommen: 1.–6. SSW 56%, 7.–9. SSW 25%, 10.–12. SSW 20%, 13.–17. SSW 10%. Nach der 17. SSW treten zwar noch pränatale Rötelninfektionen auf, aber ohne bleibende Folgen für das Kind (evtl. vorübergehende Entwicklungsverzögerungen).

Bei Auftreten einer Rötelnembryo- bzw. -fetopathie ist mit folgenden Schädigungsraten zu rechnen: Augenschäden ca. 70%, Taubheit 60–70%, Herzmissbildungen ca. 50%, cerebrale Schäden und Retardierungen 45%, Wachstumsstörungen 75%. Cerebrale Schädigungen und Hörstörungen werden oft erst später erkannt. Intrauterin infizierte Kinder können über Monate, vereinzelt über Jahre, Rötelnvirus ausscheiden.

Röteln

Bei 75–90% der Neugeborenen mit Rötelnembryopathie lässt sich das Virus bis zu 2 Jahren im Nasenrachenraum nachweisen.

Häufigkeit und Verbreitung

Weltweit endemisch in dicht besiedelten Gebieten. In Industriestaaten ohne ausreichende Durchimpfungsraten, wie etwa in Deutschland, Rechtsverschiebung des Altersgipfels, mit der Gefahr gehäufter Rötelnembryopathien. Trotz Einführung der Impfung 1970 sind auch heute noch ca. 5–10% der gebärfähigen Frauen nicht gegen Röteln geschützt und es treten pro Jahr ca. 50 Rötelnembryopathien (geschätzt) auf. Eine unbekannte Anzahl von Abtreibungen erfolgt wegen Rötelnexposition ungeschützter Frühschwangerer.

Ätiologie

Erreger: Röteln-Virus, ein RNS-Virus, gehört zur Gruppe der Togaviren. Es existiert nur ein einheitlicher Typ. Ausschließlich humanpathogen.

Ansteckungsmodus (Infektionsquelle)

Durch Tröpfcheninfektion, direkten Kontakt und frisch verkeimte Gegenstände.

Dauer der Ansteckunsfähigkeit	Inkubationszeit
Von 7 Tagen vor bis ca. 8–14 Tage nach Auftreten des Exanthems. Bei Säuglingen mit kongenitaler Rubeola wird das Virus allerdings über Monate bis Jahre ausgeschieden.	14–23, meist 14–18 Tage.

Differentialdiagnose

Masern, Scharlach, Pfeiffersches Drüsenfieber, Erythema infectiosum, Exanthema subitum, Arzneimittelexantheme, andere Virusinfekte mit Exanthem, Allergien. Die klinische Diagnose allein ist unzuverlässig.

Röteln

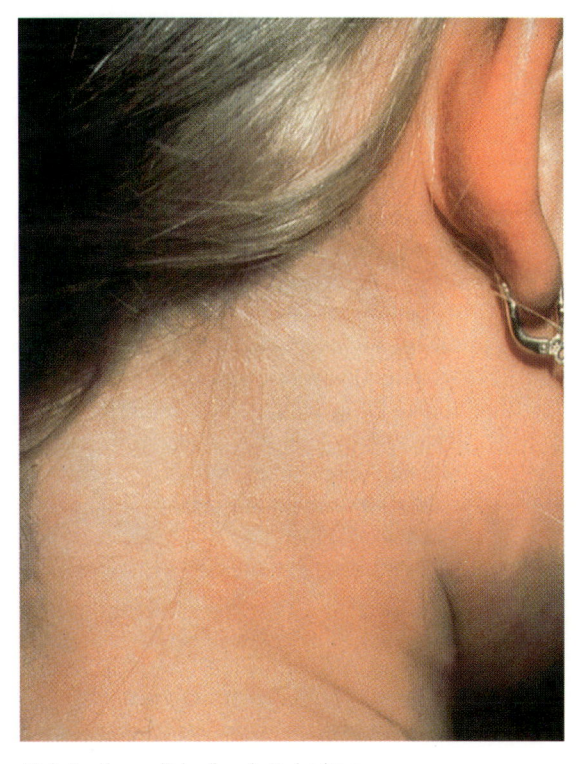

Röteln-Exanthem und Schwellung der Nackendrüsen

Immunität

Da die Kontagiosität relativ gering ist, oft mehrfache Exposition zur Infektion notwendig. *Nach durchgemachter Erkrankung vermutlich lebenslange Immunität.* Anamnestische Angaben sehr unzuverlässig, nur ein HHT-Titer von ≥ 1 : 32 ist für Schutz beweisend. Titer von 1 : 8 bzw. 1 : 16 im HHT müssen durch eine andere Methode (z. B. ELISA-IgG) bestätigt werden. Falls positiv: Schutz! *Reinfektionen sind möglich*, Verlauf subklinisch, führen zu Antikörpertiter-Anstieg im IgG-Bereich, jedoch nur in äußerst seltenen Fällen zu Virämie mit IgM-Bildung und zur Gefährdung in der Gravidität. Nach Schutzimpfung Serokonversionsrate etwa 99% und lang anhaltender Schutz.

Labordiagnostik

Erregernachweis

Der direkte Erregernachweis aus Blut, Urin, Plazentagewebe, Amnionflüssigkeit hat in der Röteln-Diagnostik nur untergeordnete Bedeutung. In erster Linie kommen diese Techniken (IFT, PCR) zur Abklärung von pränatalen bzw. kongenitalen Infektionen zum Einsatz.

Antikörpernachweis: Die Röteln-Diagnostik erfolgt mit verschiedenen serologischen Methoden in Abhängigkeit von der Fragestellung.

a) *Immunstatusbestimmung*

– Hämagglutinationshemmtest (HAHT)

Basistest der Röteln-Diagnostik, erfasst Röteln-Gesamtantikörper. Zur Abklärung der Immunitätslage genügt die Titerbestimmung einer Einzelprobe. Ein Titer von ≥1:32 gilt als sichere Rötelnimmunität. Bei Titern ≤1:16 sollte ein Zweittest (in der Regel ELISA) zur Abklärung immun/nicht immun eingesetzt werden.

b) *Diagnostik der akuten Rötelninfektion*

– Röteln-IgM-ELISA

Methode der Wahl zum Nachweis von rötelnspezifischen IgM-Antikörpern.

Bei Schwangeren muss ein positives Röteln-IgM-Ergebnis mit einem alternativen Test (HAHT, HIG) bestätigt werden.

c) *Diagnostik pränataler/kongenitaler Rötelninfektion*

Da IgM-Antikörper die intakte Plazenta nicht passieren können, ist ihr Nachweis im Nabelschnurblut oder im venösen Blut des Kindes ein Hinweis für eine pränatal (kongenital) erworbene Röteln-Virus-Infektion. Ein weiterer Hinweis sind die über den 6. Lebensmonat nachweisbaren, vom Kind produzierten IgG-Antikörper. Die Konzentration der mütterlichen, plazentagängigen IgG-Antikörper ist zu diesem Zeitpunkt im kindlichen Serum bereits wieder abgesunken.

Nationales Referenzzentrum: Robert Koch-Institut Berlin (s. S. 479)

Frau Dr. E. Gerike

Behandlung

a) unspezifische

Symptomatisch. Bei Enzephalitis evtl. Kortikosteroide.

Röteln

b) spezifische
Bei Komplikationen sofort Röteln-Immunglobulin-Präparate (Titer mind. 4500 IE/ml) zur i. m. (0,3 ml/kg KG) Verabreichung.

Absonderung und Quarantäne: Insbesondere nicht sicher geschützte Schwangere sind von Rötelnerkrankten (oder Erkrankungsverdächtigen) fernzuhalten. Kindergarten- oder Schulbesuch bis 8 Tage nach Exanthemausbruch aussetzen.

Maßnahmen bei Ansteckungsverdächtigen: Erforderlich in der Gravidität bei Frauen mit neg. oder unbekanntem Immunstatus zur Verhütung der intrauterinen Rötelninfektion. Injektion von hochtitrigem Röteln-Immunglobulin (mind. 4500 IE/ml) 0,3 ml/kg KG, mindestens aber 15 ml i.m. in den ersten 7 Tagen nach Kontakt; vom 5.–7. Tag nach Exposition zusätzlich 50 ml i.v. Immunglobulin (mind. 500 IE/ml), danach (Einsetzen der Virämie) nicht mehr sinnvoll. Bei Kontakt vor der 6. Schwangerschaftswoche ist die Immunglobulingabe nach 4–5 Wochen zu wiederholen, besonders bei beruflich exponierten Frauen (Lehrerinnen, Kindergärtnerinnen, Krankenschwestern). Das Angehen der Infektion kann häufig, aber nicht immer verhindert werden. Antikörperkontrollen mit IgM-Bestimmung nach 2–3 und nach 4–6 Wochen zum Ausschluss einer doch erfolgten Infektion erforderlich. Das Röteln-Immunglobulin kann einen Titer von 1:8 bis 1:16 im HHT verursachen, höhere präexistente Titer werden nicht beeinflusst.

Röteln

Weitere Maßnahmen der Seuchenbekämpfung:	Meldepflicht bei Erkrankung und Tod an Rötelnembryopathie und Röteln(meningo-)enzephalitis, ferner bei gehäuftem Auftreten von Röteln in Krankenanstalten oder Entbindungsheimen. Erkrankungsverdächtige und Kranke dürfen Schulen und andere Gemeinschaftseinrichtungen nicht betreten, so lange noch eine Weiterverbreitung zu befürchten ist.

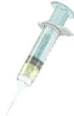

Impfprophylaxe

Mit Röteln-Lebend-Impfstoff, der attenuiertes, vermehrungsfähiges Rötelnvirus enthält. Die modernen HDC (Human-Diploid-Cell)-Vakzinen erzeugen eine lang andauernde Immunität. Die Impfung erfolgt vorzugsweise i.m. oder ggf. (z.B. bei Blutungsneigung) s.c. Transport des Impfstoffes bei 0° bis +8 °C, Lagerung bei +2° bis +8 °C erforderlich.

Impfversager werden oft durch unsachgemäße Handhabung verursacht.

Impfziel: Verhütung von Rötelnembryo- und -fetopathien durch sichere Unterbrechung der Wildviruszirkulation. Hierzu ist ein mehrstufiges Impfprogramm erforderlich.

1. Impfung aller Kleinkinder ab 12. Lebensmonat, vorzugsweise mit Masern-Mumps-Röteln(MMR)-Impfstoff. Hierdurch kann die Weiterverbreitung der Rötelnviren durch Kleinkinder (Hauptinfektionsquelle ungeschützter Schwangerer) unterbunden werden.

2. Zweite Impfung aller Kinder (mit Masern-Mumps-Röteln-Impfstoff) ab 5. Geburtstag. Dadurch werden Impflücken durch primäre und sekundäre Impfversager geschlossen.

3. Impfung aller Kinder und Jugendlichen im Alter von 10–14 Jahren, die noch keine zwei Impfungen erhalten haben.

4. Rötelnimpfung jeder konzeptionsfähigen, nicht geschützten Frau nach Antikörperkontrolle vor ihrer ersten Gravidität.

5. Impfung aller ungeschützten Erwachsenen, insbesondere solcher mit häufigem Kinderkontakt (Kindergarten, Kinderarztpraxis u. ä.).

Verträglichkeit: Im Kindesalter sehr gut, selten lokale Reaktionen wie Rötung und Schwellung. Gelegentlich, meist in der 2. Woche, leichtes

Fieber, Kopfschmerzen. Nach 2–4 Wochen – ähnlich wie nach natürlichen Röteln – flüchtige Arthralgien, evtl. Arhritiden mit Gelenkerguss, Prognose günstig. In Einzelfällen wurde über neurologische Symptome in zeitlichem Zusammenhang mit der Impfung berichtet.

Gegenanzeigen: Allergie auf Neomycin oder andere Bestandteile des Impfstoffes, angeborene oder erworbene Immundefizienzen, akute Erkrankungen. Eine Schwangerschaft muss ausgeschlossen und p. v. für 3 Monate verhütet werden. Eine versehentliche Impfung in der Frühgravidität ist kein Grund zur Interruptio. (Nähere Informationen im Beipackzettel.)

Bei versäumter Impfung vor der Gravidität können nicht immune Frauen im Wochenbett geimpft werden. Gute Verträglichkeit, kein Stillhindernis. AK-Kontrolle nach zehn, besser zwölf Wochen.

Passive Immunisierung

Mit Röteln-Immunglobulin bei seronegativen Schwangeren erforderlich (s. „Maßnahmen bei Ansteckungsverdächtigen") und in Risikofällen, bei denen eine Rötelninfektion verhindert werden soll.

Die passive Immunisierung ist postexpositionell mit einer Schutzschwelle von etwa 60% unsicher und keine Alternative für die aktive Schutzimpfung vor der Gravidität oder die präexpositionelle Gabe von Immunglobulin, die einen Schutz von über 80% bietet. Nach Gabe von Röteln-Immunglobulin ist ein Abstand von mindestens 3 Monaten zu Impfungen mit parenteral anzuwendenden Lebendimpfstoffen erforderlich.

Dosierung: Vor und bis zum 5. Tag nach Exposition 0,3 ml/kg KG (i. m.), mindestens jedoch 15 ml.

Andere prophylaktische Maßnahmen

In der Schwangerschaft Expositionsprophylaxe bei unsicherem Immunstatus oder Seronegativität anstreben.

Rotavirus-Infektion

Krankheitsbild

Erstinfektionen normalerweise zwischen 3. und 24. Lebensmonat, in der Regel als akute Gastroenteritis mit Brechreiz und/oder Erbrechen, Fieber, wäßrigen Durchfällen bis hin zu schweren Brechdurchfällen. Massiver Wasser- und Elektrolytverlust kann zur Dehydratation des Patienten führen. Dauer der Symptomatik in der Regel 3–4 Tage (maximal ca. 1 Woche), bei immundefizienten Patienten auch länger.

Infektionen innerhalb der ersten drei Lebensmonate nehmen in der Regel einen asymptomatischen Verlauf.

Häufung und Verbreitung

Weltweit verbreitet. Erstinfektionen in der Regel zwischen 3. und 24. Lebensmonat. Saisonale Häufung in den Wintermonaten.

In Krankenhäusern bevorzugt nosokomiale Ausbreitung, insbesondere auf Neugeborenenstationen häufig endemische milde oder asymptomatische Infektionen durch „nursery strains".

Ätiologie

Erreger: Rotaviren gehören zur Familie der Reoviridae. Ca. 65 bis 75 nm große Partikel, bestehend aus drei Proteinschalen (äußerstes Kapsid, inneres Kapsid, Kern). Der Kern umschließt das aus 11 doppelsträngigen RNA-Segmenten bestehende RNA-Genom. Klassifizierung: insgesamt 6 Gruppen (A–G); die meisten humanpathogenen Rotavirusstämme gehören der Gruppe A an.

Ansteckungsmodus: Übertragung erfolgt fäkal-oral (Schmierinfektionen, kontaminiertes Wasser, Hände, Kleidungsstücke), sehr kontagiös. Übertragung über Ärosole ebenso möglich.

Häufig als nosokomiale Infektionen auf Säuglingsstationen, in Kinderhorten und in Kinderkrankenhäusern.

Dauer der Ansteckunsfähigkeit	Inkubationszeit
2–3 Tage nach Erkrankungsbeginn.	1–4 Tage.

Differentialdiagnose

Bei frühkindlichen Diarrhöen Abgrenzung gegenüber enteropathogenen Infektionen durch E. coli, Shigellen, Salmonellen, *V. cholerae*, noncholeragene Vibrionen, *P. aeruginosa*, Klebsiellen,. Enterobacteriaceae, Proteus Species, *S. aureus* u. a. sowie Norwalk-like-Virusinfektionen.

Bei größeren Kindern und Erwachsenen müssen neben den erwähnten Erregern auch die Rotaviren der Gruppe B und C in Betracht gezogen werden.

Immunität

Ca. 90% aller Kinder unter drei Jahren haben Antikörper gegen Rotaviren entwickelt. Eine durchgemachte Infektkion bietet im allgemeinen Schutz gegenüber schwereren Gastroenteritiden, es können aber durchaus leichte symptomatische Reinfektionen immer wieder stattfinden.

Labordiagnostik
Erregernachweis

Schnelldiagnose von Gruppe A Rotaviren über kommerziell erhältliche Antigen-ELISAs. Molekularbiologischer Methoden zum Nachweis und zur Typisierung von Rotaviren stehen zur Verfügung, haben jedoch für die Routinediagnostik keine Bedeutung. Anwendung dieser Techniken nur bei speziellen Fragestellungen z. B. Nachweis von Gruppe B oder C Rotaviren, Bestimmung der G- und P-Typen bei epidemiologischen Studien, oder Nachweis von Rotaviren im Liquor bei Verdacht einer Rotavirus-assoziierten Enzephalitis.

Antikörpernachweis: Antikörperbestimmungen haben keine diagnostische Bedeutung.

Konsiliarlaboratorium: Prof. Dr. H. Werschau (s. S. 491)
Frau Dr. A. Rohwedder

Behandlung

Die Therapie ist primär symptomatisch ausgerichtet. Es empfiehlt sich eine parenterale bzw. perorale Flüssigkeit- und Elektrolytsubstitution wie sie auch bei Enteritiden anderer Ursache angewandt wird.

Seuchenbekämpfung und anderen prophylaktische Maßnahmen

Meldepflicht nach dem Bundesseuchengesetz (BSeuchG) für Krankheitsverdacht, Erkrankung und Tod bei allen Formen von infektiöser Gastroenteritis. Eine besondere Meldepflicht gemäß BSeuchG besteht bei Ausbrüchen in Gemeinschaftseinrichtungen und in Einrichtungen zur Betreuung von Kindern.

Bei Ausbrüchen in Gemeinschaftseinrichtungen sollte eine Virusausbreitung durch intensive Hygienemaßnahmen verhindert werden.

Ein aktiver, zugelassener Impfstoff steht nicht zur Verfügung. Der Impfstoff „Rota-Shield" wurde sicherheitshalber vom Markt genommen, nachdem bei mehreren Kindern, denen der Impfstoff verabreicht wurde, Invaginationen aufgetreten waren.

Respiratory-Syncytial-Virus (RS-Virus)-Infektionen

Krankheitsbild

Erstinfektionen im frühen Kindesalter, über 80% der 3- bis 4-jährigen Kinder besitzen bereits spezifische Antikörper. Typisches Krankheitsbild: Erkrankung des oberen Respirationstraktes in Form eines banalen Schnupfens mit Husten und Fieber. Nach Ausbreitung der Infektion in den unteren Respirationstrakt: Bronchiolitis, Pneumonie. Besonders Kinder im Alter zwischen 6 Wochen und 9 Monaten sind davon betroffen.
Besondere Risikogruppen sind Kinder unter 6 Monaten mit kongenitalen Herzfehlern, mit chronischen Erkrankungen der Atemwege, mit Hypoxie, mit Immundefekten und Frühgeborene mit einem Gestationsalter <36 Wochen.
Genesung in der Regel nach 7 bis 12 Tagen.
RS-Viren häufig Ursache einer akuten Otitis media.

Häufigkeit und Verbreitung

Weltweit verbreitet. Saisonal gehäuft im Spätherbst, Winter und Frühjahr. In Krankenhäusern bevorzugt nosokomiale Ausbreitung, insbesondere auf Neugeborenenstationen. Infektionen können unmittelbar nach der Geburt stattfinden. Die Erkrankungen verlaufen jedoch häufig atypisch. Es kommt immer wieder zu Reinfektionen.
Auch in Alterspflegeheimen kommt es nicht selten zu Infektionen, die hinsichtlich Morbidität und Letalität den selben Stellenwert haben wie die Influenza.

Ätiologie

Erreger: Humanes RSV (HRSV) gehört zur Familie der Paramyxoviridae, Gattung Pneumoviren. Elektronenmikroskopisch stellen sich RS-Viren sowohl als pleomorphe Partikel (Durchmesser 150 bis 300nm), als auch as filamentöse Partikel (Durchmesser 60 bis 100 nm, Länge bis zu 10nm) dar. Es gibt zwei Subgruppen: A und B.
Ansteckungsmodus: Übertragung durch Tröpfchen- und Schmierinfektionen; auch durch Selbst-Inokulation durch Berührung des eigenen Konjunktival- und Nasalbereichs entweder nach direktem Kontakt mit

Sekreten eines Virusausscheiders (Hand zu Nase/Auge) oder durch Berührung mit kontaminierten Oberflächen. Erhöhtes Übertragungsrisiko (nosokomiale Infektionen) durch infiziertes Personal auf Säuglingsstationen in Kinderkliniken, wodurch immer wieder Stationsepidemien auftreten.

Dauer der Ansteckunsfähigkeit	Inkubationszeit
Kurz vor Beginn der Erkrankung bis zum Ende.	Die Inkubationszeit beträgt in der Regel 3–5 Tage.

Differentialdiagnose
Bei Säuglingen und Kleinkindern sind differential-diagnostisch auch folgende andere Erreger in Betracht zu ziehen.
Parainfluenzaviren Typ 1–3; Adenoviren; Influenzaviren A und B, Rhino- und Enteroviren; Chlamydia trachomatis/pneumonie.
Bei Kindern mit Immundefekten zusätzlich Infektion mit Pneumocystis carinii. Differentialdiagnostisch bei älteren Kindern und Erwachsenen alle anderen Erreger von Erkrankungen des oberen Respirationstraktes (banale Erkältungskrankheit) mit einschließen.

Immunität
Über 80% der 3- bis 4-jährigen Kinder besitzen bereits spezifische Antikörper. Immunantwort ist jedoch unzureichend, daher kein Schutz vor Reinfektionen. Aufgrund einer kumulativen Immunität scheint aber ein Schutz gegenüber schweren Infektionen, insbesondere des unteren Respirationstraktes, vorzuliegen.

Labordiagnostik
Erregernachweis
- Der direkte Antigennachweis im Nasopharynxsekret mittels ELISA ist die Methode der Wahl,
- Anzüchtung des Virus in der Zellkultur möglich, aber zeitaufwendig.
- Nachweis von RS-Viren in Biopsien mittels RT/PCR.

Respiratory-Syncytial-Virus-Infektionen

Antikörperbestimmung
- Bei akuten Infektionen nur von geringem Wert, da Antikörperanstiege erst zwei bis vier Wochen später feststellbar. Zudem ist die Immunantwort bei Säuglingen in den ersten sechs Lebensmonaten häufig nicht ausreichend.

Konsiliarlaboratorium: Prof. Dr. H. Werschau (s. S. 491)
Frau Dr. A. Rohwedder

Behandlung
Eine spezifische Therapie ist nicht vorhanden. Behandlung der Symptomatik. Bei schwer erkrankten Säuglingen ist eine Sauerstofftherapie angezeigt.
Aufgrund mehrerer Studien bestehen Bedenken bezüglich der Effizienz von Ribavirin, bei schweren Bronchiolitiden im Säuglingsalter kann es dennoch Ultima Ratio sein – verabreicht als Aerosol, vorzugsweise über Sauerstoffmaske des SPAG-Verneblers.

Seuchenbekämpfung und andere prophylaktische Maßnahmen
Effektive Wirkstoffe zur RSV-*Prophylaxe*:
1. ein Hyperimmunglobulin (RSV-IGIV) zur i.v.-Applikation und
2. ein gentechnisch hergestellter monoklonaler Antikörper (Palivizumab bzw. Synagis).

Für Palivizumab wurde die Zulassung für den europäischen Raum beantragt. Sowohl RSV-IGIV als auch Palivizumab bieten eine effektive Prophylaxe gegenüber RSV-Infektionen.

Salmonellen-Enteritis

Krankheitsbild
Zumeist stürmischer Beginn der Erkrankung mit Bauchkoliken und Diarrhöen (evtl. auch Herpes-Eruption). Fieber nicht über 39 °C; Leibschmerzen und Tenesmen über mehrere Tage. Wasser- und NaCl-Verlust, Exsikkose. Durchfälle sind typische Dünndarmstühle, können „reiswasserähnlich" sein und gelegentlich Blut und/oder Schleim enthalten. Bei hämorrhagischer Enteritis ist auch der Dickdarm befallen. Verläufe leicht bis schwer, selten letal (besonders im Greisenalter).
Komplikationen: Bei alten Menschen Kreislaufkollaps, Nierenversagen.

Häufigkeit und Verbreitung
Die Verbreitung der Salmonella-Gastroenteritis ist weltweit. In Deutschland jährlich ca. 40 000 Fälle (hohe Dunkelziffer, etwa das Zehnfache der gemeldeten Fälle), Sommergipfel. Die Durchseuchung der Bevölkerung in Deutschland beträgt etwa 40%. Mit $2/3$ Hauptanteil der Enteritis infectiosa. Neben dem Menschen erkranken auch Haus- und Wildtiere.

Ätiologie
Erreger: gramnegatives Stäbchen (Salmonella enterica).
Die Enteritis-Salmonellosen können durch etwa 2 500 Serotypen ausgelöst werden; bestimmte Serovare treten jedoch hervor, z. B. S. enteritidis, S. typhi-murium (hier zunehmend der Stamm DT 104), S. Panama, S. Heidelberg, S. Newport, S. Thompson u. a.
Ansteckungsmodus (Infektionsquelle)
Kranke und Ausscheider; Ansteckung erfolgt zumeist durch Tiere, besonders Geflügel, Tierprodukte (Eier, Eipulver, Milch, Speiseeis), infiziertes Wasser, infizierte Speisen, Konserven (Toxine).

Dauer der Ansteckunsfähigkeit	Inkubationszeit
Zumeist dauert die Ausscheidung nach der Infektion 3 Tage bis 4 Wochen.	Wenige (8–48) Stunden bis höchstens 10 Tage (Toxinvergiftung oder Infektion).

Salmonellen-Enteritis

Differentialdiagnose

Typhus, Paratyphus, akute Yersiniosen, Campylobacter, Norwalk-like-Virusinfektionen, nicht infektiöse Durchfallskrankheiten; akute Vergiftungen, Giftpilze (Fliegenpilz), Botulismus und Enterotoxin bildende Staphylokokken. In Altersheimen mitunter auch Mikrosporidieninfektionen.

Immunität

Durchgemachte Krankheit hinterlässt keine Immunität.

Labordiagnostik

Erregernachweis

Untersuchungsmaterial: Stuhl
– Kultur

Anzüchtung auf Selektivnährmedien. Identifizierung und Differenzierung mittels biochemischer Leistungsmerkmale bzw. Serotypisierung nach dem Kauffmann-White-Schema. Zur Aufdeckung von Infektionsquellen und Infektionsketten ist die Lysotypie wichtigste Methode.

Antikörpernachweis: Der Nachweis spez. AK gegen O-, H- und Vi-Antigene erfolgt mit der Widal-Reaktion

Da die enteritischen Salmonellen auf den Darm beschränkt bleiben und daher das Immunsystem nur wenig oder überhaupt nicht stimulieren, werden meist keine oder nur niedrige Titer gefunden.

Nationale Referenzzentren: Robert Koch-Institut Wernigerode
Prof. Dr. H. Tschäpe (s. S. 480)
NRZ Hygiene Institut Hamburg,
Prof. Dr. J. Bockemühl (s. S. 480)

Behandlung

a) unspezifische

Symptomatisch; Bettruhe, Wärme, Diät. Am wichtigsten Ausgleich von Flüssigkeits- und Elektrolytverlusten, Kreislaufunterstützung, Schockbekämpfung.

b) spezifische

Bei unkomplizierter Salmonella-Gastroenteritis sind Antibiotika nicht indiziert. Bei hohem Fieber und Verdacht auf septikämische Verlaufsformen Co-Trimoxazol oder Gyrasehemmer (z. B. Ciprofloxacin) (bei Meningitis: Cefotaxim oder Ceftriaxon).

c) der Keimträger oder Ausscheider

zumeist Spontansanierung nach 1–12 Monaten.

Seuchenbekämpfung und andere prophylaktische Maßnahmen

Absonderung ist möglichst durchzuführen, jedoch keine Krankenhauspflicht!

Meldepflicht bei Verdacht, Erkrankungs- und Todesfall.

Kranke, Erkrankungsverdächtige, Ausscheider und Ausscheidungsverdächtige sollen nicht in Trinkwasserversorgungsanlagen und Lebensmittelbetrieben beschäftigt werden. Erkrankungsverdächtige dürfen Schulen und andere Gemeinschaftseinrichtungen nicht betreten.

Allgemeine hygienische Maßnahmen sowie Überwachung des Lebensmittelhandels. Bei der Speiseeisherstellung wird auch auf die Möglichkeit, pasteurisierte Eiprodukte zu verwenden, hingewiesen.

Human- und veterinärmedizinische Kontrollen, z. B. von Molkereien, Schlachthöfen und importierten Futtermitteln, sind gesetzlich vorgeschrieben.

Sandfliegenfieber 389

Sandfliegenfieber (Pappataci-Fieber)

Krankheitsbild

Die klinischen Erscheinungen entsprechen einer akuten, fieberhaften Erkrankung von wenigen Tagen Dauer mit Kopfschmerzen, Schmerzen beim Bewegen der Augen, Konjunctivitis und einem Katarrh der oberen Luftwege. An Gesicht, Hals und Brust kann es zu einem flüchtigen Erythem kommen.

Komplikationen wie aseptische Meningitis, hämorrhagische Diarrhoe, auch Lähmungen und Bewusstseinstrübungen sind sehr selten und fast immer auf den Stamm SF-Toscana (SFT) beschränkt.

Häufigkeit und Verbreitung

Wegen des meist blanden Verlaufs und der deswegen für überflüssig befundenen Sero-Diagnostik Häufigkeit schwer zu beurteilen. Jedenfalls wesentlich größer als diagnostiziert.

Die Verbreitung umfasst den gesamten Mittelmeerraum (Schwerpunkt Italien) und reicht bis in den mittleren Osten.

Die Erkrankungssaison beginnt im April und erreicht ihren Höhepunkt im Hochsommer.

Ätiologie

Erreger: Phlebovirus zu den Bunyaviren gehörend, mit 3 Serotypen
- Sandfliegenfieber (SF) – Sicilian (SFS)
- SF-Naples (SFN)
- SF-Toscana (SFT)

Ansteckungsmodus: Stich der Sandfliege (Phlebotomus spez.), die hauptsächlich in der Dämmerung und in der Nacht aktiv ist. Als Virusreservoir dienen Nutztiere wie Schafe und Rinder sowie Mäuse (z. B. Wüstenspringmaus).

Sandfliegenfieber

Dauer der Ansteckunsfähigkeit	Inkubationszeit
Nicht bekannt, da die Übertragungswege im Einzelnen schnell abreißen und damit nicht weiter verfolgt werden können. Mit dem Auftreten spez. AK nach spätestens 8 Tagen wahrscheinlich beendet.	2–6 Tage.

Differentialdiagnose
Banale Virusinfekte, bei entsprechenden Reiserouten des Patienten auch Dengue-Fieber, West-Nil- und Rift-Valley-Fieber.

Immunität
Wahrscheinlich besteht eine typenspezifische Immunität.

Labordiagnostik
Erregernachweis
Untersuchungsmaterial: Blut oder Liquor
a) Kultur
Anzucht möglich, Typisierung mit spezifischen Antiseren
b) Nukleinsäurenachweis
Antikörpernachweis: Mit verschiedenen Techniken klassenspezifisch möglich.

Konsiliarlaboratorium: Prof. Dr. W. Slenczka (s. S. 488)

Behandlung
Symptomatisch.

Seuchenbekämpfung und andere prophylaktische Maßnahmen
Schutz vor Sandfliegenstichen durch Repellents. Da die Sandfliegen schon in der Dämmerung aktiv sind, bieten Moskitonetze keinen verlässlichen Schutz.

Scabies

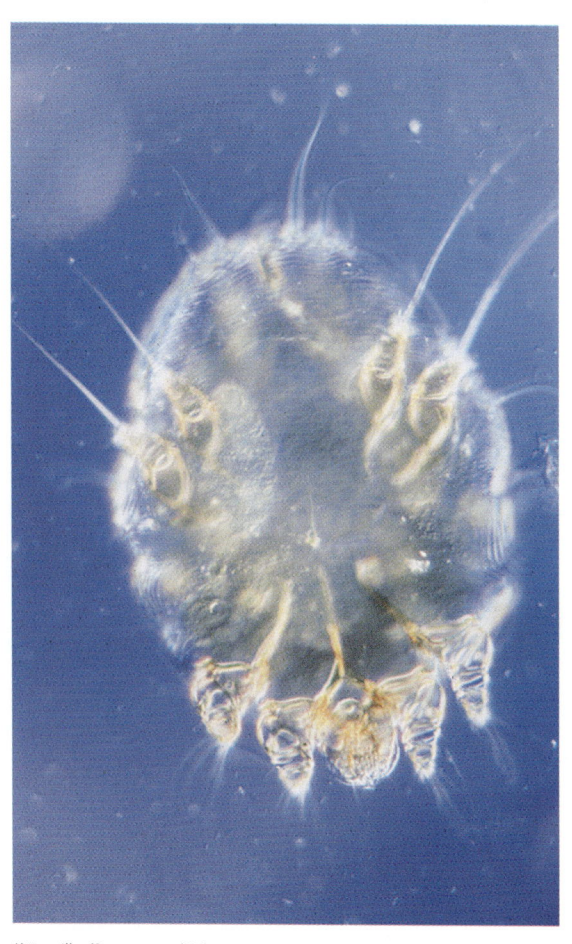

Krätzmilbe (Sarcoptes scabiei)

Scabies

Krankheitsbild
Hautveränderungen durch die Krätzemilbe verursacht. Die Weibchen graben gerade oder wellige 1–10 mm lange Gänge in die Epidermis, die durch Schmutzeinlagerung schwärzliche Streifen bilden. Die Milbe ist oft als dunkler Punkt am Ende eines Ganges sichtbar. Starker nächtlicher Juckreiz. Befallen werden Körperstellen mit weicher Haut. Kopf und Rücken bleiben meist frei, ebenso das Gesicht. Sekundärerscheinungen sind Knötchen, Bläschen, Krusten, Ekzem, Pyodermien.

Häufigkeit und Verbreitung
Ubiquitär; unter unhygienischen Umständen, bei mangelnder Körperpflege gehäuftes Auftreten. In den letzten Jahren zunehmend auch epidemieartig unabhängig von Hygiene und sozio-ökonomischen Verhältnissen. Die krustöse Form (Norwegische Scabies) tritt hauptsächlich bei immundefizienten Patienten auf.

Ätiologie
Erreger: Sarcoptes scabiei hominis, Acarus scabiei (nur die befruchteten Weibchen), Notoedres cati.
Ansteckungsmodus (Infektionsquelle)
Kontakt von Mensch zu Mensch, besonders bei Bettwärme; seltener durch infizierte Wäsche, Kleidung, Wolldecken, Haustiere; Säuglinge durch mütterliche Brust.

Dauer der Ansteckunsfähigkeit	Inkubationszeit
Während der Dauer des Befalls. Die durchschnittliche Krankheitsdauer beträgt 8 Wochen.	Symptomloses Anfangsstadium von 3–5 Wochen, bei erneuter Infektion sofort typische Scabies.

Differentialdiagnose
Alle juckenden Dermatosen. Bei Hämodialyse-Patienten Verwechslung mit urämischen Pruritus möglich.

Scabies 393

Immunität

In Endemiegebieten nahezu reaktionsloses Vorkommen der Scabies.

Labordiagnostik

Erregernachweis

Milbennachweis; mikroskopische Untersuchung mehrerer Hautgeschabsel in einem Tropfen Glycerin.

Behandlung

a) unspezifische

Juckreiz lindernde Behandlung.

b) spezifische

Erst baden, dann Einreiben des ganzen Körpers, außer Kopf, mit Hexachlorzyklohexan(Lindan)-Emulsion oder -Salbe; alternativ Crotamiton. Anwendung nach Angabe der Packungsbeilage (Jacutin, Crotamitex).

Stromectol® (Invermectin) oral anwendbar und einmalige Applikation ausreichend.

c) der Keimträger oder Ausscheider

Nur bei Rückfall die gleiche Behandlung. Keine stärkeren Mittel, da sonst leicht eine Dermatitis auftritt.

Seuchenbekämpfung und andere prophylaktische Maßnahmen

Isolierung nach Möglichkeit, Krankenhausbehandlung nur bei extremem Befall und Superinfektionen. Quarantäne nicht erforderlich.

Kontaktpersonen (Familienmitglieder) sind mitzubehandeln.

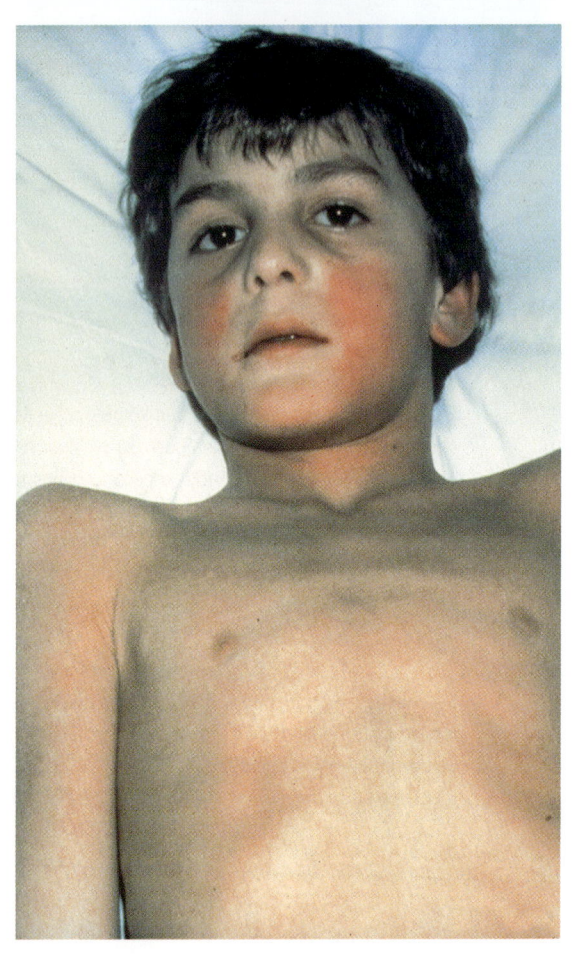

Scharlach

Scharlach-Exanthem

Scharlach

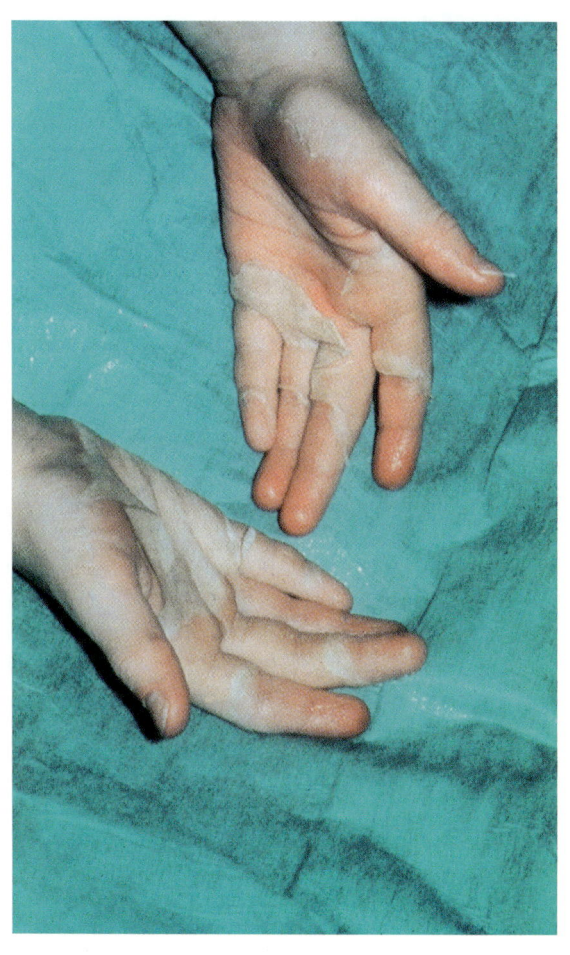

Hautabschuppung

Scharlach (Scarlatina)

Krankheitsbild

Scharlach beginnt mit fieberhafter Lokalinfektion des Rachens und der Tonsillen. Temperatur über 39 °C, häufig Schüttelfrost und Erbrechen. Tonsillen zeigen häufig gelb-weißliche abstreifbare Beläge, seltener sieht man eine nekrotisierende Angina.

Charakteristisches Enanthem und Exanthem, Himbeerzunge, Schwellung der regionären Lymphknoten, später großlamellige Schuppung der Haut.

Einem symptomfreien Intervall kann ein „zweites Kranksein" folgen, das infolge der Penicillinbehandlung jetzt seltener auftritt. Unter der Penicillintherapie ist die Prognose meist gut.

Selten: Toxischer und septischer Scharlach.

Folgekrankheiten wie rheumatisches Fieber, Carditis rheumatica und Scharlachnephritis sind möglich. Daher in der 3. und 4. Krankheitswoche Harnuntersuchungen und EKG veranlassen!

In letzter Zeit überwiegen Erkrankungen mit leichtem Verlauf und weniger ausgeprägten Symptomen. Geringes Fieber, wenig gestörtes Allgemeinbefinden, Ausschlag nur wenig charakteristisch oder kurz anhaltend. Öfter ist nur eine Angina zu diagnostizieren. Die Abschuppung der Haut lässt dann auf Scharlach schließen.

Häufigkeit und Verbreitung

Gehäuftes Vorkommen in der kalten Jahreszeit. Befallen werden besonders Kinder zwischen dem 3. und 10. Lebensjahr.

Ätiologie

Erreger: β-hämolysierende Streptokokken der Gruppe A, selten C und G, die Erythrotoxin bilden.

Ansteckungsmodus (Infektionsquelle)

Übertragung meist unmittelbar von Mensch zu Mensch (Tröpfcheninfektion), seltener durch Nahrungsmittel und Gegenstände (Kleider, Bettwäsche, Spielzeug, Ess- und Trinkgeschirr).

Infektionsquellen sind Scharlachkranke, so genannte Schlarlach-"Heimkehrer" und abortiv erkrankte Personen sowie gesunde Keimträger. Eintrittspforte ist der lymphatische Rachenring, seltener Haut- und Schleimhautverletzungen (Wundscharlach).

Dauer der Ansteckunsfähigkeit
Mit Beginn der genügend hoch dosierten Antibiotikatherapie schwindet die Ansteckungsfähigkeit innerhalb von 1–2 Tagen. „Heimkehrer"-Infektionen sind deshalb selten. Bei unbehandelten Personen 1–3 Wochen.

Inkubationszeit
1–3 Tage.

Differentialdiagnose
Katarrhalische und eitrige Angina, beginnende Diphtherie. Das Exanthem kann verwechselt werden mit initialem Rash u. a. bei Influenza, Varizellen, Pocken und Typhus. Zu denken ist an Masern, Röteln, Erythema infectiosum, Arzneimittel-/Serum-Exanthem sowie Licht- und Sonnenerythem.

Immunität
Das erythrogene Toxin hat antigene Wirkung und ruft die Bildung spezifischer Antitoxine hervor. Das gilt auch für Streptokokkenstämme mit geringem Toxinbildungsvermögen (stille Feiung). Antibiotika erschweren die Ausbildung einer spezifischen Immunität.

Labordiagnostik
Erregernachweis
Als Untersuchungsmaterial sind geeignet: Blut, Rachen- bzw. Tonsillenabstriche, Eiter.
a) Kultur
Anzüchtung auf bluthaltigen Kulturmedien leicht möglich.
b) Mikroskopie
Grampositive Kokken (Kettenbildung).

Scharlach

Antikörpernachweis: Bestimmung von Streptokokken-Antikörpern (Anti-Streptolysin, Anti-DNAse, Anti-Hyaluronidase) nur sinnvoll bei Verdacht auf Folgeerkrankung.

Nationales Referenzzentrum: Inst. für Med. Mikrobiologie der RWTH
Aachen (s. S. 481)
Prof. Dr. R. Lütticken
Dr. PD R. R. Reinert

Behandlung

a) unspezifische
Symptomatische Maßnahmen (Bettruhe, Antipyretika, Wadenwickel, Mundpflege usw.).
b) spezifische
Penicillin V (oral) für die Dauer von ca. 10 Tagen, Dosierung je nach Präparat und Alter des Patienten 0,4–1,2 Mio. E pro Tag. Alternativ oder bei Penicillinallergie Oralcephalosporine (Cefaclor) oder Clarithromycin.
Ist ein Toxic-Shock-Syndrom nicht auszuschließen, sind Cefadroxil, Loracarbef oder Cefprozil ihrer Staphylokokken-Wirksamkeit wegen besonders geeignet.

Seuchenbekämpfung und andere prophylaktische Maßnahmen

Der unbehandelte Patient muss abgesondert werden. Mit Beginn der antibiotischen Therapie verliert der Kranke schnell seine Ansteckungsfähigkeit.
Bei Auftreten von Scharlach im Krankenhausbereich und in Gemeinschaftseinrichtungen sind Desinfektionsmaßnahmen erforderlich.
Prophylaktische Penicillinbehandlung bei Ansteckungsverdächtigen.
Meldepflicht besteht für den Todesfall. Erkrankungsverdächtige oder Kranke dürfen Schulen oder ähnliche Gemeinschaftseinrichtungen nicht betreten.
Der Erkrankte kann nach antibiotischer Behandlung und Abklingen der klinischen Symptome wieder in Schulen etc. zugelassen werden.

Shigella-Dysenterie (Bakterielle Ruhr)

Krankheitsbild
Die Shigellenruhr ist die durch Shigellen verursachte lokale Entzündung des Dickdarms, die meist mit krampfartigen Bauchschmerzen, Tenesmen, Fieber und Durchfall beginnt. Täglich 6–20 Stuhlentleerungen, anfangs dünnbreiig, übel riechend; später reichliche Schleim-, Blut- und Eiterbeimengung. Großer Wasserverlust, Hautturgor ist herabgesetzt, flache beschleunigte Atmung; belegte Zunge, die Lippen sind rissig. Evtl. zentralnervöse toxische Schäden, meist durch Sh. dysenteriae Typ A bedingt. Kein charakteristischer Fiebertyp, meist 37,5–39 °C, unregelmäßig remittierend, nach 5–7 Tagen abklingend. Leichte afebrile Verläufe sind meist durch Infektionen mit Sh. sonnei verursacht.
Komplikationen: Polyarthritis, Urethritis, Konjunktivitis (Reitersche Trias); Geschwüre im Ösophagus und Darm, Peritonitis. Selten Neuritiden und Enzephalitis. Als Sekundärinfektionen Bronchopneumonie, Herpes labialis, Soor, Otitis, Tonsillitis, Furunkel, Abszesse und Sepsis. Als Nachkrankheit „Ruhrrheumatismus".

Häufigkeit und Verbreitung
Bakterielle Ruhr ist weltweit verbreitet. Als Seuche ist sie auf den Menschen und den Affen beschränkt. Keimreservoir sind der Ruhrkranke und der Keimausscheider. In Westeuropa ist Shigella sonnei der häufigste Ruhrerreger; in östlichen Ländern und USA überwiegt Shigella flexneri, in Indien Shigella boydii, in Afrika Shigella dysenteriae. Epidemien vorwiegend im Spätsommer und Frühherbst, in Südostasien mit Beginn der Regenzeit.

Ätiologie
Erreger, unterschieden durch biochemische Reaktionen und antigenetische Strukturen.
Shigella dysenteriae (Gruppe A), dabei von 10 Serotypen nur Typ 1 (Sh. shigae) und Typ 2 (Sh. schmitzi) humanpathogen.
Shigella flexneri (Gruppe B)
Shigella boydii (Gruppe C)
Shigella sonnei (Gruppe D).

Shigella-Dysenterie

Morphologie: gramnegative, sporenlose, unbewegliche plumpe Stäbchen, die Endotoxine und Exotoxine (nur Typ 1) produzieren.

Ansteckungsmodus (Infektionsquelle)

Die Übertragung erfolgt fäkal-oral. Infizierte Nahrungsmittel, insbesondere Wasser, Milch, Obst spielen große Rollen (Shigellen haben auch bei Kühlschranktemperaturen eine auffallend lange Lebensdauer). Wetterstürze können zu schlagartigem Ansteigen der Erkrankungsziffern führen. Häufigste Ursachen von Explosivepidemien: infiziertes Wasser und infizierte Lebensmittel. Säuglinge und Kleinkinder sind besonders infektionsgefährdet.

Dauer der Ansteckunsfähigkeit	**Inkubationszeit**
Nicht genau bekannt; im Stuhl sind die Bakterien gewöhnlich 4 Wochen, mitunter auch Monate nachzuweisen.	2–7 Tage, in Einzelfällen 8–12 Stunden.

Differentialdiagnose

Jeder Durchfallkranke ist ruhrverdächtig!

Jede Enterokolitis durch Bakterien (Salmonellen, Yersinien, Proteus, Pseudomonas, Campylobacter, enteroinvasive und enterohämorrhagische E. coli, Staphylokokken, Clostridien), durch Protozoen (Entamoeba histolytica, Balantidium coli) oder Enteroviren können das klinische Bild der Ruhr zeigen. Außerdem: Malaria, Colitis ulcerosa, Cholera, Divertikulitis, Karzinome, Darminfarkte. Ruhrähnliche Bilder mit blutigen Stühlen zeigen auch Quecksilbervergiftungen. Im Säuglings-, Kleinkindesalter: Kolidyspepsien und Kwashiorkor.

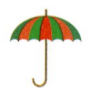

Immunität

Nach überstandener Erkrankung keine bleibende Immunität. Normale Säureverhältnisse im Magen sind wichtig für die Abwehr. Vorangegangene Erkrankungen, Unterernährung und Überanstrengungen begünstigen massive Infektionen.

Labordiagnostik
Erregernachweis

Als Untersuchungsmaterial sind frische Stuhlproben und Rektalabstriche geeignet.

– Kultur

Anzüchtung auf Selektiv-Nährmedien problemlos möglich.

Antikörpernachweis – auch von IgA möglich.

Nationale Referenzzentren:	Robert Koch-Institut Wernigerode (s. S. 480)
	Prof. Dr. H. Tschäpe
	NRZ Hygiene Institut Hamburg
	Prof. Dr. J. Bockemühl (s. S. 480
Konsiliarlaboratorien:	Prof. Dr. J. Bockemühl (s. S. 491)
	Prof. Dr. M. Kist (s. S. 491)

Behandlung

a) unspezifische

Ausgleich des Wasser- und Elektrolythaushaltes durch Infusionen, Diät, Kreislaufstützung.

b) spezifische

Die Shigellose ist eine selbstlimitierende Erkrankung. Dennoch sollen wegen der hohen Infektiosität (10–100 Shigellen können zur Erkrankung führen) und der destruierenden Kolitis alle Patienten chemotherapeutisch behandelt werden. Entsprechend dem Antibiogramm: Ciprofloxacin oral (2 x tgl. 0,5 g für 1–3 Tag), Kinder Co-Trimoxazol (2 x tgl. 10–15 mg/kg); Ampicillin als (billigere) Alternative, aber gehäuft Resistenzen.

c) der Keimträger oder Ausscheider

Langzeitbehandlung mit Co-Trimoxazol; Ampicillin.

Absonderung und Quarantäne:	Ruhrkranke bedürfen strenger Isolierung auf einer Infektionsabteilung.
Maßnahmen bei Ansteckungsverdächtigen:	Siehe unten.

Weitere Maßnahmen der Seuchenbekämpfung:	Verdachts-, Erkrankungs- und Todesfälle sind meldepflichtig; ebenfalls sind Ausscheider innerhalb von 24 Stunden zu melden. Erkrankte, Ausscheider sowie Ausscheidungsverdächtige dürfen nicht in Trinkwasserversorgungsanlagen und Lebensmittelbetrieben beschäftigt werden. Erkrankte und Erkrankungsverdächtige dürfen keine öffentlichen Einrichtungen betreten. Das gilt auch für Schulen. Zulassung nach Krankheit: nach Abklingen der klinischen Symptome und negativem bakteriologischem Befund. Zulassung von Ansteckungsverdächtigen: 1 Woche nach Absonderung des Erkrankten, Desinfektion und negativem bakteriologischem Befund.

Impfprophylaxe
Ein Impfstoff ist in Erprobung.

Passive Immunisierung
Passive Immunisierung nicht möglich.

Andere prophylaktische Maßnahmen
Die allgemeinen prophylaktischen Maßnahmen ergeben sich aus der Epidemiologie der Shigellose:
Fliegenbekämpfung, gründliche Händereinigung, Entdeckung und Behandlung von Keimträgern und Dauerausscheidern; Genuss von Obst und Rohgemüse nur in zuverlässig gereinigtem Zustand; einwandfreie Getränke, Vermeidung von Magen- und Darmstörungen infolge unzweckmäßiger Kost.

Staphylokokken-Infektionen*

Krankheitsbild

Die Staphylokokken-Infektionen des Erwachsenen spielen sich vor allem in der Haut und den Hautanhangsgebilden ab und führen zu Furunkeln, Karbunkeln, Mastitis, postoperativen Wundinfektionen, Osteomyelitis und Toxic-Shock-Syndrom (s. dort). Bei Neugeborenen und jungen Säuglingen kommt es außer zu Pyodermien – oft Mischinfektionen mit Streptococcus pyogenes, s. a. Impetigo contagiosa – zu abszedierender Pneumonie, Empyem, Osteomyelitis (etwa 90% durch Staphyl. aureus verursacht), Enterokolitis, Sepsis und Endocarditis. Diese schweren Verlaufsformen können allerdings auch während jeden Lebensalters auftreten. Grundsätzlich können Entzündungen, durch Staphylokokken allein oder als Mischinfektion mit anderen Erregern, in praktisch jedem Organ vorkommen.

Verlauf und Prognose müssen besonders dann als kritisch bezeichnet werden, wenn Grunderkrankungen des Immunsystems und des Hormonhaushaltes (z. B. Diabetes) vorliegen. Bei Kindern wird die staphylogene Variante des Lyell-Syndroms („Syndrom der verbrühten Haut") – verursacht durch ein epidermolytisches Toxin produzierenden Stamm – gefürchtet.

Nicht selten sind Lebensmittel-Vergiftungen durch Enterotoxin bildende Staphylokokken verursacht.

Häufigkeit und Verbreitung

Die Verbreitung der Staphylokokken ist ubiquitär. Die Besiedlung der Haut und der Schleimhäute (vor allem vorderer Nasenraum) mit Staphylokokken kann oft schon wenige Tage nach der Geburt nachgewiesen werden und macht später nur dann chronisch krank, wenn das Immunsystem insuffizient ist. Tierische S. aureus-Keimträger spielen für die Infektionen der Menschen nur eine geringe Rolle. Infolge ihrer guten Überlebensfähigkeit und Neigung zu Antibiotikaresistenz ist S. aureus ein häufiger Erreger von Hospitalinfektionen.

---

* Siehe auch Staphylokokken-Toxin Syndrom (Toxic Shock Syndrom)

Staphylokokken-Infektionen

Ätiologie

Erreger:

Staphylokokken lassen sich als morphologisch einheitliche grampositive Kokken in 2 große Gruppen einteilen: Koagulasepositive und koagulasenegative Staphylokokken mit verschiedenen serologischen Typen. Die Koagulase, die nur von Staphylococcus aureus gebildet wird, ist auch das für den Menschen wichtigste Pathogenitätsmerkmal. Die koagulasenegative S.-epidermidis und S.-saprophyticus-Gruppe mit ihrer wesentlich geringeren Virulenz haben nur in Ausnahmefällen pathologische Bedeutung. (Patienten mit implantierten Plastikfremdkörpern, unreife Neugeborene und Patienten unter immunsuppressiver Therapie – im Falle der S.-saprophyticus-Gruppe das Dysuriesyndrom der geschlechtsaktiven Frau und der unspezifischen Urethritis des Mannes). Neben der Plasmakoagulase sind zu erwähnen das Alpha-, Beta- und Delta hämolysierende Toxin, ferner das die weißen Blutzellen angreifende Leucocidin und schließlich ein Enterotoxin, das sehr hitzeresistent ist (Nahrungsmittelvergiftung).

Ansteckungsmodus (Infektionsquelle)

Das Neugeborene wird im Allgemeinen durch die Personen der Umgebung infiziert und kann dann selbst wieder Ursache z. B. einer Mastitis der Mutter werden.

Dauer der Ansteckunsfähigkeit	Inkubationszeit
So lange der Erreger nachweisbar ist.	Von einem Tag bis zu vielen Wochen.

Differentialdiagnose

Des staphylogenen Lyell-Syndroms: Epidermolysis bullosa, Erythema exsudativum multiforme majus, Pemphigus, Verbrennung, medikamenteninduziertes Lyell-Syndrom.

Bei Pneumonien, Empyemen, Sepsis usw. andere bakterielle Genese.

Immunität

Immunität nach Überstehen einer Staphylokokken-Infektion gering. Resistenz und Empfänglichkeit gegenüber Staphylokokken-Infektionen können je nach Alter, Resistenz mindernden Erkrankungen (z. B. Diabetes, Immunsuppression) und Pathogenität der Erreger außerordentlich variieren.

Labordiagnostik

Erregernachweis

Als Untersuchungsmaterial sind geeignet: Blut, Eiter, Sputum, Liquor, Abstriche.

Kultur:

Anzüchtung auf einfachen Nährmedien möglich mit anschließender Koagulase-Prüfung.

Antikörpernachweis: Bestimmung von Staphylokokken-Antikörpern (z. B. Anti-Staphylolysin) als Zusatzdiagnostik.

Nationales Referenzzentrum: Robert Koch-Institut Wernigerode
PD Dr. W. Witte (s. S. 480)

Behandlung

Zusätzlich zur chirurgischen Behandlung, wie Eröffnung und Drainage von Abszessen und Empyemen, wird fast immer eine antibiotische Therapie empfohlen, um eine septische Ausbreitung und weitere Organschäden zu verhüten.

Da ein Teil der Staphylokokken besonders im Krankenhausmilieu im Laufe der Zeit gegen Penicillin resistent wurde, ist der Wahl des Antibiotikums besondere Beachtung zu schenken (z. B. penicillinasefeste Penicilline wie Dicloxacillin, Flucloxacillin, Oxacillin oder besser Cephalosporine wie Cefazolin, Cefotaxim).

Wo immer möglich, sollte jedoch ein Antibiogramm erstellt werden. Alternativen sind: Lincomycin, Makrolide und staphylokokkenwirksame Chinolone. Als Antibiotika der Reserve stehen Vancomycin und Fusidinsäure zur Verfügung.

Beim Toxic Shock Syndrom Clindamycin.

Bei Verdacht auf toxische Krankheitserscheinungen, hervorgerufen durch Staphylokokkentoxine (Unruhe, Kreislaufkollaps, Meteorismus, Durchfall u. a.), ist die Gabe von Immun-Globulin i. m. und i. v. in hoher Dosierung neben der Infusionsbehandlung angezeigt, besonders wenn Zeichen einer transitorischen Hypogammaglobulinämie vorliegen.

Absonderung und Quarantäne: Personen mit Staphylokokken-Infektionen (z. B. Furunkel, infizierte Wunden) müssen von Stationen entfernt werden, auf denen eine Übertragung auf Säuglinge oder andere Patienten absolut vermieden werden muss, besonders also auf geburtshilflichen und Neugeborenen-Stationen.

Maßnahmen bei Ansteckungsverdächtigen: Die Sanierung von Trägern bei Krankenhauspersonal zielt auf den wesentlichen Standort für die weitere Besiedlung, das vestibulum nasi. Daher ist die Eliminierung von S. aureus in der Nasenflora vordringlich (z. B. mit Mupirocin-Salbe).

Weitere Maßnahmen der Seuchenbekämpfung: Die Staphylokokken-Infektionen haben auch noch heute eine große Bedeutung. Eine Meldepflicht besteht nicht, eine Sanierung erfolgt jedoch meist in Zusammenarbeit mit den örtlichen Gesundheitsbehörden.

Personen mit ansteckenden Staphylokokkenerkrankungen der Haut dürfen nicht in Lebensmittelbetrieben (u. a. Speiseeisherstellung und -vertrieb) und Trinkwasserversorgungsanlagen beschäftigt werden oder tätig sein.

Staphylokokken-Infektionen

Impfprophylaxe
Ein Impfstoff steht nicht zur Verfügung.

Passive Immunisierung
Gamma-Globulin, besonders bei Patienten mit angeborener oder erworbener A- bzw. Hypogammaglobulinämie.

Andere prophylaktische Maßnahmen
Keine.

Streptokokken-Angina

Krankheitsbild
Akute Erkrankung mit rasch ansteigenden Temperaturen bis 40 °C. Ausgeprägtes allgemeines Krankheitsgefühl; Hals- und Schluckschmerzen; oft Kopfschmerzen, Übelkeit, Erbrechen und Bauchschmerzen; Entzündung der Tonsillen und des Rachens, meist mit typischen Belägen. Schwellung der regionären Lymphknoten.
Verschiedene Formen: Angina tonsillaris superficialis, Angina tonsillaris lacunaris, Angina tonsillaris follicularis, Seitenstrangangina. Bei Scharlach (s. dort).
Der Verlauf ist meist gutartig. Komplikationen (Otitis media, Sinusitis und Peritonsillarabszess sowie als Post-Streptokokken-Erkrankungen akutes rheumatisches Fieber, Nephritis und Endo-Myokarditis) sind unter der Penicillintherapie seltener geworden.

Häufigkeit und Verbreitung
Ist weit verbreitet, tritt häufiger in der kalten Jahreszeit auf. Häufig familiäre Disposition.

Ätiologie
Erreger: Streptococcus pyogenes (hämolysierende Streptokokken der Gruppe A), selten durch Streptokokken der Gruppen B, C und G.
Ansteckungsmodus (Infektionsquelle)
Tröpfcheninfektion, „Selbstinfektion".

Dauer der Ansteckunsfähigkeit	Inkubationszeit
Nicht abgrenzbar.	2–5(–8) Tage.

Differentialdiagnose
Virusinfekte z. B. durch Adenoviren, Coxsackie-Viren, infektiöse Mononukleose, Diphtherie, Angina Plaut-Vincenti, Anginen bei Agranulocytose.

Streptokokken-Angina

Immunität
Keine.

Labordiagnostik
s. Streptokokken-Infektionen.

Behandlung
a) unspezifische
Antipyretika, Bettruhe, Mundpflege.
b) spezifische
Bei leichteren Infektionen orales Penicillin V, sonst Penicillin G i.m., je nach Präparat und Alter des Patienten mindestens 1–4 Mio. Einh. pro Tag für 10 Tage. Bei Penicillin-Allergie Erythromycin, evtl. auch Cephalosporine.

Passive Immunisierung
Immun-Globulin insbesondere bei A- bzw. Hypogammaglobulinämie.

Seuchenbekämpfung und andere prophylaktische Maßnahmen
Entfällt.

Streptokokken-Infektion

Krankheitsbild

Infektionskrankheiten durch Streptokokken sind vielgestaltig. Zu diesen Krankheitsbildern zählen Impetigo contagiosa, Pyodermien, Erysipel, Tonsillitis, Pharyngitis, Peritonsillarabszess, Scharlach (hohes Fieber, Angina und kleinfleckiges Exanthem und Enanthem), Otitis media und Sinusitis; aber auch bei Pneumonie, Meningitis, Puerperalsepsis, Osteomyelitis und Phlegmonen sowie Affektionen im Bereich des Intestinal- und Urogenital-Systems können Streptokokken die Infektionserreger sein.

Die Erkrankungen durch b-hämolysierende Streptokokken der Gruppe A haben nach kurzer Inkubationszeit meist einen akuten Krankheitsbeginn und können toxisch (Streptokokken-Schock-Syndrom „STSS"* oder auch toxic-shock-like syndrome, „TSLS") verlaufen. Poststreptokokken-Erkrankungen wie Nephritis, Endo-Myokarditis sowie akutes rheumatisches Fieber sind allergisch-hyperergisch bedingte Komplikationen.

Häufigkeit und Verbreitung

Sind weit verbreitet. Gehäuftes Auftreten bei Immunglobulin-Mangel und Resistenzschwäche.

Ätiologie

Erreger: Verschiedene Arten von Streptokokken (grampositive Kokken), von denen einige Streptokinase, Streptodornase und Hyaluronidase sowie erythrogene Toxine und Hämolysine produzieren, im Falle des STSS auch „Superantigene" mit Freisetzung von Zytokinen.

95% der menschenpathogenen hämolysierenden Streptokokken gehören der Gruppe A (Streptococcus pyogenes nach Lancefield) an. Bei Urogenitalinfektionen der Frau und bei Meningitiden sowie Septikämien von Neugeborenen können Streptokokken der Gruppe B die Krankheitserreger sein. Der Streptococcus viridans ist der Erreger der Endokarditis lenta. Enterokokken (D-Streptokokken) – dazu gehören E. faecalis u.

---

* Ähnlich dem durch Staphylokokken ausgelösten Toxic Shock Syndrom (s. dort).

E. faecium – können Harnwegsinfektionen, Endokarditiden und Eiterungen verursachen.

Der Streptococcus mutans spielt bei der Entstehung der Zahnkaries eine bedeutsame Rolle.

Ansteckungsmodus (Infektionsquelle)

Streptokokken kommen als Saprophyten beim Menschen in den oberen Luftwegen, im Verdauungstrakt, der Vagina und auf der Haut vor. Tröpfcheninfektion, Schmierinfektion, „Selbstinfektion".

Dauer der Ansteckunsfähigkeit	Inkubationszeit
Nicht abgrenzbar.	Wenige Tage. Beim Scharlach meist 3–4 Tage. Ein akutes rheumatisches Fieber nach einer unbehandelten A-Streptokokkenpharyngitis durchschnittlich nach einer Latenzzeit von 18 Tagen.

Differentialdiagnose

Infektionen durch andere Bakterien und Viren.

Endocarditis, z. B. d. Staphylococcus epidermidis.

Immunität

Da zahlreiche Erregertypen der Streptokokken vorkommen, besteht kein Schutz vor Neuerkrankungen, trotz typenspezifischer Immunität.

Labordiagnostik

Erregernachweis

Als Untersuchungsmaterial sind geeignet: Blut, Liquor, Rachenabstriche, Wundsekrete, Punktate.

Kultur: Anzüchtung auf bluthaltigen Nährmedien leicht möglich. Identifizierung erfolgt über das Hämolyseverhalten, eine serologische Differenzierung mittels Agglutination (Lancefield-Gruppen).

Antikörpernachweis: Bei Verdacht auf Poststreptokokkenerkrankung.

Nationales Referenzzentrum: Inst. für Med. Mikrobiologie der RWTH
Aachen (s. S. 481)
Prof. Dr. R. Lütticken
Dr. PD R. R. Reinert

Behandlung
a) unspezifische
Antipyretika, Bettruhe.
b) spezifische
In der Regel mit Penicillin G oder Penicillin V für 10 Tage. Bei Penicillin-Allergie verwendet man Cephalosporine bzw. Makrolide. Bei Enterokokken-Infektionen sind Ampicillin, Mezlocillin, Imipenem wirksam.
Die Enterokokken-Endocarditis bedarf immer einer kombinierten Behandlung mit Ampicillin bzw. Amoxicillin + Gentamycin. Als Reservemedikation Vancomycin.
Bei den in der Immunabwehr geschwächten Patienten mit Septikämien, bedingt durch Streptokokken der Gruppe B, ist eine kombinierte Behandlung mit Penicillin G und Gentamycin angezeigt. Beim „STSS" Clindamycin.
In schweren, besonders septischen Krankheitsfällen außerdem Gabe von Immunglobulinen, insbesondere bei „STSS".
Siehe auch: Streptokokken-Angina, Scharlach, Erysipel, Impetigo.

Seuchenbekämpfung und andere prophylaktische Maßnahmen
Entfällt.

Strongyloidiasis

Krankheitsbild
Beim Einbohren der Larven in die Haut entstehen juckende Quaddeln, während der Larvenwanderung bronchopulmonale Symptome. Ein Darmbefall führt in leichten Fällen zu Obstipation, in schweren zu Durchfall; nicht selten sind kolikartige Leibschmerzen. Bei chronischen Diarrhöen Gefahr von Elektrolyt- und Flüssigkeitsverlust.

Häufigkeit und Verbreitung
In tropischen und subtropischen Gebieten häufiger anzutreffen; in Deutschland nur vereinzelt. Wird gelegentlich bei Gastarbeitern aus südlichen Ländern diagnostiziert.

Ätiologie
Erreger: Strongyloides stercoralis, etwa 1 bis 2 mm lang.
Ansteckungsmodus (Infektionsquelle)
Die Larven durchbohren Haut und Schleimhaut des Menschen, gelangen auf dem Blutweg über die Lunge in den Pharynx, von dort durch den Schluckakt in den Darm. In der Dünndarmschleimhaut erfolgt das Heranreifen zu parthenogenetischen Weibchen, im Darmlumen die Eiablage und Larvenbildung; Ausscheidung mit dem Stuhl. Die Larven entwickeln sich im Freien entweder direkt zu infektionsfähigen Larven oder machen einen geschlechtlichen Generationswechsel durch, der wiederum zu infektionsfähigen Larven führt.

Dauer der Ansteckunsfähigkeit	Inkubationszeit
Etwa 2 Wochen nach Infektion über die Dauer des Befalls, der unbehandelt Jahre bis Jahrzehnte andauern kann.	2–3 Wochen nach Infektion beginnen parthenogenetische Weibchen mit der Eiablage.

Differentialdiagnose
Andere Darmparasiten; bronchopulmonale Symptome anderer Genese.

Strongyloidiasis

Immunität
Keine.

Labordiagnostik
Erregernachweis
Untersuchungsmaterial: Stuhl
Nachweis von Larven im Stuhl durch direkten Nachweis oder mittels des Larvenauswanderungsverfahrens.

Behandlung
a) unspezifische
Evtl. Flüssigkeits- und Elektrolytzufuhr.
b) spezifische   Albendazol,
c) der Keimträger oder Ausscheider   Mebendazol,
                                            Praziquantel
                                            Ivermectin

Seuchenbekämpfung und andere prophylaktische Maßnahmen
Stuhlkontrollen.
Allgemeine Hygiene und persönliche Sauberkeit; in endemischen Gebieten nicht barfuß gehen.

Syphilis (Lues)

Krankheitsbild

Erworbene Syphilis

a) Das Primärstadium ist gekennzeichnet durch den Primäraffekt (mit regionaler Lymphknotenschwellung) in Form eines Ulkus an Präputium oder Klitoris bzw. an den Labien; seltener sind extragenitale Primäraffekte an Lippe, Zunge, Kinn und Mamillen. Der Primäraffekt persistiert für 2–6 Wochen und heilt dann spontan ab.

b) Im Sekundärstadium werden ca. 6 Wochen nach Abheilung des Schankers die generalisierten, vor allem mukokutanen Veränderungen beobachtet. Erstes Zeichen der Generalisierung ist ein Exanthem. Vorübergehende Latenzperioden ohne klinische Symptome, später makulöses und papulöses Syphilid; betroffen sind Haut und Schleimhäute. Selten auch bereits Syphilome.

Schwere Formen mit ausgeprägten, z. T. nekrotisierenden Hautveränderungen (Lues maligna) gehören zu den möglichen Komplikationen bei AIDS-Patienten.

c) Tertiärstadium

Neben Hauterkrankungen vielfach Gewebezerstörungen an verschiedenen Organen (Leber, Lunge, Augen, Zentralnervensystem, Bewegungsapparat, Gefäße). Am häufigsten befallen ist das ZNS (Tabes dorsalis, progressive Paralyse).

Angeborene Syphilis

Hauptsächlich Befall der inneren Organe (Leber, Lunge) des Fetus, der erst einige Zeit nach dem Fruchttod mazeriert abgestoßen wird. Bei Überleben des Fetus sind unmittelbar post partum syphilitische Krankheitszeichen festzustellen oder aber erst Monate bis Jahre später in Form der Lues connata tarda. Es kommt in der Regel nicht zu einem Primäraffekt, sondern zu den verschiedenen Organerkrankungen (Exantheme, Pemphigoid, Rhagaden, Coryza syphilitica, Knochenveränderungen, Befall von Milz, Leber und Zentralnervensystem) im Sinne einer Rezidiv- und Spätsyphilis.

Syphilis

Häufigkeit und Verbreitung
Die Krankheit ist in der ganzen Welt verbreitet, wobei ein besonders starkes Ansteigen in den Nachfolgestaaten der USSR zu verzeichnen ist. Die gleichzeitige Infektion von HIV und Syphilis ist in Afrika und Südostasien sehr häufig. Man rechnet weltweit mit einer Gesamterkrankungsziffer von etwa 20–30 Millionen Menschen.

Ätiologie
Erreger: Treponema pallidum, spiralförmige Spirochäte.
Ansteckungsmodus (Infektionsquelle)
Infektionsquelle ist bei der erworbenen Lues der mit Primäraffekten behaftete Mensch. Übertragung fast immer beim Geschlechtsverkehr, selten oraler Kontakt durch Trinkgefäße und andere Gegenstände. Bei der angeborenen Lues erfolgt die Infektion auf diaplazentarem Wege frühestens Anfang des 5. Schwangerschaftsmonats, meist später. Infektion des Kindes bei Geburt durch direkten Kontakt mit luetischen Läsionen des Geburtskanals möglich.

Dauer der Ansteckunsfähigkeit	Inkubationszeit
Aus Primäraffekten ist noch 8–24 Stunden nach Behandlungsbeginn infektiöses Material zu gewinnen. Ohne Behandlung können alle luetischen Haut- und Schleimhautläsionnen Spirochäten enthalten und sind demzufolge als Anstek10–90 Tage.kungsquelle zu betrachten. Noch 10–20 Jahre nach der Infektion der Mutter können bei Vorhandensein spätsyphilitischer Veränderungen luetische Kinder geboren werden.	10–90 Tage.

Syphilis

Differentialdiagnose

Erworbene Syphilis

Im Primärstadium: andere Geschlechtskrankheiten oder bakterielle Infektionen, ferner Herpes-Infektionen.

Im Sekundärstadium: Exantheme oder Dermatosen anderer Genese, insbesondere Pityriasis rosea.

Im Tertiärstadium: degenerative Veränderungen anderer Genese am ZNS, zerebrale Ataxie, Arthritis, Verwirrungszustände anderer Genese, Tuberkulose, interstitielle Keratitis, Knochenbrüche und Verletzungen, besonders Daktylitis.

Angeborene Syphilis

Schnupfen, Nasen-Diphtherie, Vitamin A-Mangel, Poliomyelitis, Skorbut, akute Osteomyelitis, Skabies, Hepatitis B, Blutgruppenunverträglichkeit, Pneumonie, Ernährungsstörungen, Toxoplasmose.

Immunität

Die Erkrankung hinterlässt keine Immunität, wiederholte Infektionen sind daher möglich.

Labordiagnostik

Erregernachweis

Untersuchungsmaterial: Abstriche aus frischen Läsionen.

– Mikroskopie: Dunkelfeldverfahren.

Antikörpernachweis

a) Suchtest

Zwecks Erkennung bzw. Ausschluss einer Treponema-Infektion (z. B. Blutspender):

Nachweis von IgG- und IGM-Antikörper (keine Differenzierung). Bei reaktivem Ergebnis folgt ein

b) Bestätigungstest

und im Falle der Behandlungsbedürftigkeit weitere auf IgM ausgerichtete Teste.

Eine Verlaufskontrolle nach Behandlung kann mit obigen Testen oder mit dem

– VDRL-Test

durchgeführt werden.

c) Verdacht auf Neurosyphilis
Zur Bestätigung einer Neurosyphilis ist der Nachweis einer lokalen Synthese von T.-pallidum-spezifischen Antikörpern im Zentralnervensystem erforderlich.

Konsiliarlaboratorien: PD Dr. M. Moskophidis (s. S. 485)
Prof. Dr. Dr. U. Göbel (s. S. 485)
Dr. A. Moter

Behandlung
Bei frühzeitiger Erkennung und Behandlung (bis 1 Jahr post infectionem) kann die Prognose der Lues als gut bezeichnet werden.
Erworbene Syphilis: Depotpenicillin (Procain oder Clemizol-Penicillin G) das Mittel der Wahl, ein Blutspiegel von 0,03 IE/ml muss für 15 Tage aufrecht erhalten werden. Je nach Art des Präparates sind hierzu 2,4–10 Mio IE Depotpenicillin erforderlich. Bei Lues I und II auch 2 oder 3 i.m.-Injektionen von je 2 bis 4 Mill. E. Benzathin-Penicillin G im Abstand von 1 Woche.
Bei gleichzeitiger HIV-Injektion 2x tgl. 10 Mio. E Penicillin G i. v. für 14 Tage.
Bei Lues III und Neurosyphilis wässriges Penicillin-G-Natrium i.v. (tgl. 10–20 Mill. E für 14 Tage).
Bei Penicillin-Überempfindlichkeit Ceftriaxon (1 mal tgl. 2 g für 2 Wochen), alternativ bei Cephalosporin-Allergie Doxycyclin oder Minocyclin. Eine parenterale Applikation ist den oralen Gaben vorzuziehen. Serologische Kontrollen sollten fallende Titer zeigen.
Konnatale Syphilis: Auch hier ist Penicillin G i. v. das Mittel der Wahl: 50 000 IE tägl./kg KG, 14 Tage lang. Bei Anwendung von Depotpenicillin werden 150 000 IE/kg täglich bei Patienten unter 2 Jahren oder 300 000 IE pro kg KG und Tag bei älteren Kindern über 10 Tage lang appliziert.
Wegen der Gefahr einer Herxheimer-Reaktion am 1. Tag Prednison (2 mg/kg).

Syphilis

Absonderung und Quarantäne:	Eine Krankenhausabsonderung ist in besonderen Fällen vorgeschrieben (z. B. bei häufig wechselnden Geschlechtspartnern und gleichzeitiger Wohnungslosigkeit), Überwachung der Prostituierten.
Maßnahmen bei Ansteckungsverdächtigen:	Eingehende Untersuchung zur Sicherung der Diagnose.
Weitere Maßnahmen der Seuchenbekämpfung:	Meldepflicht in besonderen Fällen, z. B. bei Behandlungsverweigerung oder Unzuverlässigkeit; Behandlungszwang, Krankenhauseinweisungspflicht in besonderen Fällen; Pflicht zur Infektionsquellenforschung. Geschlechtskranke Frauen dürfen kein fremdes Kind stillen und nicht ihre Milch abgeben. Wer an einer Geschlechtskrankheit leidet, darf kein Blut spenden. Allgemeine Schutzmaßnahmen: Verbot des Geschlechtsverkehrs bei Ansteckungsverdacht, während der Behandlung und der Nachbeobachtungszeit; Expositionsprophylaxe durch Schutzmittel oder durch antibiotische Behandlung in Sonderfällen. Chiffrierte Meldepflicht aller Erkrankungen. Dabei sind anzugeben: Geburtsdatum, Geschlecht und Familienstand des Erkrankten, Art der Erkrankung, ob der Erkrankte wegen seiner jetzigen oder früheren Erkrankung bereits behandelt wurde.

Impfprophylaxe
Ein Impfstoff steht nicht zur Verfügung.

Passive Immunisierung
Nicht bekannt.

Andere prophylaktische Maßnahmen
Lues-Screening in der Schwangerschaft, intensive Gesundheits- und Sexualaufklärung. Gleichzeitige Behandlung des Geschlechtspartners anzustreben.

Taeniasis*

Krankheitsbild
Der Bandwurmbefall im Darm verursacht meist nur geringe Beschwerden; Druckgefühl im Oberbauch, Heißhunger, Gewichtsabnahme, Übelkeit, Obstipation und Diarrhoe alternierend; Abgang von Bandwurmgliedern. Bei Fischfinnenbandwurmbefall wird oft Vitamin B12-Mangel-Anämie beobachtet.

Häufigkeit und Verbreitung
In Deutschland hat nur noch der Rinderfinnenbandwurm Bedeutung, alle übrigen Arten sind selten. Der Fischfinnenbandwurm wird häufiger in nordischen Ländern beobachtet.

Ätiologie
Erreger: Taenia saginata (Rinderfinnenbandwurm); Taenia solium (Schweinefinnenbandwurm); Diphyllobothrium latum (Fischfinnenbandwurm).

Ansteckungsmodus (Infektionsquelle)
Der Mensch ist der Hauptwirt. Der Wurm befindet sich im Darm des Menschen; die mit dem Stuhl ausgeschiedenen Eier entwickeln sich in der jeweiligen Tierart zu Finnen (der Fischfinnenbandwurm benötigt Kleinkrebse als zweiten Zwischenwirt). Infektion des Menschen durch Genuss von finnenhaltigem Fleisch oder Fisch (roh oder ungenügend gekocht).

Dauer der Ansteckunsfähigkeit	Inkubationszeit
So lange sich Würmer im Darm befinden.	Etwa 8–10 Wochen.

---

* Der Fischfinnenbandwurm gehört zwar nicht zur Gattung Taenia, sondern zur Klasse der Cestoda, wird aber wegen der Parallele des Infektionsmodus hier mit abgehandelt.

Taeniasis

Differentialdiagnose
Andere intestinale Parasiten. Magen-Darm- und Galleerkrankungen.

Immunität
Keine.

Labordiagnostik
Erregernachweis
Nachweis der Proglottiden im Stuhl (meist makroskopisch möglich).
Mikroskopie:
Eier lassen sich seltener im Stuhl nachweisen; da sie nicht einzeln, sondern innerhalb der Proglottiden abgelegt werden.
Antikörpernachweis KBR, IHA, IFT, ELISA: vorwiegend zur Bestätigung einer Zystizerkose von Bedeutung.

Konsiliarlaboratorium: Prof. Dr. K. Janitschke,
Dr. D. Krüger (s. S. 487)

Behandlung
a) unspezifische: Keine
b) spezifische Mebendazol,
c) der Keimträger oder Ausscheider: Praziquantel (Biltricide®), Niclosamid (Yomesan®);
ungeeignet bei extraintestinalem Larvenstadium v. T. solium.

Seuchenbekämpfung und andere prophylaktische Maßnahmen
Stuhlkontrollen.
Fleischbeschau; Genuss von rohem oder ungarem Fleisch und Fisch meiden.

Tetanus (Wundstarrkrampf)

Krankheitsbild

Endogen und exogen auslösbare tonische und klonische Krämpfe der quer gestreiften Muskulatur (Risus sardonicus, Opisthotonus, Streckkrämpfe der Extremitäten; äußerst bedrohlich sind Glottis- und Zwerchfellkrämpfe), Temperaturen meist nur wenig erhöht. Auch eine direkte toxische Wirkung auf Organe (Herz, Pankreas) sowie eine Beteiligung des autonomen Nervensystems ist möglich. Beim lokalen Tetanus ist der Muskelkrampf auf die Umgebung der Eintrittspforte begrenzt.

Folgeerscheinungen sind Behinderung der Atmung, Aspiration, evtl. Frakturen und Muskelläsionen. Die Prognose ist durch moderne Behandlungsmethoden bei Kindern und Jugendlichen günstiger geworden, bei älteren Personen weiterhin schlecht.

Die Letalität liegt daher auch bei modernen Therapieverfahren noch bei etwa 30%.

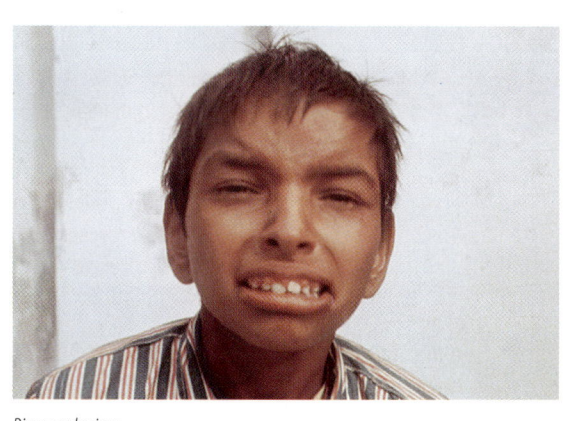

Risus sardonicus

Häufigkeit und Verbreitung

Sie sind abhängig von dem Stand der Hygiene und den durchgeführten Impfmaßnahmen. Tetanus-Sporen sind weltweit verbreitet. Nach WHO-Berichten sterben in der Welt jährlich etwa 300 000 Neugeborene an Tetanus neonatorum.

Tetanus

Ätiologie
Erreger: Clostridium tetani, ein anaerober, Sporen bildender Bazillus.
Ansteckungsmodus (Infektionsquelle)
Die Erreger sind in Schmutz, Erde (Straßenstaub), menschlichen oder tierischen Fäkalien zu finden. Vorbedingung für die Infektion ist eine Verletzung der Haut oder Schleimhaut, die so geringfügig sein kann, dass sie beim Auftreten erster Tetanus-Symptome bereits abgeheilt ist (Bagatellverletzungen). Tetanus-Sporen werden sowohl von den verletzenden Gegenständen (Nägel, Holzsplitter, Instrumente u. a.) als auch von der Körperoberfläche eingebracht. Außerdem häufig bei Sekundärinfektionen, Verbrennungen, Nabelwunden der Neugeborenen (Tetanus neonatorum); ferner nach Bissverletzungen (Hunde, Wildtiere, sogar Schlangen), Infektionen nach Operationen und unsachgemäßen Aborten. Der Erreger vermehrt sich in der Wunde und bildet ein Toxin (Tetanospasmin) unter anaeroben Bedingungen.

Dauer der Ansteckunsfähigkeit
Übertragung von Mensch zu Mensch nicht möglich.

Inkubationszeit
Die Inkubationszeit ist von der gebildeten Toxinmenge abhängig und reicht von 3 Tagen bis zu 4 Wochen und länger. In 80% der Fälle beträgt sie bis zu 15 Tagen. Schwere Fälle haben eine kurze Inkubationszeit, leichte eine längere.

Differentialdiagnose
Hypocalcämie, Tetanie, Sepsis, Meningitis, Encephalitis, Tollwut, intrakranielle Hämorrhagie, Muskelspasmen und -traumen anderer Genese. Kieferklemme bei Tonsillarabszess, Kiefergelenksentzündung.
Immunität
Nach überstandener Erkrankung wird keine belastungsfähige Immunität ausgebildet.

Labordiagnostik
Erregernachweis
a) Kultur

Für den kulturellen Erregernachweis eignen sich Gewebematerial aus dem Wundbereich bzw. entsprechende Abstrichmaterialien sowie Fremdkörper (insbesondere Holzsplitter) aus dem Wundgebiet. Das Untersuchungsmaterial sollte zum Transport in ein Anaerobier-Transportmedium eingebracht werden.

Die Identifizierung des Erregers erfolgt mittels Kulturpräparat, ferner durch Prüfung biochemischer Leistungen sowie Nachweis des Toxinbildungsvermögens.

b) Toxinnachweis

Blutentnahme für den Toxinnachweis im Patientenserum muss vor Antitoxingabe erfolgen. Der Toxinnachweis wird im Tierversuch durchgeführt.

Antikörpernachweis: Zur Abklärung der Immunitätslage kann der Antitoxinspiegel mittels kommerzieller Testsysteme (ELISA) bestimmt werden.

Konsiliarlaboratorium: Dr. R. Bergmann (s. S. 483)

Behandlung
a) unspezifische

Symptomatisch.

b) spezifische

Wundreinigung oder -exzision (falls Wunde auffindbar).

Initialdosis von 5000–10000 IE Tetanus-Immunglobulin vom Menschen (Tetagam® N) i.m.; je nach Schweregrad und Verlauf der Erkrankung je 3000 IE in den folgenden Tagen.

Die zusätzliche Antibiotika-Therapie, meist Penicillin G (10–20 Mega über mindestens 5 Tage), kann durch Abtötung der Keime eine weitere Toxinbildung verhindern. Bei Penicillinallergie Cefazolin i. v. oder Doxycyclin i. v.

Tetanus

Absonderung und Quarantäne:	Nicht erforderlich.
Maßnahmen bei Ansteckungsverdächtigen:	Keine.
Weitere Maßnahmen der Seuchenbekämpfung:	Meldepflicht bei Erkrankung und Tod.

Impfprophylaxe

Die wirksamste prophylaktische Maßnahme beim Unverletzten ist die aktive Immunisierung. Grundimmunisierung bestehend aus 3 Impfungen: 2 x 0,5 ml (jeweils mind. 40 IE) Tetanus-Adsorbat-Impfstoff (z. B. Tetanol®) im Abstand von 4–6 Wochen, 3. Injektion nach 6–12 Monaten, auch mit Kombinationsimpfstoffen möglich und sinnvoll (ab Beginn 6. Lebensjahr z. B. Td-pur®, Td-Virelon®).

Die Immunisierung von Kleinkindern erfolgt in der Regel mit Kombinationsimpfstoffen (z. B. DaPT-IPV, Quatro-Virelon®) im 3., 4., 5. und 12.–15. Lebensmonat. Auffrischimpfungen sind im 5.–6. Lebensjahr mit Td (z. B. Td-pur®) und im 11.–18. Lebensjahr (z. B. mit Td-Virelon®) sowie weiterhin routinemäßig alle 10 Jahre mit Td-Impfstoff (mit mind. 20 IE Tetanus und mind. 2 IE Di-Toxoid) notwendig.

Im Verletzungsfall richtet sich das Immunisierungsverfahren immer danach, ob der Verletzte vollständig aktiv immunisiert ist oder nicht. Als vollständig immunisiert gelten alle Personen nach 3maliger Impfung im Rahmen der Grundimmunisierung und nach Auffrischimpfungen im empfohlenen Abstand.

Liegt die letzte Impfung weniger als 5 Jahre zurück, kann auf eine Auffrischimpfung verzichtet werden. Bei einem Abstand von 5–10 Jahren genügt 1 x 0,5 ml Tetanus-Adsorbat-Impfstoff, um innerhalb kurzer Zeit einen Anstieg des Antitoxin-Titers zu erzielen. Bei nicht oder unvollständig aktiv Immunisierten (weniger als 3 Dosen, s. o.) oder bei fehlendem Impfnachweis sollte stets die Simultanprophylaxe durchgeführt werden (siehe später und Tab. S. 427).

**Simultanprophylaxe mit Td-pur®/Td-Virelon®
(oder monovalentem Tetanus-Impfstoff*)
und Tetagam®N bei Verletzungen¹**

Vorangegangene Tetanus-Impfungen (lt. Impfausweis)	Abstand zur letzten Impfung am Verletzungstag	Gleichzeitige Gabe (an kontralateralen Körperstellen) von:		Abst. weiterer TD-/Td-IPV-Impfungen zur Vervollst. des aktiven Schutzes⁽²⁾		
		250 I.E. Tetagam®N⁽³⁾ am Verletzungstag	0,5 ml Td-pur/Td-Virelon®*	4–6 Wochen	6–12 Monate	alle 10 Jahre (1 Auffrischimpfung)
1	bis 2 Wochen	■⁽⁴⁾	—	▲	▲	▲
1	2–8 Wochen	■⁽⁴⁾	▲	—	▲	▲
1	über 8 Wochen	■⁽⁴⁾	▲	▲	▲	▲
2	bis 2 Wochen	■⁽⁴⁾	—	▲	▲	▲
2	über 2 Wochen bis 6 Monate	—⁽⁴⁾⁽⁵⁾	—	—	▲	▲
2	6–12 Monatge	—⁽⁴⁾⁽⁵⁾	▲	▲	—	▲
2	über 12 Monate	■⁽⁴⁾	▲	▲	▲	▲
3 (≙ komplette Grundimmun.)	bis 5 Jahre	—	—	—	—	▲
3 oder mehr	über 5 Jahre bis 10 Jahre*	—	▲	—	—	▲
3 oder mehr	über 10 Jahre	■⁽⁶⁾	▲	—	—	▲

■ 250 I.E. Tetagam® N i.m.   ▲ 0,5 ml Td-pur®/Td-Virelon® (oder monovalenter Tetanus-Impfstoff*) i.m.

(1) Immunsupprimierte/immundefiziente Personen: Der Impferfolg kann in Frage gestellt sein. Im Verletzungsfall ist bei diesen Personen die gleichzeitige Gabe von Tetagam®N erforderlich.
(2) Nach den STIKO-Empfehlungen 10/95 ist die Gabe von Kombinationsimpfstoff der Gabe von monovalentem Tetanus-Impfstoff vorzuziehen.
(3) Tetagam®N initial 250 I.E., ggf. 500 I.E.
(4) Bei sauberen, geringfügigen Wunden kann nach den STIKO-Empfehlungen (März 98) auf die Gabe von Tetanus-Immunglobulin verzichtet werden.
(5) Ja, wenn die Verletzung länger als 24 Stunden zurückliegt.
(6) Kann nach STIKO entfallen
* Vorzuziehen ist die Verwendung von Td-pur®/TdVirelon® ab dem 6. Lebensjahr. Bei Kindern, die das 6. Lebensjahr noch nicht erreicht haben, werden die Kombinationsimpfstoffe mit DT je nach Stand der Grundimmunisierung verabreicht.

Ebenso wird bei länger als 10 Jahre zurückliegender Grundimmunisierung oder letzter Auffrischimpfung im Verletzungsfall eine einmalige Gabe von Tetanus-Toxoid und Tetanus-Immunglobulin simultan verabreicht (s. auch Simultanprophylaxe). Auch bei der Simultanprophylaxe wird die aktive Immunisierung gemeinsam mit Diphtherie (Td) empfohlen.

Gegenindikationen: Im Verletzungsfall keine, allenfalls hochgradige, systemische, allergische oder andere schwere Reaktionen auf vorangegangene Tetanusimpfungen. (In diesem Fall muss eine evtl. Immunitätslücke durch Tetanus-Immunglobulin überbrückt werden.)

Routineimpfungen im Rahmen einer Grundimmunisierung oder Auffrischimpfung sollten nicht bei akut Erkrankten vorgenommen werden. Die Verträglichkeit des Impfstoffes ist bei tiefer intramuskulärer Injektion gut.

Schwangerschaft: Auffrischimpfungen und Grundimmunisierung während der ganzen Schwangerschaft möglich. Guter Impfschutz erwünscht.

Passive Immunisierung

Tetanus-Immunglobulin 250 IE (Tetagam N) in 0,5 ml. Bei chirurgisch nicht einwandfrei versorgbaren oder vernachlässigten Wunden (komplizierte Brüche, tiefe Stiche, Schussverletzungen etc.) sowie bei ausgedehnten Verbrennungen 500 IE.

Simultan-Prophylaxe

Sie besteht aus der gleichzeitigen Applikation von 250 bzw. 500 IE Tetanus-Immunglobulin (Tetagam N) i. m. und 0,5 ml Tetanus-Adsorbat-Impfstoff (Tetanol) bzw. Td (z. B. Tdpur) an getrennten Körperstellen (ohne Rücksicht auf evtl. vorausgegangene andere Schutzimpfungen). Frühestens nach 14 Tagen erfolgt die zweite Impfung mit 0,5 ml Tetanol bzw. Td (z. B. Tdpur). Auf diese Weise ergibt sich ein nahtloser Schutz, da die Wirksamkeit von Tetagam N mindestens 30 Tage anhält (schützender Antitoxin-Titer über 0,01 IE pro ml) und von der inzwischen ausgebildeten aktiven Immunität abgelöst wird.

Ist Tetanus-Immunglobulin in einer höheren Dosierung als 250 IE angewendet worden, sollte sicherheitshalber eine zusätzliche Impfung mit Tetanus-Adsorbat-Impfstoff bzw. Td etwa 3 Monate später erfolgen.

Andere prophylaktische Maßnahmen

Umfassende Wundversorgung dringend notwendig, da sich die Impfung nicht gegen die Bakterien, sondern deren Toxine richtet und eine massive Toxinüberschwemmung des Organismus bei unterlassener Wundtoilette und schlechter Antikörperbildung des Patienten in seltenen Fällen doch zu „Impfdurchbrüchen" führen kann. Bei schlecht versorgten oder vernachlässigten Wunden Antibiotika.

Tinea
(Pilzinfektionen der Haut, Nägel und Haare)

Krankheitsbild
Unter dem Begriff „Tinea" = Flechte fasst man heute alle Infektionen durch Epidermophyton- und Trichophyton-Arten zusammen und unterscheidet nach Lokalisation:

a) T. pedis „Athlete's foot":
Rötung, Rhagaden, Schuppung, Bläschen, auch größere Erosionen. Am häufigsten zwischen 3. und 4. Interdigitalraum, Dyshidrose.

b) T. unguium (Onychomykose):
immer mehrere Nägel befallen, verfärbt (weißlich, gelblich, sogar schwärzlich.

c) T. manum:
häufig einseitig, Handfläche, volare Fingerseiten und Fingerkuppen, squamös-hyperkeratotisch.

d) T. corporis, faciei, inguinalis:
gerötete, schuppenförmige, randbetonte Läsionen; durch Konfluenz serpiginöse Bilder.

e) T. barbae, capillitii:
Bartregion mit follikulären Papeln, Pusteln bedeckt. Knoten mit nässender, krustöser Oberfläche. Gleichartige Läsionen am behaarten Kopf.

Häufigkeit und Verbreitung
Tinea-Erkrankungen kommen in allen Ländern vor. Feuchtes Milieu (Gummischuhe, Holzroste in Badeanstalten) spielen beim Befall ebenso eine Rolle wie Durchblutungsstörungen der Extremitäten.

Ätiologie
Erreger: Die häufigsten Erreger sind Epidermophyton floccosum, Trichophyton mentagrophytes, Tr. rubrum, Tr. tonsurans, Tr. violaceum, Tr. verrucosum.

Ansteckungsmodus (Infektionsquelle)
T. inguinals, ausschließlich von Mensch zu Mensch, sonst meist mittelbar; Gebrauchsgegenstände spielen bei der Übertragung eine große Rolle.

Tinea 431

Dauer der Ansteckunsfähigkeit	Inkubationszeit
Während der Dauer der Erkrankung.	Nicht bekannt.

Differentialdiagnose
Erythrasma, Intertrigo, Ekzem, Psoriasis, Furunkel, Pyodermien, Haut-Tbc.

Immunität
Die Trichophyton-Infektionen hinterlassen nach Behandlung eine zelluläre Immunität.

Labordiagnostik
Erregernachweis
Aus Geschabsel von Haut und Nägeln; Haaren, die an befallenen Stellen ausgezogen wurden. Infizierte Haare lassen sich leicht in einem unter WOOD-Licht fluoreszierenden Gebiet lokalisieren.
a) Mikroskopie
KOH-Präparat (30 min).
b) Kultur
Auf Sabouraud-Agar (2–3 Wochen) zur endgültigen Differenzierung.

Konsiliarlaboratorium: Prof. Dr. S. Nolting (s. S. 487)

Behandlung
a) lokal
Mittel der Wahl: Clotrimazol extern, daneben Amorolfin, Naftifin extern, Tolnaftat extern.
b) systemisch
Wenn äußere Therapie nicht anspricht, Itraconazol tgl. 100 mg oral für 2–4 Wochen.

Seuchenbekämpfung und andere prophylaktische Maßnahmen
Allgemeine hygienische Maßnahmen, Eruierung und Beseitigung der Ansteckungsquelle.

Toxic Shock Syndrom (TSS)*
(Staphylokokken-Toxin Syndrom)

Krankheitsbild
Akute fieberhafte Erkrankungen mit generalisiertem, skarlatiniformen Ausschlag, ausgelöst durch einen epidermolytisches Toxin produzierenden Stamm von S. aureus. Im Rahmen des Syndroms 1. Hypotension (bis Schock), 2. Funktionsminderung von drei oder mehr Organsystemen und 3. Desquamation der Hautläsionen.

Das klinische Bild kann anfänglich außer Fieber und Hypotension ein pharyngeales Erythem, Erbrechen und konjunktivale Rötung zeigen und ein diffuses Erythem oder eine skarlatiniforme Eruption. Die Desquamation insbesondere der Handflächen und Fußsohlen beginnt 1–2 Wochen nach Beginn der Erkrankung. Die pharyngeale Injektion ist meist begleitet mit einer Himbeerzunge, die an Scharlach erinnert. Außerdem werden im Rahmen des multiplen Organversagens beobachtet: schwere Myalgien mit Rhabdomyolysis, toxische Enzephalopathie mit Desorientiertheit und Delirium sowie Nieren- (Pyurie trotz fehlender Harnwegsinfektion), Leberbeteiligung und Thrombozytopenie.

Häufigkeit und Verbreitung
Erstbeschreibung 1978 als seltenes Syndrom bei Kindern, jedoch in den USA in wenigen Jahren über 1 600 Fälle gemeldet. Einzureihen ist hier auch die bereits 1878 von Ritter als Dermatitis exfoliativa bei Neugeborenen beschriebene Erkrankung.

Ätiologie
90% der Fälle von TSS traten in Verbindung mit der Menstruation auf, wobei die Frauen 89% Tampons, insbesondere superabsorbierende, benutzten. S. aureus wurde in über 90% der menstruierenden Frauen mit TSS gefunden.

Diese Tanpons sind seitdem aus dem Handel genommen. Gefährdet sind aber auch Frauen post partum und Pessarträgerinnen.

---
* Siehe auch Staphylokokken-Infektionen

Toxic Shock Syndrom

Für die Pathogenität wird ein besonderes Toxin, das so genannte „toxic shock syndrome Toxin-1" (TSST-1) verantwortlich gemacht. Gleiches gilt auch für die Enterotoxine B, C und H.

Bei Männern oder nicht menstruierenden Frauen mit TSS wurden Staphylokokken-Infektionen diagnostiziert, die gewöhnlich fokal und nur sehr selten bakteriämisch waren. Zu verstehen durch die lokale Konzentration hochaktiver Toxine, die vom lokalen Herd in den Organismus eingeschwemmt werden.

Das TSST-1 und das pyrogene Exotoxin C vom Phagentyp 29,59-Komplex, der resisitent gegen Penicillin ist, werden als das TSS verursachend angesehen.

Dauer der Ansteckunsfähigkeit	**Inkubationszeit**
Entfällt.	Da Blutkulturen meist negativ sind und die Infektionsquelle primär meist nicht bekannt ist, ist die IK-Zeit nicht zu fixieren.

Differentialdiagnose
Streptokokken-A-Infektionen (Fehlen der ausgeprägten Hypotension), fieberhafte medikamentenbedingte Hautreaktion (fehlende Diarrhoe und der ausgeprägten Hypotension), Kawasaki Disease (fast immer bei kleineren Kindern mit ausgeprägter Lymphadenopathie, langsamerer Verlauf), Meningokokkensepsis, septischer Abort u. a.

Immunität
Antikörper gegen TSST haben eine schützende Wirkung gegen das Toxin.

Labordiagnostik
Erregernachweis
Aus Vaginalabstrichen bzw. Material des verursachenden Herdes.
a) Kultur
Anzüchtung auf einfachen Nährmedien möglich mit anschließendem
b) Toxinnachweis
Die Spezifität is t bei allen Verfahren häufig unzuverlässig.

Nationales Referenzzentrum: Robert Koch-Institut Wernigerode
Ltg: PD Dr. W. Witte (s. S. 480)

Behandlung

1. Hypotensive Schocktherapie mit reichlicher Flüssigkeitszufuhr und eventuell Katecholaminen.
2. Chirurgische Therapie der S. aureus-Infektion oder -Kolonisation. Gegebenenfalls Entfernung des infizierten Tampons.
3. Systemisch antibiotische Therapie mit Cefazolin i.v. (1 Wo., tgl. 4 g), dann Cefalexin oral (tgl. 3 g).
Bei Enterotoxin B bildenden Staphylokokken Vancomycin oder Teicoplanin. Auch Clindamycin wird empfohlen, da es unmittelbar die Produktion des Toxins abschaltet.

Seuchenbekämpfung und andere prophylaktische Maßnahmen

Müssten im Wesentlichen von einer spez. antibakteriellen Wirkung der Menstruations-Tampons ausgehen.
Notwendige Tamponhygiene (häufiger Wechsel) oder besser gänzlicher Verzicht auf Tampons.

Toxoplasmose

Krankheitsbild
a) Embryo und Säugling **(konnatale Toxoplasmose)**, infizierte Feten werden selten ausgetragen. 3 Hauptverlaufsformen:
1. Enzephalomyelitische Form, kombiniert mit Chorioretinitis; Hydrozephalus. Spätschäden: Entwicklungsstörungen, geistige Retardierung, Augenschäden bis zur Erblindung.
2. Viszerale Läsionen.
3. Generalisierte Form mit eventuellen exanthematischen Erscheinungen ohne bestimmte Organläsionen. In seltenen Fällen kann der Krankheitsprozess bei Geburt abgeschlossen sein oder post partum latent bzw. progredient weiterlaufen.

b) Ältere Kinder **(postnatal erworbene Toxoplasmose)**
Über 90% der Infektionen verlaufen ohne klin. Symptome. Schwere Verläufe unter dem Bild einer nicht eitrigen Enzephalomyelitis oder einer progredient schleichenden Markenzephalitis. Auch hier Entstehung eines Hydrozephalus möglich. Mitunter auch Chorioretinitis.

c) **Toxoplasmose beim Erwachsenen**
Betroffen sind meist Patienten mit immunologischer Insuffizienz mit Reaktivierung einer chronisch-latenten Infektion und auch Transplantations-Patienten. Hochakuter Krankheitsbeginn mit hohem Fieber. Meningitische Symptome sind u. U. verbunden mit bronchopneumonischen Erscheinungen. Daneben gibt es subakute Verlaufsformen. Ferner Schädigung des Herzmuskels durch die Parasiten (Myocarditis parasitica), Endangiitis, enterokolitische Prozesse, Beteiligung von Leber, Niere, Milz und Lymphknoten, neurologische Störungen. Die Encephalitis gehört zu den lebensbedrohlichen Komplikationen einer HIV-Infektion sowie einer Organtransplantation.

Häufigkeit und Verbreitung
Ubiquitär verbreitet. In Deutschland 32–54% der schwangeren Frauen. Schwere Erkrankungen dagegen sind selten (1 Fall auf 1 000 latente Infektionen). Schädigungen durch konnatale Toxoplasmose-Infektionen

0,02% (1500 pro Jahr) etwa 1–7 Fälle auf 1 000 Lebendgeburten. Toxoplasmose ist die häufigste Ursache neurologischer Komplikationen bei AIDS.

Ätiologie
Erreger: Toxoplasma gondii, ein Protozoon; obligat intrazellulär. Zweiwirtiger Entwicklungszyklus (Oozyste). Zwischenwirte: fast alle warmblütigen Tiere. Endwirt: nur Katze und einige verwandte Feliden.

Ansteckungsmodus (Infektionsquelle)
Die Übertragung von der Katze auf andere Tiere und den Menschen (Zwischenwirte) erfolgt nach oraler Aufnahme von Oozyste aus dem Kot bzw. von kontaminiertem Erdboden. Weitere Infektionsquelle für den Menschen: Genuss von Fleisch infizierter Tiere, insbesondere von rohem Schweine- und Schaffleisch.

Konnatal durch transplazentare Infektion. Die Wahrscheinlichkeit einer fetalen Infektion ist umso größer, je später die Infektion der Schwangeren stattfindet.

Dauer der Ansteckunsfähigkeit	Inkubationszeit
Nicht genau bekannt, noch 6 Jahre nach überstandener Erkrankung positive serologische Reaktionen. Latente Toxoplasmose kann bei Änderung der Reaktionslage erneut infektiös werden.	Tage bis Wochen.

Differentialdiagnose
a) konnatale Toxoplasmose:
Idiopathischer Hydrozephalus, intrakranielle Hämorrhagien, Tetanie des Neugeborenen bzw. konvulsivische Erkrankungen, Chorioretinitis unbekannter Genese, angeborenes Rubella-Syndrom.

b) erworbene Toxoplasmose:

Virusenzephalitiden, mononukleäre Pleozytose, Lymphadenopathien (maligne Lymphome), Sehstörungen und Organ -krankheiten anderer Genese. Infektiöse Mononukleose und Rickettsiosen. HIV-Infektion.

Immunität
Die Immunität ist im Wesentlichen zellulär bedingt.
Ist die Infektion einer Frau bereits vor der Gravidität nachgewiesen, so ist bei dieser und jeder darauf folgenden Schwangerschafft das Kind durch die Immunität der immunkompetenten Mutter vor einer Infektion geschützt.

Labordiagnostik
Erregernachweis
Als Untersuchungsmaterial sind geeignet: Gewebeproben aus verschiedenen Organen, Liquor, Blut.
a) Mikroskopie
Gewebeproben können histologisch mit den klassischen Färbemethoden untersucht werden.
b) Nukleinsäurenachweis
in ausgewählten Fällen, z. B. Immunsupprimierte.
Antikörpernachweis: Die Kombination verschiedener Teste ermöglicht die Unterscheidung zwischen einer frischen und einer zurückliegenden Infektion.
Da IgM unter Umständen bis zu Jahren persistieren kann, ist der alleinige IgM-Nachweis nicht beweisend für eine frische Infektion.
Eine gute Orientierung bietet die Tabelle (aus d. BGBl 7/99).

Konsiliarlaboratorium: Prof. Dr. K Janitschke (s. S. 487)
                         Dr. D. Krüger

Behandlung
a) unspezifische
Symptomatisch.
b) spezifische
Pyrimethamin in Kombination mit Sulfonamiden (z. B. Sulfadiazin, Sulfalen). Dabei regelmäßige Blutbildkontrollen. Folinsäure zur Begrenzung

myelotoxischer Nebenwirkungen. Bei zentralnervöser Beteiligung evtl. zusätzlich Clindamycin. Fansidar zur Rezidivprophylaxe der Hirn-Toxoplasmose bei AIDS.

Wurde die Toxoplasmose während der Schwangerschaft erworben, so kann bis zur 16. SSW durch Spiramycin (tgl. 3 g oral) eine fetale Infektion verhindert werden. Danach, falls eine Infektion des Feten nachgewiesen ist (Antigennachweis im Fruchtwasser und fetalem Blut) Pyrimethamin (tgl. 25 mg) + Sulfadiazin (tgl. 4 g) + Folinsäure (tgl. 10 mg) unter wöchentlicher Kontrolle des Blutbildes.

Bei HIV-Patienten mit weniger als 100 CDH-Zellen/µl und positiver Toxoplasmose-Serologie ist eine Primärprophylaxe mit Cotrimoxazol angezeigt.

Ist eine T.-Enzephalitis diagnostiziert, Beginn der Therapie mit der üblichen Kombination von Pyrimethamin + Sulfonamiden (+ Folinsäure). Bei Unverträglichkeit Clindamycin (tgl. 2,4 g). Auch zur Rezidiv-Vermeidung weiterhin gleiche Medikation.

Seuchenbekämpfung und andere prophylaktische Maßnahmen
Für die angeborene Form Meldepflicht bei Erkrankung und Tod.
Prophylaktische Maßnahmen erstrecken sich auf Vorsicht der schwangeren Frauen im Umgang mit Katzen, ferner Vermeidung des Genusses von rohem oder ungenügend erhitztem Schweine- oder Schaffleisch. Schwangere müssen sich nach Kontakt mit Erdboden die Hände waschen und sollten sich auf Toxoplasma-Antikörper untersuchen lassen.
Die generelle Untersuchung aller Schwangeren sollte, wie in vielen Ländern üblich, in die „Mutterschaftsrichtlinien" aufgenommen werden.

Trichinose (Trichinellose)

Krankheitsbild
Symptome stark variierend, je nach Intensität des Befalls. Schwache Infektionen können völlig ohne Symptome bzw. unerkannt verlaufen. In schweren Fällen in der 1. Phase gastro-intestinale Symptome charakteristisch. Änderung des Krankheitsbildes nach Eindringen der Jungtrichinen in die Skelettmuskulatur. Todesfolge oft auf eine Lähmung der von den Trichinen bevorzugt befallenen Atemmuskulatur (Zwischenrippenmuskeln, Zwerchfell) zurückzuführen. Bei massivem Befall Letalität bis 50 %.

Häufigkeit und Verbreitung
Weltweites Vorkommen, in Mitteleuropa jedoch selten. Die Trichinose kommt bei Fleischfressern (Fuchs, Dachs, Hund usw.) und bei Allesfressern (Schwein, Wildschwein, Ratten usw.) und auch beim Pferd vor. Seit Einführung der gesetzlichen Fleischbeschau auch in Deutschland Trichinose sehr selten.

Ätiologie
Erreger: Trichinella spiralis, Männchen 1,6 mm, Weibchen 2,5 bis 4 mm lang.
Ansteckungsmodus (Infektionsquelle)
Die Trichineninfektion des Menschen erfolgt fast ausschließlich durch den Genuss von Schweinefleisch (roh oder ungenügend gekocht bzw. geräuchert). Die Larven wachsen im Darm zu geschlechtsreifen Würmern heran und die neue Larvengeneration dringt dann in verschiedene Organe ein, insbesondere in die quer gestreifte Muskulatur. Hier erfolgt Verkalkung; Lebensdauer in dieser infektiösen Form bis zu 30 Jahren.

Dauer der Ansteckunsfähigkeit	Inkubationszeit
Von Mensch zu Mensch nicht übertragbar.	Erstes Stadium (bis zur Darmtrichinose) etwa 1 Woche; Invasionsstadium 2–8 Wochen.

Trichinose

Differentialdiagnose

Bei Darmtrichinose: gastrointestinale Symptome anderer Ursache, insbesondere andere Darmparasiten.

Bei Muskeltrichinose: Allergien, andere Parasiten, angioneurotische Ödeme, Myositis, Kollagenerkrankungen, Enzephalitis.

Immunität

Keine.

Labordiagnostik

Erregernachweis

Bei Darmtrichinose selten ein Parasitennachweis möglich, bei Muskeltrichinose:

Direkter Nachweis der Larven in gequetschter oder histologisch aufgearbeiteter Muskulatur

Antikörpernachweis

Dieser ist durch eine neue Methode (EITB) aussagekräftiger geworden.

Konsiliarlaboratorium: Prof. Dr. K. Janitschke (s. S. 487)
Dr. D. Krüger

Behandlung

a) unspezifische

Symptomatisch, Kortikosteroide gegen hyperergische Reaktionen.

b) spezifische

Albendazol 2 x tgl. 400 mg über 14 Tg. wirkt bis etwa 4–6 Wochen nach der Infektion. Alternativ Mebendazol 3 x 0,25–0,5 g tgl. 14 Tg (nach den Mahlzeiten).

Seuchenbekämpfung und andere prophylaktische Maßnahmen

Meldepflicht besteht bei Erkrankungs- und Todesfall.

Sehr wichtig ist die gesetzliche Fleischbeschau.

Trichomoniasis

Krankheitsbild
Beginn meist während der Menstruation. Bis zu 75% der Frauen mit Trichomonas-vaginalis-Symptomatik klagen über Ausfluss, bis zu 50% über vulvovaginale Beschwerden. Eine leichte Dysurie wird bei ungefähr 25% der Frauen beobachtet.

Trichomonas vaginalis wird bei 20–30% aller weiblichen Patienten mit entzündlichen Erkrankungen im Genitalbereich gefunden. Dagegen nur bei 8–12% aller Frauen im gebärfähigen Alter und bei 2–5% der Männer. Diese sind meist vollständig asymptomatisch. In seltenen Fällen Balanitis, Epididymitis und Prostatitis.

Häufigkeit und Verbreitung
Weltweit verbreitet.

Ätiologie
Erreger: Trichomonas vaginalis, 10–25 μm großer begeißelter Einzeller. Zysten als Dauerstadien werden nicht ausgebildet.

Ansteckungsmodus: Übertragung im Allgemeinen nur durch den Geschlechtsverkehr, da T. vaginalis außerhalb des Wirtes leicht abstirbt.

Dauer der Ansteckunsfähigkeit	Inkubationszeit
So lange Kontakt mit T. vaginalis möglich.	Ungefähr 5–28 Tage.

Differentialdiagnose
Infektionen mit Candida, Gardnerella vaginalis, Mykoplasmen, Chlamydien und Gonokokken.

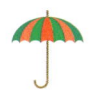

Immunität
Keine.

Trichomoniasis

Labordiagnostik
Erregernachweis
Als Untersuchungsmaterial sind geeignet: bei der Frau Vaginalsekret oder Abstrichmaterial, beim Mann Urethral- oder Prostatasekret.
a) Mikroskopie
Im Nativpräparat sind die Erreger an ihrer wasserflohartigen Bewegung zu erkennen.
b) Kultur
Anzüchtung auf Spezialnährmedien möglich.

Behandlung
Erwachsene Metronidazol 2 x 1 g per os im Abstand von 6 Stunden, ab 2. Tag 1 g. Kinder 2–3 x tägl. 125 mg per os.

Seuchenbekämpfung und andere prophylaktische Maßnahmen
Schwierig, da beim männlichen Sexualpartner die Infektion meist asymptomatisch verläuft. Auf jeden Fall ist die gleichzeitige Behandlung des Sexualpartners anzuraten.

Trichuriasis (Peitschenwurmbefall)

Krankheitsbild
Symptome bestehen nur bei starkem Befall: Diarrhoe, Übelkeit, blutig-schleimige Stühle, Anämie.

Häufigkeit und Verbreitung
In feuchtwarmen Gebieten stark verbreitet und häufig vergesellschaftet mit Askaridenbefall.

Ätiologie
Erreger: Trichuris trichiura (Trichocephalus dispar), 3–5 cm.
Ansteckungsmodus (Infektionsquelle)
Die Wurmeier werden oral aufgenommen (meist mit rohem Gemüse, Wasser), die Larven schlüpfen im Dünndarm aus und setzen sich im Blind- und unteren Dickdarm fest. Die Eier gelangen mit dem Kot ins Freie und der Kreislauf kann erneut beginnen.

Dauer der Ansteckunsfähigkeit	Inkubationszeit
So lange geschlechtsreife Würmer im Darm und Kot zu finden sind.	Sehr unterschiedlich; Beginn der Eiausscheidung etwa 3 Wochen nach Infektion.

Differentialdiagnose
Andere parasitäre Darmerkrankungen.

Immunität
Keine.

Labordiagnostik
Nachweis typischer Eier im Stuhl nach SAF-Anreicherung.

Behandlung
Mebendazol oder Albendazol

Seuchenbekämpfung und andere prophylaktische Maßnahmen
Stuhlkontrollen.

Trypanosomiasis (afrikanische)
Schlafkrankheit

Krankheitsbild
An der Eintrittsstelle der Erreger entwickelt sich eine schmerzhafte Hautentzündung (Primäraffekt oder Trypanosomenschanker). Von der Primärläsion greift der Prozess 7–9 Tage p. inf. via Lymphbahn auf die Lymphknoten, vor allem im Halsbereich über. Die anschließende Parasitämie ist von uncharakteristischen Symptomen begleitet (Kopf- und Gliederschmerzen, Abgeschlagenheit, Schweißausbrüche, unklares Fieber). Das eigentliche Schlafkrankheitsstadium beginnt mit dem Befall der Zerebrospinalflüssigkeit, das bei T. rhodesiense einige Wochen und bei T. gambiense mehrere Monate nach der Infektion erfolgt.
Der klinische Verlauf der T. rhodesiense-Infektion ist akuter und prognostisch ernster zu beurteilen als die T. gambiense-Infektion. Es kommt zu einer langsamen fortschreitenden Meningoenzephalitis, mit zunehmendem Schlafbedürfnis oder Schlafstörungen, neurologischen Erscheinungen wie Tremor, Krämpfen und Lähmungen sowie psychischen Störungen. Die Krankheit verläuft unbehandelt tödlich.

Häufigkeit und Verbreitung
Die Verbreitungsgebiete liegen im tropischen Afrika zwischen dem 20. Breitengrad jeweils südlich bzw. nördlich des Äquators. Innerhalb dieses Bereiches liegt die Infektionsrate bei 1:1000 Einwohnern. In West- und Zentralafrika herrscht die Infektion mit T. gambiense, in Ostafrika dagegen durch T. rhodesiense vor.

Ätiologie
Erreger: Trypanosoma brucei gambiense und Trypanosoma brucei rhodesiense, ein Parasit (Protozoon), der auch bei vielen Säugetieren vorkommt.

Ansteckungsmodus (Infektionsquelle)
Die Übertragung von Mensch zu Mensch oder von Tier (Rind, Schaf, Ziege, Hausschwein, Antilopen) zu Mensch erfolgt durch die Blut saugende Tsetsefliege (Gattung Glossina). Im Insektendarm entwickeln sich die beim Saugakt aufgenommenen Parasiten unter Vermehrung in

schlanke Trypanosomenformen. Diese wandern darmaufwärts via Cardia, Ösophagus, Pharynx bis zu den Speicheldrüsen. Hier erfolgt eine starke Vermehrung in der epimastigoten Form. Daraus entwickeln sich die infektiösen metazyklischen Trypanosomen.

In der Haut vermehren sich die Parasiten und treten nach 2–3 Wochen in das Blut über (Parasitämie). Mit dem Blutbefall geht eine Ausbreitung der Infektion im Lymphsystem einher.

Die Zerebrospinalflüssigkeit wird in Abhängigkeit von der Trypanosomenart nach einigen Wochen bis mehreren Monaten befallen.

Dauer der Ansteckunsfähigkeit	**Inkubationszeit**
So lange die Infektionskette Mensch/Tier – Tsetsefliege – Mensch besteht.	Die Zeit zwischen dem infektiösen Stich und der Parasitämie beträgt 2–4 Wochen.

Differentialdiagnose
Malaria, Kala-Azar, Rückfallfieber, Lymphoma, Meningitis-Tbc, Psychosen, zerebrale Tumoren, Syphilis.

Immunität
Ungenügend geklärt.

Labordiagnostik
Erregernachweis
– Mikroskopie
Im Frühstadium mikroskopischer Parasitennachweis im Blutausstrich bzw. im „dicken Tropfen".
– Nucleinsäurenachweis mit Hilfe der PCR möglich.
Antikörpernachweis
mit verschiedenen Methoden möglich.

Konsiliarlaboratorium: Prof. Dr. B. Fleischer (s. S. 486)

Trypanosomiasis

Behandlung
a) unspezifisch
Symptomatisch
b) spezifisch
Im 1. Stadium Suramin (Germanin®) i.v. bei Tryp. rhodesiense oder Pentamidin (Lomidine®) bei Tryp. gambiense.
Im 2. Stadium Melarsoprol (MelB®, Arsobal®) i.v., bei beiden Formen. Eflornithin parenteral über 14 Tage.

Seuchenbekämpfung und andere prophylaktische Maßnahmen
Vernichtung der Tsetsefliege mit Residualinsektiziden.
Ansteckungsgefahr besteht nur bei Reisen in endemische Gebiete Afrikas.
In diesem Fall Chemoprophylaxe mit Suramin- oder Pentamidinpräparaten; Anwendung von Repellentien.

Tuberkulose

Krankheitsbild
Die Tuberkulose ist außerordentlich vielgestaltig. Je nach Immunitätslage werden 3 Stadien unterschieden:
a) Primärstadium: lokale Entzündung, *Primärherd*, am Infektionsort wie z. B. Lunge, Darm, Rachen, Haut. In gleicher Form erkrankt der zugehörige Lymphknoten, *Primärkomplex*. In der Mehrzahl der Fälle kommt es zur Ausheilung unter Verkalkung des Primärherdes und des Lymphknotens.
b) Im Sekundärstadium kommt es zur Generalisation. Bei hochgradiger Abwehrschwäche können Miliartuberkulose und die Meningitis tuberculosa entstehen; hohe Letalität. Es erfolgt entweder die Ausheilung oder der Übergang in das Latenzstadium. Die ruhenden Herde in den einzelnen Organen können später zum Ausgang fortschreitender Organtuberkulose werden.
c) Das Tertiärstadium umfasst die verschiedenen Organtuberkulosen, die entweder durch Aktivwerden ruhender Herde oder durch Superinfektionen entstehen können. Am häufigsten wird die Lunge befallen, gefolgt von Skelett und Harnorganen. Es besteht die Neigung zur Bildung von Kavernen. So können Tuberkelbakterien nach außen gelangen (offene Tuberkulose). Die tertiäre Tuberkulose hat Tendenz zum schubweisen Verlauf.

Häufigkeit und Verbreitung
Etwa ein Drittel der Weltbevölkerung ist mit Tuberkulosebakterien infiziert, etwa 8 Millionen erkranken jährlich neu, etwa 3,5 Millionen sterben. Die Doppelinfektion HIV/Tuberkulose weitet sich in Entwicklungsländern zu einem kaum beherrschbaren Problem aus. In Deutschland ist die Tuberkuloseinzidenz mit unter 13,6/100 000 pro Jahr relativ niedrig, wobei die Zahl der Ausländer jedoch relativ hoch ist.

Ätiologie
Erreger: M. (= Mycobacterium) tuberculosis mit den Subspezies M. africanum, M. bovis, M. microti. Unbewegliche, säurefeste, sporenlose Stäbchen von hoher Widerstandsfähigkeit gegen äußere Einflüsse; die Reinkultur gelingt nur auf hochwertigen Spezialnährböden.

Ansteckungsmodus: Die Übertragung erfolgt fast ausschließlich durch Tröpfcheninfektion (über 95%). Die früher besonders bei Kindern häufige Tuberkulose mit bovinen Tuberkelbakterien durch infizierte Milch ist durch die Ausrottung der Rindertuberkulose in Europa extrem selten geworden. Sehr selten ist die Kontaktinfektion über Haut und Schleimhaut.

Dauer der Ansteckunsfähigkeit

Jeder offen-tuberkulöse Mensch ist ansteckungsfähig. Zu beachten ist, dass eine ruhende, geschlossene, ehemals aktive Tuberkulose bis ins hohe Alter hinein, für den Betroffenen unerkannt, wieder zu einer offenen Form werden kann (Exazerbation „Alterstuberkulose").

Inkubationszeit

19–56 Tage. Die Zeit von der Aufnahme des Erregers bis zum Auftreten der Tuberkulinempfindlichkeit beträgt im Mittel 6–8 Wochen.

Differentialdiagnose

Am wichtigsten sind Granulomatose, Sarkoidose und maligne Tumoren. Bei Lymphadenitis muss an Virusgenese oder an atypische Mykobakterien gedacht werden. Bei Lungensymptomen kommen akute bakterielle Pneumonien, Lungenabszess, Aktinomykose u. a. in Frage. Bei meningitischen Symptomen muss an bakterielle Meningitis, Gehirntumoren, Meningoenzephalitis anderer Genese gedacht werden.

Immunität

Im Allgemeinen besteht eine natürliche Resistenz gegenüber dem Tuberkulose-Bakterium. Die Anfälligkeit gegenüber der Erkrankung ist im Säuglingsalter besonders hoch, im Schulalter geringer, steigt zur Pubertät hin wieder an und bleibt im späteren Alter auf einem konstanten Wert.

Labordiagnostik/Tuberkulin-Diagnostik
Erregernachweis
Als Untersuchungsmaterial sind geeignet: Sputum, Bronchialsekret, Magensaft, Urin, Liquor, Biopsiematerial.

a) Mikroskopie

Ziehl-Neelsen- oder Fluoreszenzfärbung. Der mikroskopische Nachweis säurefester Stäbchen erlaubt eine Verdachtsdiagnose, ein negatives Ergebnis besagt nicht, dass keine Tuberkulosebakterien im Material vorhanden sind.

b) Kultur

Anzüchtung auf eihaltigen Spezialnährmedien möglich, jedoch sehr langwierig.

Durch Schnellverfahren (Bactec, Redox, etc.) ist ein deutlich früherer Erregernachweis möglich. Identifizierung durch verschiedene Stoffwechselleistungen.

c) Nukleinsäurenachweis

Der zurzeit schnellste Nachweis von Mykobakterien im primären Untersuchungsmaterial; technisch vereinfacht durch Testkits wie Amplicor®.

Nationales Referenzzentrum: Forschungszentrum Borstel (s. S. 479)
Frau Dr. S. Rüsch-Gerdes

Tuberkulin-Teste
Intrakutan-Proben

Der *Intrakutan-Probe nach Mendel-Mantoux* ist der Test der Wahl. Sie stellt die sicherste Tuberkulinprobe dar. An der Innenseite des Unterarms wird 0,1 ml Tuberkulin GT streng intracutan injiziert. Ablesung erfolgt nach 3 Tagen; als positiv gilt die tastbare Infiltration (nicht eine alleinige Rötung!) von mindestens 6 mm Durchmesser. Kleinere Durchmesser, insbesondere bei Testung mit 100 IE Tuberkulin GT, werden nach BCG-Impfung oder nach Kontakt mit atypischen Mykobakterien beobachtet. In der Frühphase einer Infektion sowie bei schweren, konsumierenden Tuberkuloseerkrankungen kann die Tuberkulinreaktion negativ ausfallen. Das gilt auch während und nach einer Masernerkrankung.

Stempeltests sollten nur noch für Reihenuntersuchungen (Tuberkulose-Kataster) eingesetzt werden.

Tuberkulose

Behandlung

Zur Tuberkulosetherapie stehen chemotherapeutische und antibiotische Medikamente zur Verfügung. Sie werden wegen möglicher Erregerresistenzen (Empfindlichkeitsteste!) entsprechend verschiedener Therapieschemata vorwiegend in Kombination eingesetzt:

Als Standard gilt bis zum Bekanntwerden der Sensibilitätsprüfung z.Z. eine Vierfachtherapie mit Isoniazid (INH), Rifampicin (RMP), Pyrazinamid (PZA) und Ethambutol (EMB). Bei voller Sensibilität Fortsetzung der sechsmonatigen Therapie mit INH und RMP.

Abweichungen abhängig von Verträglichkeit, Sensibilität und evtl. Beteiligung des ZNS.

Die Chemotherapie der Tuberkulose kann sich daher über 12–18 Monate erstrecken. In Entwicklungsländern werden neuerdings auch sehr erfolgreiche, gut überwachte Kurzzeitbehandlungen über 2 Monate durchgeführt.

Absonderung und Quarantäne:	Einzelunterbringung ist erforderlich bei offener Lungentuberkulose, gelegentlich auch bei urogenitaler oder intestinaler Tuberkulose oder fistelnden Formen. Die Dauer der Isolierungsmaßnahmen ist vom klinischen Bild und der nachgewiesenen Ausscheidung von Erregern abhängig und beträgt bei wirksamer Therapie meist nicht länger als vier Wochen.
Maßnahmen bei Ansteckungsverdächtigen:	Tuberkulin-Testung, klinische Untersuchung einschließlich Röntgenuntersuchungen der Lunge und ggf. präventive Chemotherapie (INH für 3–6 Monate) und Isolierung. Bei Tuberkulinkonversion im Kindesalter (ohne vorherige BCG-Impfung) ist eine Umgebungsuntersuchung angezeigt und ggf. auch eine präventive Chemotherapie zu erwägen.

Weitere Maßnahmen der Seuchenbekämpfung:	Meldepflicht: bei Erkrankung und Tod. a) der Atmungsorgane (aktive Form) b) der übrigen Organe (aktive Form) Dem öffentlichen Gesundheitswesen obliegt die Durchführung der weiteren Maßnahmen in dem hierfür erlassenen gesetzlichen Rahmen.

Impfprophylaxe
Die Schutzimpfung gegen Tuberkulose wird in Deutschland nicht mehr empfohlen.

Passive Immunisierung
Keine.

Andere prophylaktische Maßnahmen
Tuberkulin-Diagnostik im Einzelfall und Tuberkulinkataster der Bevölkerung zur Erfassung frischer Infektionen. Bei Infektionsverdacht ist eine INH-Prophylaxe angezeigt.

Zum Ausschluss einer Tuberkulose sollte bei Asylbewerbern in Gemeinschaftsunterkünften für Kinder bis zum 7. Lebensjahr eine Tuberkulintestung und bei allen anderen Personen eine Lungen-Röntgenuntersuchung vorgenommen werden.

Tularämie

Krankheitsbild
Plötzlicher Krankheitsbeginn mit Schüttelfrost; unregelmäßiges, undulierendes Fieber (39–40 °C), Erbrechen, Kopf- und Gliederschmerzen. Je nach Infektionsweg bzw. Eintrittsstelle des Erregers verschiedene Krankheitsbilder, stets mit Beteiligung der dazugehörigen Lymphknoten.

Äußere Form:
Kutano-glanduläre Form (ulceroglanduläre Form): Pustulärer Primäraffekt. Häufigste Form.
Okulo-glanduläre Form:
Konjunktivitis, Follikel geschwollen, später geschwürig zerfallen.
Oral-glanduläre Form:
Kleine Geschwüre und Beläge im Bereich der Mundschleimhaut, häufig einseitige Tonsillitis.

Innere Form:
Thorakale (pulmonale) Form:
Infiltrate in der Lunge, häufig exsudative Pleuritis.
Abdominale (enterale) Form:
Enteritis und Diarrhoe, Bauchschmerzen, Schwellung der mesenterialen Lymphknoten.

Häufigkeit und Verbreitung
Schwerpunkte: Russland, Osteuropa.

Ätiologie
Erreger: Francisella tularensis, kleines polymorphes gramnegatives Stäbchen, Jellison Typ A und B.

Ansteckungsmodus (Infektionsquelle)
Der Erreger ist vor allem für wild lebende Nager (daher der Name „Hasenpest") und Vögel pathogen. Übertragung auf den Menschen erfolgt durch Eindringen der Erreger in die unverletzte Haut bzw. Schleimhaut oder durch Kontakt mit Tierexkrementen, einschl. erregerhaltigen Staubes. Aber auch bestimmte Arthropoden sollen als Vektoren dienen.
Der Typ A, hoch virulent, besonders in den USA vorkommend, der Typ B in Europa.

Tulärämie

Dauer der Ansteckunsfähigkeit	**Inkubationszeit**
Übertragung von Mensch zu Mensch sehr selten.	2–4 (1–12) Tage.

Differentialdiagnose
Bei der Vielzahl der Krankheitsformen entsprechende differenzialdiagnostische Erwägungen.

Immunität
Wahrscheinlich nach überstandener Krankheit dauerhafte, belastungsfähige Immunität.

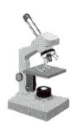

Labordiagnostik
Die Verdachtsdiagnose aus Anamnese und klin. Bild wird vorzugsweise durch den AK.-Nachweis erhärtet.
Antikörpernachweis: Antikörper sind ab der 2. Krankheitswoche nachweisbar. Infolge einer Antigengemeinschaft sind Kreuzreaktionen mit Brucellen und Yersinien möglich.

Konsiliarlaboratorium: PD Dr. R. Grunow (s. S. 486)

Behandlung
Streptomycin, Tetracycline und Aminoglykoside, ggf. in Kombination.

Seuchenbekämpfung und andere prophylaktische Maßnahmen
Meldepflicht: Verdacht, Krankheits- und Todesfall. Die Berührung erkrankter Nagetiere ist zu vermeiden.

Typhus abdominalis

Krankheitsbild
Systemische Allgemeininfektion mit primärem Befall des Dünndarms. Beginn uncharakteristisch: in der 1. Woche allmählich ansteigende Temperatur. Danach meist Kontinua von 1–2 Wochen mit Temperaturen um 40 °C, die jedoch auch wochenlang anhalten können, häufig Bradykardie, Benommenheit (Infektdelirien möglich), Leber-Milzschwellung (Ikterus), Roseolen am Stamm. Ab der 3. Woche erbsbreiartige Stühle. In der 4. Woche meist Entfieberung. Unter antibiotischer Therapie beträgt die Letalität bis zu 1%, unbehandelt sterben 10–15% der Patienten. 2–3% der Erkrankten werden zu Dauerausscheidern.
Komplikationen: Toxisches Kreislaufversagen, Darmblutung, Perforation, Pneumonie, Myokarditis, Thrombosen, Meningoenzephalitis, Osteomyelitis.

Häufigkeit und Verbreitung
Ubiquitär, abhängig von den hygienischen Verhältnissen. Meist werden Infektionen aus warmen Ländern eingeschleppt.

Ätiologie
Erreger: Salmonella typhi: aerobes, gramnegatives, peritrich begeißeltes Stäbchen, resistent gegen Einfrieren in Wasser.
Ansteckungsmodus (Infektionsquelle)
Erregeraufnahme per os. Einziges Keimreservoir ist der Mensch. Durch Faeces kontaminierte Nahrungsmittel und Trinkflüssigkeiten.

Dauer der Ansteckunsfähigkeit	Inkubationszeit
Durch Blut in der ersten Woche; durch Harn und Stuhl ab 14. Tag, bis diese keimfrei sind.	1–4 Wochen, im Mittel 10 bis 14 Tage.

Typhus abdominalis

Differentialdiagnose

Paratyphus, Typhus exanthematicus, Miliartuberkulose, Brucellose, Malaria tropica, Dengue-Fieber und bei entsprechender Anamnese andere Arten des hämorrhagischen Fiebers, Influenza.

Immunität

Nach durchgemachter Krankheit besteht eine ziemlich solide Immunität. Reinfektionen können vorkommen.

Labordiagnostik

Erregernachweis

Als Untersuchungsmaterial eignen sich, abhängig vom Krankheitsstadium, Stuhl und Blut.

a) Kultur

– Blutkulturen sinnvoll während der ersten Tage nach Krankheitsbeginn.
– Stuhlkulturen (Selektivnährböden) werden ab Ende der 2. Krankheitswoche positiv.

Identifizierung und Differenzierung erfolgen über biochemische Leistungsprüfung und Serotypisierung nach dem Kauffmann-White-Schema.

Antikörpernachweis: Nur als Ergänzung zum bakteriologischen Keimnachweis.

– Widal-Reaktion

Ein signifikanter Titeranstieg oder ein Titer von ≥1:160 wird als Hinweis auf eine bestehende Infektion angesehen.

Nationale Referenzzentren: Robert Koch-Institut Wernigerode
Prof Dr. H. Tschäpe
NRZ Hygiene Institut Hamburg
Prof. Dr. J. Bockemühl (s. S. 480)

Behandlung

a) unspezifische

Flüssigkeits- und Elektrolytersatz, Glukokortikosteroide bei toxischen Verlaufsformen, kalorienreiche Ernährung, pflegerische Allgemeinmaßnahmen.

b) spezifische

Ciprofloxazin 1 g tgl. für 2 Wochen bei Erwachsenen.

Typhus abdominalis

Cefotaxim i.v. (6 g, Kinder 60–150 mg/kg tgl.) 8–10 Tage oder Ceftriaxon tgl. 2 g.
Es gibt inzwischen Einzeittherapiestudien mit Ciprofloxacin und mit Ceftriaxon und guten klinischen Resultaten.
Bei allen Therapieformen tritt eine Entfieberung erst nach 4–5 Tagen ein.
c) der Keimträger oder Ausscheider
Ciprofloxacin 2 x tgl. 0,5–0,75 g oral für 4 Wochen oder Ceftriaxon tgl. 2 g für 2 Wochen.

STOP

Absonderung und Quarantäne:	Klinikbehandlung der Erkrankten oder Krankheitsverdächtigen ist in den meisten europäischen Ländern vorgeschrieben. Quarantäne ist nicht erforderlich.
Maßnahmen bei Ansteckungsverdächtigen:	Schutzimpfung mit oralem Typhus-Impfstoff.
Weitere Maßnahmen der Seuchenbekämpfung:	Meldepflicht bei Verdacht, Erkrankungs- und Todesfall sowie des Ausscheiders. Erkrankungsverdächtige und Kranke müssen im Krankenhaus abgesondert werden. Erkrankungsverdächtige, Kranke, Ausscheidungsverdächtige und Ausscheider dürfen nicht in Lebensmittelbetrieben und Trinkwasserversorgungsanlagen beschäftigt werden. Gleiche Vorsichtsmaßnahmen gelten sinngemäß für Schüler- und Schullandheime, Säuglings- und Kinderheime, Kindergärten und ähnliche Einrichtungen. Zulassung nach Krankheit: nach Abklingen der klinischen Symptome und negativem bakteriologischem Befund. Zulassung von Ansteckungsverdächtigen: nach Absonderung des Erkrankten, Desinfektion und negativem bakteriologischem Befund.

Impfprophylaxe

Lyophilisierter Lebendimpfstoff (attenuierte Salmonella-typhi-Bakterien Stamm Ty 21a Berna), zur oralen aktiven Immunisierung in magensaftresistenten Kapseln. Die Impfung besteht aus 3 oralen Applikationen einer Kapsel im Abstand von 2 Tagen, jeweils 1 Stunde vor einer Mahlzeit. Mindestens 10 Tage vor der Reise sollte die Impfung abgeschlossen sein. Bei anhaltender Exposition Wiederimpfung nach 3 Jahren (ebenfalls mit 3 Impfstoffkapseln).

Gegenanzeigen: Angeborene und erworbene Immundefekte sowie Behandlung mit immunsuppressiven Medikamenten. Akute fieberhafte Erkrankungen und Darminfektionen. Antibiotika, Sulfonamide sowie Proguanil sollten erst 3 Tage nach der 3. Impfstoffkapsel eingenommen werden. Abstände zu anderen Impfungen sind nicht erforderlich.

Die Anwendung von Typhoral® L bei Kindern im Alter von weniger als 2 Jahren ist nur in Seuchensituationen indiziert.

Über Impfungen während der Schwangerschaft und Stillzeit liegen keine ausreichenden Erfahrungen vor. Bei Gefährdung kann jedoch eine Impfung im 2. und 3. Trimenon vertreten werden.

Verbesserte attenuierte Impfstoffe sind in Erprobung. Die bisher zugelassenen Impfstoffe verleihen nur einen Schutz von 50–60%, vermögen dann jedoch den Krankheitsverlauf zu mildern.

Bei der *inaktivierten Vaccine* (gereinigtes Vi-Kapselpolysaccharid von Salmonella typhi, Stamm Ty 2) führt eine einmalige Inj. von 0,5 ml i. m. oder tiefsubcutan zu einem Impfschutz innerhalb von 2–3 Wochen. Wiederimpfung bei Bedarf nach 3 Jahren. Die Nebenwirkungen sind meist lokaler Art. Cave intravasale Applikation!

Passive Immunisierung

Keine.

Andere prophylaktische Maßnahmen

Sanitäre Maßnahmen, sorgfältiges Kochen von Nahrungsmitteln und Wasser, strenge hygienische Sicherheitsmaßnahmen.

Typhus exanthematicus (Fleckfieber)*

Krankheitsbild
Klassisches (epidemisches) Fleckfieber: Fieberanstieg in 2–3 Tagen auf etwa 40 °C für 10 bis 14 Tage Dauer. Makulöses Exanthem am 4.–7. Krankheitstag, am Stamm beginnend, nach 1–2 Tagen auf die Extremitäten übergreifend. Gesicht und Hals bleiben frei. Zerebrale Manifestationen bis zum Koma. Unkontrolliert hohe Letalität.

Häufigkeit und Verbreitung
In der ganzen Welt im Gefolge von Krieg, Hunger und Elend in großen Epidemien aufgetreten.

Ätiologie
Erreger: Rickettsia prowazeki, obligat intrazellulär gelegen.
Ansteckungsmodus (Infektionsquelle)
Übertragung durch die Körperlaus bzw. deren Faeces.

Dauer der Ansteckunsfähigkeit	Inkubationszeit
Keine direkte Übertragung von Mensch zu Mensch.	7–14 Tage.

Differentialdiagnose
Andere Rickettsiosen (Typhus murinus [R. typhi murinum] und Boutonneuse-Fieber [R. conori] verlaufen wesentlich milder, praktisch ohne Letalität), Typhus und Virusgrippe.

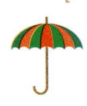

Immunität
In der Regel solide, sehr lang andauernde Immunität gegen exogene Reinfektionen. Jedoch kann es noch nach Jahrzehnten – in läusefreiem

---

* Die Zeckenbissfiebergruppe (Rocky Mountain Spotted Fever, das in Afrika und mitunter im Mittelmeerraum vorkommende Boutonneuse-Fieber u.a.) ist klinisch ähnlich und therapeutisch identisch einzuordnen.

Typhus exanthematicus

Milieu – zu einem Rezidiv in gemilderter Form kommen (Brill-Zinssersche Krankheit).

Labordiagnostik
Erregernachweis
Kultur und Tierversuch haben nur epidemiologischen Wert und bleiben wegen der hohen Infektionsgefahr Speziallaboratorien vorbehalten.
Antikörpernachweis – Weil-Felix-Reaktion
Antikörper, die mit den Proteus-Serotypen OX 19 und OX 2 kreuzreagieren, werden nachgewiesen.

Behandlung
a) unspezifische
Allgemeine Pflege und sorgfältige Entlausung.
b) spezifische
Tetracycline (Doxycyclin, anfangs i.v., später oral 2 x tgl. 0,2 g) bis 6 Tage nach Entfieberung, bei Kindern Rifampicin.

Seuchenbekämpfung und andere prophylaktische Maßnahmen
Da die Erkrankung nur durch Kleiderläuse übertragen wird, besteht seit 1969 keine Quarantänepflicht mehr.
Meldepflicht bei Verdacht, Krankheit und Tod.

Varizellen/Zoster

Krankheitsbild

Varizellen und Zoster sind verschiedene Erscheinungsformen einer Infektion durch dasselbe Virus.

Varizellen: Nach uncharakteristischem Prodromalstadium Ausbruch eines fieberhaften, juckenden Exanthems, das auch die Schleimhäute befallen kann. Entwicklung von einzeln stehenden Roseolen über Papeln zu Bläschen, die später verschorfen. Schubweiser Verlauf, stets mehrere Entwicklungsstadien gleichzeitig vorhanden.

Abfall der Krusten 1–2 Wochen nach Krankheitsbeginn, keine Narbenbildung (Ausnahme: pustulöse Effloreszenzen, pränatale Infektion). Überwiegend gutartiger Verlauf.

Nur für Schwangere ist das Risiko größer, da die Erkrankung nicht selten durch eine Pneumonie kompliziert wird.

Erkrankt die Schwangere in den ersten beiden Schwangerschaftsdritteln, kann dieses zu einer teratogenen Schädigung führen *(„kongenitales Varizellen-Syndrom")*. Erkrankt das Neugeborene innerhalb der ersten 10 Tage post partum, so liegt eine intrauterine Infektion vor (konnatale Varizellen), s. dazu Teil II.

Sehr selten Enzephalomeningitis; bei interkurrenter Varizellen-Erkrankung während einer Kortikosteroid-Behandlung oder einer immunsuppressiven Therapie wurden gefährliche Komplikationen beobachtet (Hämorrhagien, Schocktod).

Zoster: Beginn unvermittelt, mitunter mit Allgemeinbeschwerden und oft lokalisierten, brennenden Schmerzen, nicht selten Fieber.

Rasche Entwicklung von gruppierten Papeln und Bläschen im Bereich thorakaler Hautsegmente (Gürtelrose), an den Extremitäten oder am Kopf. Der Blaseninhalt kann hämorrhagisch oder auch eitrig werden. Die Schmerzen im betroffenen Bereich können noch lange anhalten (postzosterische Neuralgie).

Bei Befall von Kopfnerven (Trigeminus) können schwere Krankheitsbilder mit Dauerdefekten vorkommen. Selten Aussaat über den ganzen Körper (Z. generalisatus), Unterscheidung gegenüber Varizellen ist dann nicht mehr möglich.

Varizellen/Zoster

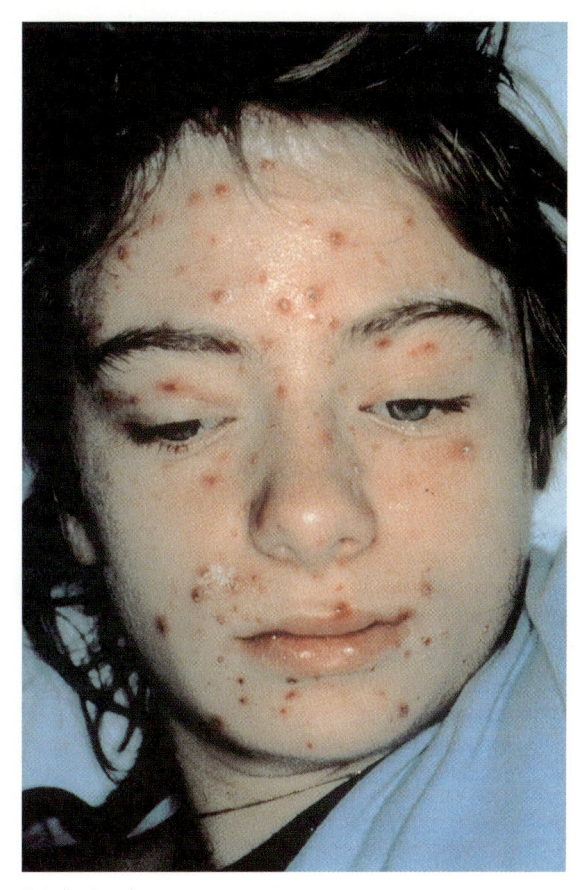

Varizellen-Exanthem

Häufigkeit und Verbreitung

Weltweit. Die meisten Erkrankungen bei Kindern zwischen 2. und 6. Lebensjahr, wie bei anderen Viruskrankheiten auch, allerdings zunehmende Verlagerung des Erkrankungsschwerpunktes bis ins spätere Kindes- und Erwachsenen-Alter.

Der vorwiegend Erwachsene und ältere Kinder befallende Zoster ist sehr viel seltener.

Varizellen/Zoster

Ätiologie

Erreger: Identisches Virus für beide Erkrankungen: Herpesvirus varicellae/zoster (HHV-3). Größe 150–200 nm; im Lichtmikroskop noch eben sichtbar.

Ansteckungsmodus (Infektionsquelle)

Für die Varizellen gilt die aerogene Tröpfcheninfektion bei direktem Kontakt mit Kranken als die Regel, allerdings sind auch Übertragungen des Virus bis zu 10 m Entfernung beobachtet worden. Kontagionsindex 0,7–0,8, Manifestationsindex ist ebenfalls hoch.

Beim Zoster handelt es sich um eine Neuinfektion oder Reaktivierung einer okkulten Infektion (Persistieren des VZV in den sensorischen Spinalganglien), wobei unter den Bedingungen einer nachlassenden Immunität aus der latenten Phase der klin. manifeste Zoster entsteht.

Dauer der Ansteckunsfähigkeit	Inkubationszeit
Varizellen: Beginn etwa einen Tag vor Ausbruch des Exanthems bis etwa zum 6. Exanthemtag, in einigen Fällen bis zum Abfall der Borken. Zoster: Etwa eine Woche bis zum Eintrocknen der Effloreszenzen, geringe Kontagiosität, jedoch können Kinder infiziert werden, die dann an Varizellen erkranken.	Varizellen: 11–15 Tage, manchmal bis zu 4 Wochen. Zoster: Nicht sicher bekannt.

Differentialdiagnose

Varizellen: Andere Exantheme, auch toxisch allergische Bläschenausschläge.

Zoster: Neuralgien, Neuritis, Arzneimittelexanthem, Erysipel, Herpes simplex. Der Zoster überschreitet selten die Körpermittellinie.

Immunität

Die Varizellen sind Ausdruck der Erstinfektion durch das Virus mit Generalisation und daraus resultierender sehr lang anhaltender Immunität, selten ist stille Feiung. Beim Zoster handelt es sich um eine Spätmanifestation bei vorwiegen älteren Menschen, die nach länger zurückliegender Varizellen-Infektion nur noch eine Teilimmunität besitzen.

Labordiagnostik

Erregernachweis

Als Untersuchungsmaterial eignet sich besonders der Inhalt von frisch aufgeschossenen Bläschen.

Für die Isolierung sind verschiedene Zelllinien geeignet. Eine Identifizierung der Isolate ist mit monoklonalen Antikörpern möglich, aber zeitaufwendig.

Schneller ist die Diagnostik mit Antigentests oder PCR-Nachweis; besonders bei neurologischen Komplikationen angebracht.

Antikörpernachweis

a) Bestimmung des Immunstatus

Bei Immunabklärungen in der Schwangerschaft ist zu beachten, daß bei einer Primärinfektion IgM-Antikörper oft erst nach IgG-Antikörpern nachweisbar sind.

b) Verdacht auf frische Infektion

Beim Zoster sind spezifische IgM-Antikörper nicht immer nachweisbar. Hier ist der IgA-Test sensitiver.

Konsiliarlaboratorium: Prof. Dr. P. Wutzler (s. S. 490)
Prof. Dr. I. Färber
PD Dr. A. Sauerbrei

Behandlung

a) unspezifische

Symptomatisch, vor allem Schmerzbekämpfung.

b) spezifische

Bei Herpes zoster Aciclovir oral oder parenteral Mittel der Wahl. Famciclovir zur Frühbehandlung des Herpes zoster (Vorteil 3 statt 5 Applik.).

Varizellen/Zoster

Bei schweren Formen der Varicellen-Erkrankung der Schwangeren Aciclovir i.v., 30–(45) mg/kg Tag, Beginn innerhalb von 48 Stunden.

Zur Therapie der Gürtelrose bei Personen unter immunsuppressiver Behandlung oder primär gestörter Immunabwehr Varizellen-Zoster-Immunglobulin mit einer Dosis von mindestens 0,2 ml/kg.

Absonderung und Quarantäne:	Isolierung bei Varizellen und Zoster eine Woche nach Beginn der Krankheit.
Maßnahmen bei Ansteckungsverdächtigen:	In besonderen Fällen Varizella-Zoster-Immunglobulin, z.B. bei Patienten, die unter Kortikosteroidbehandlung oder einer immunsuppressiven Therapie stehen und bei Schwangeren ohne Windpocken-Anamnese und Neugeborenen, deren Mütter 96 Stunden bis 48 Stunden vor der Geburt an Varizellen erkrankten.
Weitere Maßnahmen der Seuchenbekämpfung:	Meldepflicht besteht bei gehäuftem Auftreten in Krankenanstalten oder Entbindungsheimen. Erkrankungsverdächtige und Kranke dürfen Schulen und andere Gemeinschaftseinrichtungen so lange nicht betreten, wie eine Weiterverbreitung noch zu befürchten ist.

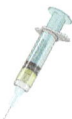

Impfprophylaxe

Attenuierter Lebendimpfstoff (HDC, Stamm Oka 500–1000 Plaque bildende Einheiten [PFU]) pro Impfdosis nur s.c.

Für Patienten mit hohem Risiko für eine Varizelleninfektion (z.B. abgeschwächte Immunantwort, besonders aufgrund einer immunsuppressiven Therapie). Die Chemotherapie sollte 1 Woche vor bis 1 Woche nach der Impfung unterbrochen werden. Bei Kindern mit Leukämie sollten für eine Impfung folgende Vorbedingungen gegeben sein: klinische Remission über 12 Monate, Lymphozytenzahl höher als $1200/mm^2$.

- Die zelluläre und humorale Immunität bleibt bei immunologisch gesunden Kindern mindestens 10 Jahre erhalten. Bei Erwachsenen ist die Immunitätsdauer nach Impfung geringer, sie beträgt etwa 2–3 Jahre.

Impfungen während der Schwangerschaft sind kontraindiziert. (Ausweichen auf Varicella-Zoster-Immunglobulin.)

Passive Immunisierung

a) Varizellen-Prophylaxe:

Die Dosis von 0,2 ml/kg Körpergewicht i.m. von Varizella-Zoster-Immunglobulin darf nicht unterschritten werden und ist sofort nach Exposition zu verabreichen. Eine solche Situation ist z. B. gegeben bei Neugeborenen von Müttern, die im Zeitraum von 4(–7) Tagen vor oder bis zu 2 Tagen nach der Geburt an Varizellen erkrankt sind. Es besteht die große Gefahr lebensbedrohlicher, generalisierter Windpocken mangels mütterlicher Antikörper.

Für den Erfolg der Prophylaxe sind ausreichende Dosierung und Verabreichung innerhalb von 3 Tagen nach Exposition wesentlich. Besteht die Exposition bereits länger, kann eine Erhöhung der Dosis in Erwägung gezogen werden. Eine Überdosis ist unschädlich.

b) Zoster:

Therapie: Die Dosis von 0,2 ml/kg KG darf nicht unterschritten werden. Sie ist möglichst frühzeitig nach Auftreten der ersten Symptome zu verabreichen.

Wiederholungsgaben richten sich nach dem klinischen Verlauf der Erkrankung.

Schwangerschaft und Stillzeit sind keine Kontraindikationen.

Andere prophylaktische Maßnahmen

Keine.

Whipple'sche Krankheit

Krankheitsbild
Das Kankheitsbild ist bemerkenswert vielgestaltig. Etwa zwei Drittel der Patienten haben starken Gewichtsverlust und Durchfälle, etwa die Hälfte krampfartige Bauchschmerzen, etwa zwei Drittel Gelenkschmerzen, etwa ein Zehntel hat Fieber. Andere Symptome können sein: abdominale oder periphere Lymphknotenschwellungen, seröse Ergüsse, Anämie, Muskelschmerzen, Hyperpigmentierung der Haut, Endokarditis. Ein Teil der Patienten entwickelt erst Jahre nach der intestinalen Infektion eine neurologische oder psychiatrische Symptomatik (v. a. Gedächtnis- der Schlafstörungen, unwillkürliche Muskelzuckungen im Mundbereich, Blicklähmungen).

Häufigkeit und Verbreitung
Exakte Angaben über die Häufigkeit des Morbus Whipple fehlen. In Deutschland werden jährlich etwa 30 neue Erkrankungsfälle diagnostiziert. Die Erkrankung kommt in allen Regionen Deutschlands vor. Erkrankungsfälle werden vornehmlich aus Europa und den USA berichtet, selten aus Australien, und nicht aus Asien und Afrika.

Ätiologie
Erreger: Das Whipple-Bakterium, *Tropheryma whippelli*, ein gram-positives Stäbchenbakterium aus der Ordnung der Aktinomyceten. Es wurde erstmals im Jahre 1992 mittels molekularer Methoden identifiziert. Seine natürlichen Habitate sind bisland unbekannt.
Ansteckungsmodus (Infektionsquelle)
Ein peroraler Infektionsweg ist sehr wahrscheinlich, aber nicht sicher.

Dauer der Ansteckunsfähigkeit	Inkubationszeit
Für eine Übertragung der Erkrankung von Mensch-zu-Mensch gibt es bislang keine Hinweise.	Die Länge der Inkubationszeit ist nicht bekannt.

Whipple'sche Krankheit

Differentialdiagnose
Glutensensitive Sprue, andere Sprueformen; Lambliasis.

Immunität
Welcher Faktor für das Entstehen der Erkrankung verantwortlich ist, ist noch unbekannt. Eine Immunabwehrschwäche erscheint jedoch wahrscheinlich. Eine erfolgreich behandelte intestinale Infektion schützt nicht vor Rezidiven, eine spätere extra-intestinale Manifestation der Infektion ist möglich.

Labordiagnostik
Erregernachweis
a) Kultur
Eine Kultivierung des Erregers ist bislang nicht etabliert.
b) Histologie
Untersuchungsmaterial: endoskopische Mukosabiopsien aus dem Duodenum, Pars IV oder III. Im PAS-gefärbten Schnittpräparat sind zahlreiche Makrophagen nachzuweisen, welche im Cytoplasma granuläre Partikel enthalten. Diese PAS-positiven Partikel entsprechen Lysosomen mit vielen Bakterien. Die Bakterien sind histochemisch auch mittels Versilberungsfärbungen anfärbbar, z. B. Levaditi-, Warthin-Starry-Färbung. Die Gramfärbung ist nicht effizient.
c) Elektronenmikroskopie
Die Whipple-Bakterien haben eine einschlägig charakteristische Ultrastruktur. Geeignetes Untersuchungsmaterial: Biopsien in spezieller Fixierlösung (Glutaraldehyd).
d) DNA-Nachweis
– PCR
Eine diagnostische PCR-Analyse ist möglich, aber erst teilweise standardisiert. Sie kann am Formalin-fixierten Biopsiematerial erfolgen.

Konsiliarlaboratorium: PD Dr. M. Maiwald (s. S. 486)
　　　　　　　　　　　　PD Dr. A. v. Herbay

Whipple'sche Krankheit

Behandlung
Evidenz-basierte Empfehlungen sind noch nicht verfügbar. Derzeit gilt eine antibiotische Initialtherapie mit Ceftriaxon (2 x 2 g i. v.) oder Meropenem (3 x 1 g i.v.) über 14 Tage, gefolgt von einer Dauertherapie mit Trimethoprim-Sulfamethoxazol (2 x 800 mg bzw. 160 mg) oral über 12 Monate, als zweckmäßig.

Seuchenbekämpfung und andere prophylaktische Maßnahmen
Mangels bekannter Ansteckungsfähigkeit sind keine Maßnahmen zur Absonderung von Erkrankten oder Erkrankungsverdächtigen erforderlich.
Es besteht keine Meldepflicht.

Yersiniose (Pseudotuberkulose)

Krankheitsbild

Pseudoappendizitische Verlaufsform: akute Lymphadenitis mesenterica, die oft mit einer Appendizitis verwechselt wird.

Enterocolitische Verlaufsform: Abhängigkeit vom Erreger-Typ, stärkere Beteiligung des Darmes (Enteritis, akute Ileitis) mit komplizierender Peritonitis, Arthritis, Myocarditis, Clomarilonaphritis, Erythema nodosum (überwiegend HLA-B27-Antigen-Träger betroffen!), Erythema, Milzschwellung und Septicaemia (septisch-typhöse Verlaufsform). Als nosokomiale Infektion nicht selten.

Lebensbedrohlich sind Transfusionen hochkontaminierter Blutkonserven und Ery-Konzentrate, ein zwar seltenes Ereignis, aber höchst beachtenswert, da sich Yersinien auch in der Kälte vermehren.

In beiden Verlaufsformen sind bevorzugt Kinder unter 15 Jahren betroffen.

Häufigkeit und Verbreitung

Weltweit, besonders häufig in Europa.

Bei der akuten Lymphadenitis mesenterica ist eine Häufung der Erkrankung bei Knaben und männlichen Jugendlichen auffällig. Bei der anderen Form keine Unterschiede hinsichtlich Alter und Geschlecht.

Ätiologie

Erreger: Yersinia pseudotuberculosis (Pasteurella) mit 6 Serotypen, gramnegativ, bei 37 °C unbewegliche Stäbchen.

Yersinia enterocolitica mit 7 somatischen Gruppen.

Yersinien sind psychrophil, d.h. sie vermehren sich auch bei 0–4 °C.

Ansteckungsmodus: Infiziertes Wasser und Nahrungsmittel sowie Kontakt mit Haustieren, wie Hunde, Katzen (Kratzwunden!), Meerschweinchen, Hasen und Schweinen, obwohl des sporadischen Auftretens wegen die Infektionsquelle meist nicht zu ermitteln ist.

Dauer der Ansteckunsfähigkeit	**Inkubationszeit**
Wegen der nicht seltenen chronischen Verlaufsform nicht limitiert.	Etwa 10 Tage.

Differentialdiagnose

Appendizitis, Ileitis, Darm-Tbc, bakterielle Enteritiden anderer Genese (in Altersheimen mitunter auch Mikrosporidien-Inf.), akutes rheumatisches Fieber, Morbus Reiter.

Immunität

Ungeklärt, Rezidive nur vereinzelt nachweisbar.

Labordiagnostik

Erregernachweis

Als Untersuchungsmaterial sind geeignet: Stuhl, Blut, Biopsiematerial.

a) Kultur

Anzüchtung auf Selektivnährböden möglich. Differenzierung über biochemische Leistungsmerkmale.

b) Mikroskopie

Gramnegative, kurze, kokkoide Stäbchen.

Antikörpernachweis

Gebräuchliche Methode ist die WIDAL-Agglutination

Hohe Einzeltiter bzw. ein 4facher Titeranstieg werden als signifikant angesehen.

Kreuzreaktionen mit anderen Erregern, besonders Brucellen, sind möglich.

Bei immunpathologischen Komplikationen Bestimmung der IgA- bzw. IgM-Antikörper mit allerdings nicht einheitlicher Bestimmung.

Nationale Referenzzentren: Robert Koch-Institut Wernigerode
Prof. Dr. H. Tschäpe (s. S. 480)
Hygiene Institut Hamburg
Prof. Dr. J. Bockemühl (s. S. 480)

Behandlung

Ciprofloxacin (2 x tgl. 0,5 g) für 7 Tage, alternativ Co-Trimoxazol und Tetracyclin.

Bei Y.-Sepsis Ciprofloxacin i.v. in Kombination mit Contamicin.

Seuchenbekämpfung und andere prophylaktische Maßnahmen

Die Yersinia-Enteritis ist anzeigepflichtig.

Vermeidung von Verunreinigungen von Nahrungsmitteln und Wasser durch Exkremente von Nagern, Haustieren und Geflügel.

Reduzierung von Taubenansammlungen an öffentlichen Plätzen.

Evtl. Anschluß von Blatspendern, die in der letzten Zeit fieberhafte Durchfallerkrankungen gehabt haben.

Zygomykose (Mucormykose)

Krankheitsbild
Opportunistische Pilzinfektion, die praktisch nur bei vorgeschädigten Patienten klinisch relevant wird.
Rhinocerebrale Form: Akuter Beginn im Bereich der Nase und der Nebenhöhlen mit schneller Ausbreitung des grau-schwärzlich gefärbten Pilzrasens über Gaumen, Augenhöhlen auf ZNS. Blutige, dünn flüssige Nasensekretion, zunehmend Fieber, Bewusstseinstrübung. Grundkrankheit nicht selten schlecht eingestellter Diabetes.
Pulmonale Form: Progrediente Pneumonie mit nekrotisierenden Infiltraten und Kavernenbildung. Fieber, hämorrhagisches Sputum. Im weiteren Verlauf hämatogene Streuung ins Gehirn und andere Organe.
Gastrointestinale Form: Seltene Lokalisation mit singulären oder multiplen, zur Perforation neigenden Ulcera.
Gelegentlich auch Primärinfektionen über die vorgeschädigte Haut (z. B. Verbrennungen).

Häufigkeit und Verbreitung
Die Erkrankung ist selten, doch von zunehmender klinischer Bedeutung (Immundefekte!).
Der zu den Schimmelpilzen gehörende Saprophyt ist weltweit verbreitet.

Ätiologie
Erreger: Pilz der Klasse Zygomycetes mucorales (Mucocoraceae) mit breiten Hyphen, Durchmesser 6–50 µm.
Ansteckungsmodus: Eintrittspforte: Haut, Schleimhäute, infizierte Venenkatheter. Aerogen durch sporenhaltigen Staub. Exogene Infekte sehr selten.

Zygomykose

Dauer der Ansteckunsfähigkeit	Inkubationszeit
Unter der Voraussetzung immunologischer Entgleisung jederzeit möglich, ebenso bei schlecht eingestellten besonders jugendlichen Diabetikern.	Unbekannt, wahrscheinlich aber bei entsprechender Prädisposition des Patienten sehr kurz.

Differentialdiagnose

Wegen der primär uncharakteristischen Lungenveränderungen und vielfältigen zerebralen Erscheinungen müssen viele Erkrankungen der Lunge und des ZNS in Erwägung gezogen werden. Das Syndrom der Thrombenbildung trotz Thrombozytopenie und Blutungsneigung kann diagnostisch behilflich sein.

Immunität

Nicht bekannt.

Labordiagnostik

Erregernachweis

Anzüchtung auf Spezialnährmedien möglich.

Konsiliarlaboratorium: Prof. Dr. R. Rüchel (s. S. 488)

Behandlung

a) unspezifisch
Großzügige Ausräumung der infizierten Bereiche im craniofazialen Raum.
b) spezifisch
Amphotericin B in hohen, maximal tolerierten Dosen 10–12 Wochen über den Stillstand der Erkrankung hinaus.

Seuchenbekämpfung und andere prophylaktische Maßnahmen

Überprüfung der immunsuppressiven Therapie.

Zytomegalie

Krankheitsbild

Lokalisierte bzw. generalisierte, angeborene oder auch erworbene Virusinfektion. Sehr häufig latente Infektionen.

Konnatale Infektion durch Übergang infizierter Leukozyten von der Schwangeren auf die Frucht. Infektion oft im 3. bis 4. Schwangerschaftsmonat. Das Risiko für die Frucht liegt bei Erstinfektion bei ca. 60%: Fetopathien mit vielfältigen klinischen Symptomen, Frühgeburten, ZNS-Symptome. Oder bei Geburt unauffällig, später jedoch geistige Retardierung und Anfallsleiden. Weitere typische Zeichen sind Hepatitis, Hepatosplenomegalie, Anämie, Thrombopenie. (Siehe dazu auch Kapitel III: Pränatale und Perinatale Infektionen.)

Die peri- und postnatalen Infektionen verlaufen in der Mehrzahl ohne klinische Symptome. Die Haupterscheinungsbilder sind: Hepatosplenomegalie, interstitielle Pneumonie, Lymphknotenschwellung mit rel. guter Prognose. Frühgeborene jedoch sind durch schwere Pneumonien stark gefährdet, Erwachsene beim Zusammentreffen mit anderen pulmonalen Infektionen wie der Pneumozystis carinii. Eine Sonderform ähnelt der Mononukleose, mit den typischen Zeichen, jedoch mit negativem Paul-Bunnel-Test.

Beim Erwachsenen – auch hier ist der inapparente Verlauf die Regel – führt die Infektion selten zu lang anhaltendem Fieber mit Organbeteiligung der verschiedensten Art, in der Mehrzahl der Fälle lokalisiert (Lymphdrüsen, Leber, Milz, Niere, Magen-Darm, Schilddrüse, Pankreas). Soweit nicht immunologisch belastende Faktoren vorhanden sind, heilt die Erkrankung meist aus, selten mit Residuen wie chron. Hepatitis und Leberzirrhose.

Gehäuft werden bei Leukämie, bei metastasierendem Karzinom, während einer immun-suppressiven Therapie und nach Organtransplantation (CMV-positive Knochenmarkzellen, Spendernieren, Leukozytenkonzentrate) Zytomegalie-Infektionen mit gefährlichem Verlauf gefunden.

Eine gefürchtete Komplikation stellt bei AIDS die Retinitis dar, die unbehandelt zur Amaurose führen kann. Die CMV-Pneumonie und CMV-Gastroenteritis stellen lebensbedrohliche Organmanifestationen dar.

Zytomegalie

Häufigkeit und Verbreitung

Weltweit verbreitet. In Entwicklungsländern werden die meisten Kinder während des 1. Lebensjahres infiziert.

In Industriestaaten verläuft die Durchseuchung in 2 Stufen: bis ca. 40% während der ersten 6 Lebensjahre, weitere 30% zwischen dem 15. und 30. Lebensjahr.

Bis zu 6% aller Schwangeren scheiden das Virus aus. 1% aller Neugeborenen sind infiziert, 5–15% davon erkranken klinisch oder haben bleibende Schäden. Heimkinder sind bis zu 100% durchseucht. Bei Transplantationsempfängern beträgt die Infektionsrate bis zu 90%.

Ätiologie

Erreger: Das Zytomegalie-Virus (CMV) des Menschen ist ein Herpesvirus (HHV 5); Durchmesser 200 nm, äther-empfindlich, streng artspezifisch.

In den Speicheldrüsen ohne klinischen Befund nachgewiesen (Speicheldrüsen-Virus). Züchtung nur auf menschlichem Zellmaterial.

Ansteckungsmodus (Infektionsquelle)

Bei der konnatalen Form, diaplazentar oder aufsteigend den Genitaltrakt durch die infizierte Mutter.

Postnatale Übertragung: nur bei sehr engem Kontakt in Form von Schmierinfektionen.

Das Virus wird hauptsächlich in Cervixsekret, Speichel, Urin und Muttermilch nachgewiesen. Die Milch seropositiver Mütter ist bis zu 40% viruskontaminiert. Bei Kontakt mit infiz. Cervixsekret erkranken etwa 40% der Kinder, bei Aufnahme infiz. Muttermilch etwa 2/3.

Weitere Übertragungsmöglichkeit: Bluttransfusion, Organtransplantation. Die Übertragung von Blut CMV-seropositiver Spender führt bes. bei Frühgeborenen zu schweren Krankheitssymptomen, während reife Neugeborene meist subklinisch erkranken.

Zytomegalie

Dauer der Ansteckunsfähigkeit	**Inkubationszeit**
Nicht bekannt. Bei postnataler Infektion Virusausscheidung bis zu 1 Jahr. Intrauterin infizierte Kinder können das Virus jahrelang im Urin und Speichel ausscheiden.	Sie ist wegen der meist inapparenten Infektionen nicht sicher bekannt, vermutlich 3–9 Wochen.

Differentialdiagnose

Bei Neugeborenen: Morbus haemolyticus neonatorum, Toxoplasmose, Lues connata, Listeriose, Sepsis, Röteln, Hepato-, Splenomegalie, Hepatitis, Thrombocytopenie, praenatale Schädigung des ZNS.

Beim Säugling: Hepatosplenomegalie, akute hämolytische Situationen, idiopathische Thrombocytopenie, rezidivierende Atmwegsinfektionen, pertussoider Husten, hartnäckige Dyspepsie, Lymphadenopathie.

Beim Kind und Erwachsenen: Mononucleosis infectiosa, ulzeröse Magen-Darmaffektionen, unklare septische Fieberschübe, Lymphadenopathien, idiopathische Thrombocytopenie.

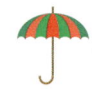

Immunität

Typisch ist die Latenz des Virus nach Primärinfektion. Schwangerschaft, schwere Allgemeinerkrankungen, Immunsuppression u. a. sind prädisponierende Faktoren für Reaktivierungen.

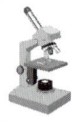

Labordiagnostik

Bei der Labordiagnostik muss zwischen CMV-Infektion und CMV-bedingter Erkrankung mit Therapieindikation unterschieden werden. Der Einsatz verschiedener diagnostischer Methoden kann dazu sinnvoll sein.

Erregernachweis

a) Kultur

Klassische Anzucht auf embryonalen Fibroblasten dauert mehrere Wochen, deshalb nur bedingt zur Routinediagnostik einsetzbar.

b) Antigennachweis
Es stehen verschiedene Techniken (Cytospinmethode, Zentrifugationskultur) für einen empfindlichen, frühzeitigen Virusnachweis zur Verfügung.
c) Nukleinsäure-Nachweis
Von zunehmender Bedeutung, jedoch nur bei bestimmten klinischen Fragestellungen (z. B. Diagnostik pränataler Infektionen), frühzeitiges Erkennen einer Reaktivierung nach KMT.

Antikörpernachweis
ELISA zur IgG- (quantitativ) und IgM-Antikörperbestimmung
– Erfassung des Antikörperstatus von Blut- und Organspendern sowie Organempfängern
– Diagnostik von akuten Infektionen (IgM)

Konsiliarlaboratorien: Prof. Dr. T. Mertens (s. S. 489)
Dr. W. Hampel
Prof. Dr. G. Jahn (s. S. 491)
Dr. Dr. K. Hamprecht

Behandlung
Ganciclovir, Foscarnet und Cidfovir

Seuchenbekämpfung und andere prophylaktische Maßnahmen
Meldepflicht bei angeborener Erkrankung, Erkrankung und Tod.
Evtl. strengere Indikationsstellung der Frischbluttransfusionen, da Auswahl der Blutspender mit erheblichen Schwierigkeiten verbunden. Möglichst kein CMV-seropositives Blut verwenden.
Vor Organ-Transplantationen und bei seronegativen Patienten unter Hämodialyse oder unter immunsuppressiver/zytotoxischer Therapie Cytomegalie-Immunglobulin i.v. oder i.m. Über die i.m. Injektion von Cytomegalie-Immunglobulin liegen pharmakokinetische Studien über die Zeitdauer des protektiven, intravasalen Titers vor. Daraus geht hervor, dass 0,2 ml/kg Körpergewicht einen Schutz von etwa 4 Wochen ergeben. Bei Dialysepatienten muß mit einem schnelleren Verlust der protektiven Antikörper gerechnet werden. Möglicherweise hat die prophylaktische Gabe von Aciclovir bei Transplantationspatienten auch einen prophylaktischen Effekt gegen CMV.

Nationale Referenzzentren

Die „Nationalen Referenzzentren", berufen vom Bundesministerium für Gesundheit, haben die Aufgabe übernommen, beratend in speziellen Fragen der Diagnostik, Immunität, Prophylaxe, Epidemiologie und auch für spez. wissenschaftliche Untersuchungen zur Verfügung zu stehen. Angesprochen sind Laboratorien, Krankenhäuser, niedergelassene Ärzte und Ärzte im öffentlichen Gesundheitswesen. Der Kreis dieser Referenzzentren dürfte sich in den kommenden Jahren erheblich ausweiten.
Zur Ergänzung sind darüber hinaus vom Robert Koch-Institut Konsiliarlaboratorien berufen worden. Sie sind anschließend ebenfalls aufgelistet.

Nationale Referenzzentren für:
Hepatitis-C-Viren:
Universitätsklinikum Essen
Institut für Virologie
Robert Koch-Haus
45122 Essen
Telefon: 02 01 / 7 23-35 50, Fax: 02 01 / 7 23-59 29
Leitung: Prof. Dr. M. Roggendorf, Dr. R. S. Ross

Influenza
Niedersächsisches Landesgesundheitsamt
Fachbereich Virologie
Roesebeckstraße 4, 30449 Hannover
Telefon: 05 11 / 45 05-2 01, Fax: 05 11 / 45 05-2 40
Leitung: Dr. Dr. R. Heckler

Robert Koch-Institut
NRZ Influenza
Nordufer 20, 13353 Berlin
Telefon: 0 30 / 45 47-24 56, Fax: 0 30 / 45 57-26 05
Leitung: Frau Dr. B. Schweiger

Nationale Referenzzentren

Krankenhaushygiene
Bereich Berlin:
Institut für Hygiene der Freien Universität Berlin
Hindenburgdamm 27, 12203 Berlin
Telefon: 0 30 / 84 45-36 80 / 81, Fax: 0 30 / 84 45-36 82 / -44 86
Leitung: Prof. Dr. H. Rüden

Bereich Freiburg:
Universitätsklinikum
Hugstetter Str. 55, 79106 Freiburg
Telefon: 07 61 / 2 70-54 70 / 71, Fax: 07 61 / 2 70-54 85
Leitung: Prof. Dr. F. D. Daschner

Masern, Mumps, Röteln
Robert Koch-Institut
NRZ Masern, Mumps, Röteln
Nordufer 20, 13353 Berlin
Telefon: 0 30 / 45 47-26 47, Fax: 0 30 / 45 47-23 28 / -26 05
Leitung: Frau Dr. E. Gerike

Meningokokken
Hygiene-Institut der Universität Heidelberg
Im Neuenheimer Feld 324, 69120 Heidelberg
Telefon: 0 62 21 / 56-83 10 oder 78 17, Fax: 0 62 21 / 56-58 57 / -43 43
Leitung: Prof. Dr. H.-G- Sonntag, Frau Dr. I. Ehrhard

Mykobakterien
Forschungszentrum Borstel
Parkallee 18, 23845 Borstel
Telefon: 0 45 37 / 1 88-2 13 / 2 11, Fax: 0 45 37 / 1 88-3 11
Leitung: Frau Dr. S. Rüsch-Gerdes

Poliomyelitis- u. Enteroviren
Robert Koch-Institut
NRZ für Poliomyelitis- u. a. Enteroviren
Nordufer 20, 13353 Berlin
Telefon: 0 30 / 45 47-23 79, 45 47-23 78, Fax: 0 30 / 45 47-26 17
Leitung: Dr. habil. E. Schreier

Retroviren
Institut für Klinische und Molekulare Virologie
Universität Erlangen-Nürnberg
Schloßgarten 4, 91054 Erlangen
Telefon: 0 91 31 / 8 52-60 02 (Sekretariat); -40 10 (Diagnostik),
Fax: 0 91 31 / 8 52-21 01
Leitung: Prof. Dr. B. Fleckenstein
Koord.: Frau Dr. rer. nat. I. Hauber

Salmonellen und andere bakterielle Enteritiserreger
Robert Koch-Institut: Bereich Wernigerode
Burgstraße 37, 38855 Wernigerode
Telefon: 0 39 43 / 6 79-2 06, Fax: 0 39 43 / 6 79-2 07
Leitung: Prof. Dr. H. Tschäpe

Bereich Hamburg:
Hygiene-Institut Hamburg
Abteilung Bakteriologie
Marckmannstr. 129a, 20539 Hamburg
Telefon: 0 40 / 4 28 37-2 01 / 2 02, Fax: 0 40 / 42 8 37-4 83 oder 78 35 61
Leitung: Prof. Dr. J. Bockemühl

Staphylokokken
Robert Koch-Institut
Burgstraße 37, 38855 Wernigerode
Telefon: 0 39 43 / 6 79-2 46, Fax: 0 39 43 / 6 79-2 07
Leitung: PD Dr. W. Witte

Nationale Referenzzentren

Streptokokken
Nationales Referenzzentrum für Streptokokken
am Institut für Med. Mikrobiologie der RWTH
Pauwelsstraße 30, 52057 Aachen
Telefon: 02 41 / 80-8 95 10, 8 95 11 oder 8 84 41, Fax: 02 41 / 8 88 84 83
Leitung: Prof. Dr. R. Lütticken, Dr. PD R. R. Reinert

Durch Zecken übertragene Erkrankungen
Bundesinstitut für gesundheitlichen Verbraucherschutz und
Veterinärmedizin
Postfach 330031
14191 Berlin
Telefon: 0 30 / 84 12-0
Ansprechpartner: Dr. Protz, Dr. Süss, Dr. Schönberg, Dr. Voigt
Bei Einsendung von biologischem Material lautet die Lieferanschrift:
Bundesinstitut für gesundheitlichen Verbraucherschutz und
Veterinärmedizin
FG 504/505
Diedersdorfer Weg 1, 12277 Berlin

Konsiliarlaboratorien

Die entweder erreger- oder syndromorientierten Konsiliarlaboratorien wurden in Abstimmung mit den Fachgesellschaften ausgewählt und sind bereit, andere Kollegen sachkundig zu beraten.

Konsiliarlaboratorien für ausgewählte bakterielle Erreger

Actinomyceten/Nokardien
Ansprechpartner: Prof. Dr. K. P. Schaal
Institut für Medizinische Mikrobiologie und Immunologie der
Rheinischen Friedrich-Wilhelm-Universität Bonn
Sigmund-Freud-Str. 25, 53105 Bonn
Telefon: 02 28 / 2 87-55 22, Fax: 02 28 / 2 87-44 80

Anaerobe gramnegative Stäbchen
Ansprechpartner: Prof. Dr. H. Werner
Abteilung für Medizinische Mikrobiologie
Hygieneinstitut Universität Tübingen
Silcherstr. 7, 72076 Tübingen
Telefon: 0 70 71 / 2 98 23 51, Fax: 0 70 71 / 29 34 35

Bartonellen
Ansprechpartner: Prof. Dr. I. B. Authenrieth
Max von Pettenkofer-Institut für Hygiene und
Medizinische Mikrobiologie der LMU München
Pettenkoferstr. 9a, 80336 München
Telefon: 0 89 / 51 60-52 80 / -52 00 / -52 11, Fax: 0 89 / 51 60-52 23

Bordetella pertussis / Bordetella parapertussis
Ansprechpartner: Prof. Dr. C. H. Wirsing von König
Institut für Hygiene und Labormedizin, Klinikum Krefeld
Lutherplatz 40, 47805 Krefeld
Telefon: 0 21 51 / 32-24 66, Fax: 0 21 51 / 32-20 79

Konsiliarlaboratorien 483

Borrelia burgdorferi
Ansprechpartner: Frau PD Dr. B. Wilske
Max von Pettenkofer-Institut für Hygiene und
Medizinische Mikrobiologie, Lehrstuhl Bakteriologie,
LMU München
Pettenkoferstr. 9a, 80336 München
Telefon: 0 89 / 51 60-52 42, Fax: 0 89 / 51 60-47 57

Campylobacter/Aeromonas
Ansprechpartner: Prof. Dr. M. Kist
Institut für Medizinische Mikrobiologie und Hygiene,
Klinikum der Universität Freiburg
Hermann-Herder-Str. 11; 79104 Freiburg
Telefon: 07 61 / 2 03-65 90, Fax: 07 61 / 2 03-65 62

Chlamydien
Ansprechpartner: Prof. Dr. Eberhard Straube, Frau Dr. A. Groth
Institut für Medizinische Mikrobiologie am Klinikum der FSU Jena
Semmelweisstr. 4, 07740 Jena
Telefon: 0 36 41 / 93 31 06, Fax: 03 6 41 / 93 34 74

Clostridien
Ansprechpartner: Dr. R. Bergmann
Thüringer Medizinal-, Lebensmittel- und
Veterinäruntersuchungsamt (TMLVUA)
Abt. Medizinaluntersuchung Erfurt,
FB Medizinische Mikrobiologie
Nordhäuser Str. 74, Haus 6, 99089 Erfurt
Telefon: 03 61 / 74 09 10, Fax: 03 61 / 7 40 91 13

Clostridium difficile
Ansprechpartner: PD Dr. Chr. von Eichel-Streiber
Institut für Medizinische Mikrobiologie und Hygiene,
Johannes Gutenberg-Universität Mainz
Obere Zahlbacher Str. 63, 55101 Mainz
Telefon: 0 61 31 / 17-33 10/-22 04, Fax: 0 61 31 / 17-33 64

Konsiliarlaboratorien

Diphtherie
Ansprechpartner: Dr. A. Roggenkamp, Prof. Dr. Dr. J. Heesemann
Max von Pettenkofer-Institut für Hygiene
und Medizinische Mikrobiologie
Pettenkoferstr. 9a, 80336 München
Telefon: 0 89 / 51 60-52 01, Fax: 0 89 / 51 60-52 02

Ehrlichia
Ansprechpartner: Frau PD Dr. B. Wilske
Max von Pettenkofer-Institut für Hygiene
und Medizinische Mikrobiologie, Lehrstuhl für Bakteriologie,
LMU München
Pettenkoferstr. 9a, 80336 München
Telefon: 0 89 / 51 60-52 42, Fax: 0 89 / 51 60-47 57

Helicobacter
Ansprechpartner: Prof. Dr. M. Kist
Institut für Medizinische Mikrobiologie und Hygiene,
Klinikum der Universität Freiburg
Hermann-Herder-Str. 11, 79104 Freiburg
Telefon: 07 61 / 2 03-65 90/-65 10, Fax: 07 61 / 2 03-65 62

Klebsiellen
Ansprechpartner: PD Dr. R. Podschun, Prof. Dr. U. Ullmann
Institut für Medizinische Mikrobiologie und Virologie
im Klinikum der Christian-Albrechts-Universität zu Kiel
Brunswiker Str. 4, 24105 Kiel
Telefon: 04 31 / 5 97-33 05/-33 00, Fax: 04 31/5 97-32 96

Legionellen
Ansprechpartner: Dr. Chr. Lück
Institut für Medizinische Mikrobiologie und Hygiene
des Universitätsklinikums der TU Dresden
Dürerstr. 24, 01307 Dresden
Telefon: 03 51 / 4 63-85 85/-85 72, Fax: 03 51 / 4 63-85 73

Konsiliarlaboratorien

Listerien
Ansprechpartner: Prof. Dr. H. Hof
Institut für Medizinische Mikrobiologie und Hygiene,
Uniklinikum Mannheim / Heidelberg
Theodor-Kutzer-Ufer, 68167 Mannheim
Telefon: 06 21 / 3 83-22 24, Fax: 06 21 / 3 83-38 16

Mykoplasmen
Ansprechpartner: Prof. Dr. E. Jacobs
Institut für Medizinische Mikrobiologie und Hygiene
des Universitätsklinikums der TU Dresden
Dürerstr. 24, 01307 Dresden
Telefon: 03 51 / 4 63-85 70, Fax: 03 51 / 4 63-85 73

Pseudomonas (Mukoviszidose)/Haemophilus influenzae
Ansprechpartner: Prof. Dr. A. Bauernfeind
Telefon: 0 89 / 38 89-87 66 oder 0 89 / 36 57 40,
Fax: gleiche Rufnummer wie Telefon

Treponema (Diagnostik/Therapie)
Ansprechpartner: PD Dr. M. Moskophidis, Frau Dr. B. Luther
Hygiene-Institut der Universität Hamburg,
Abt. Immunologie, Virologie und Impfwesen
Marckmannstr. 129a, 20539 Hamburg
Telefon: 0 40 / 4 28-3 72 36, Fax: 0 40 / 4 28-3 74 82

Treponema (Erreger-Differenzierung)
Ansprechpartner: Prof. Dr. Dr. U. Göbel, Frau Dr. A. Moter
Institut für Mikrobiologie und Hygiene,
Universitätsklinikum Charité, Medizinische Fakultät
der Humboldt-Universität zu Berlin
Dorotheenstr. 96, 10117 Berlin
Telefon: 0 30 / 20 93-47 51, Fax: 0 30 / 20 93-47 03

Tularämie
Ansprechpartner; PD Dr. R. Grunow
Institut für Mikrobiologie, Sanitätsakademie der Bundeswehr,
Bereich Studien und Wissenschaft
Neuherbergestr. 11, 80937 München
Telefon: 0 89/31 68-32 77 / -28 05, Fax: 0 89 / 31 68-32 77 / -28 55

Whipple-Bakterium
Ansprechpartner: PD Dr. A. v. Herbay, PD Dr. M. Maiwald
Pathologisches Institut der Universität Heidelberg
Im Neuenheimer Feld 220, 69120 Heidelberg
Telefon: 0 62 21 / 56 26 75, Fax: 0 62 21 / 56 26 75

Yersinia pestis
Ansprechpartner: Prof. Dr. Dr. J. Heesemann, Dr. A. Rakin
Max von Pettenkofer-Institut für Hygiene und
Medizinische Mikrobiologie der LMU München
Pettenkoferstr. 9a, 80336 München
Telefon: 0 89 / 51 60-52 00, Fax: 0 89 / 51 60-52 02

Konsiliarlaboratorien für Parasiten und Pilze
Aspergillus
Ansprechpartner: PD Dr. R. Kappe
Hygiene-Institut der Universität Heidelberg
Im Neuenheimer Feld 324, 69120 Heidelberg
Telefon: 0 62 21 / 56 78 18, Fax: 0 62 21 / 56 56 27

Entamoeba, Filarien, Plasmodien, Trypanosoma und Leishmanien
Ansprechpartner: Prof. Dr. B. Fleischer
Bernhard-Nocht-Institut für Tropenmedizin Hamburg
Bernhard-Nocht-Str. 74, 20359 Hamburg
Telefon: 040 / 3 11 82-4 01, Fax: 0 40 / 3 11 82-4 00

Konsiliarlaboratorien

Toxoplasma
Ansprechpartner: Prof. Dr. K. Janitschke, Dr. D. Krüger
Robert Koch-Institut Berlin
Nordufer 20, 13353 Berlin
Telefon: 0 30 / 45 47-22 76/-22 63, Fax: 0 30 / 45 47-26 13

Echinokokken
Ansprechpartner: Prof. Dr. M. Frosch
Institut für Hygiene und Mikrobiologie der Universität Würzburg
Josef-Schneider-Str. 2, 97080 Würzburg
Telefon: 09 31 / 2 01-51 61, Fax: 09 31 / 2 01-34 45

Dermatophyten
Ansprechpartner: Prof. Dr. S. Nolting
Universitätshautklinik Münster
Von-Esmarch-Str. 56, 48149 Münster
Telefon: 02 51 / 8 35 65 36, Fax: 02 51 / 8 35 65 41

Cryptococcus neoformans;
Pseudallescheria boydii, Scedosporium species;
Erreger außereuropäischer Systemmykosen:
Histoplasma capsulatum, Coccidioides immitis
Ansprechpartnerin: Frau Dr. K. Tintelnot
Robert Koch-Institut Berlin
Nordufer 20, 13353 Berlin
Telefon: 0 30 / 45 47-22 08, Fax: 0 30 / 45 47-26 14

Candida albicans, Non Candida-Spezies
Ansprechpartner: Frau Prof. Dr. H. Bernhardt
Klinik und Poliklinik für Innere Medizin A
Ernst-Moritz-Arndt-Universität Greifswald
Friedrich-Loeffler-Str. 23a, 17487 Greifswald
Telefon: 0 38 34 / 86 66 30, Fax: 0 38 34 / 86 66 31

*Mycormykosen: Absidia, Cunninghamella, Mucor,
Rhizomucor, Rhizopus spezies*
Ansprechpartner: Prof. Dr. R. Rüchel
Hygiene Institut der Universität Göttingen
Abteilung Bakteriologie, Schwerpunkt Mykologie
Kreuzbergring 57, 37075 Göttingen
Telefon: 05 51 / 39-58 55 / 7, Fax: 05 51 / 39-58 60

Konsiliarlaboratorien für ausgewählte virale Erreger

Adenoviren
Ansprechpartner: PD Dr. T. Adrian
Institut für Virologie und Seuchenhygiene
der Medizinischen Hochschule Hannover
Carl-Neuberg-Str. 1, 30625 Hannover
Telefon: 05 11 / 5 32-43 11, Fax: 05 11 / 5 32-57 32

Alphaviren, Flaviviren (außer Dengue-Viren)
Ansprechpartner: PD Dr. J. Süss
Bundesinstitut für gesundheitlichen Verbraucherschutz
und Veterinärmedizin
Diedersdorfer Weg 1, 12277 Berlin
Telefon: 0 30 / 84 12-22 61, Fax: 0 30 / 84 12-29 52

Arenaviren, Dengue-Viren
Ansprechpartner: Prof. Dr. H. Schmitz
Bernhard-Nocht-Institut für Tropenmedizin Hamburg
Bernhard-Nocht-Str. 74, 20359 Hamburg
Telefon: 0 40 / 4 28 18-4 01, -4 60, Fax: 0 40 / 4 28 18-4 00

Filoviren
Ansprechpartner: Prof. Dr. W. Slenczka, Dr. St. Becker
Institut für Virologie der Philipps-Universität Marburg
Robert-Koch-Str. 17, 35037 Marburg
Telefon: 0 64 21 / 2 86-43 13, -54 33, Fax: 0 64 21 / 2 86-54 82

Konsiliarlaboratorien

Humanes Cytomegalievirus (HCMV)
Ansprechpartner: Prof. Dr. T. Mertens, Dr. W. Hampel
Institut für Mikrobiologie der Universität Ulm
Klinikum, Abt. Virologie
Albert-Einstein-Allee 11, 89081 Ulm
Telefon: 07 31 / 5 02 33 41, Fax: 07 31 / 5 02 33 37

Hantaviren
Anprechpartner: Prof. Dr. D. H. Krüger, Frau Dr. H. Meisel
Institut für Virologie
Universitätsklinikum Charité
Schumannstr. 20/21, 10117 Berlin
Telefon: 0 30 / 28 02-23 87, Fax: 0 30 / 28 02-21 80

Epstein-Barr-Virus (EBV), Humanes Herpesvirus (HHV) 6, 7, 8
Ansprechpartner: Prof Dr. N. Müller-Lantzsch, Frau Dr. B. Gärtner
Institut für Med. Mikrobiologie und Hygiene,
Abt. Virologie, Universitätskliniken des Saarlandes
Haus 47, 66421 Homburg
Telefon: 0 68 41 / 16-39 31, -32, Fax: 0 68 41 / 16-39 80

Hepatitis-A-Virus (HAV), Hepatitis-E-Virus (HEV)
Ansprechpartner: Prof. Dr. W. Jilg
Institut für Med. Mikrobiologie und Hygiene
der Universität Regensburg
Franz-Josef-Strauß-Allee 11, 93053 Regensburg
Telefon: 09 41 / 9 44-64 08, Fax: 09 41 / 9 44-64 02

Hepatitis-B-Virus (HBV), Hepatitis-Delta-Virus (HDV)
Ansprechpartner: Prof. Dr. W. Gerlich
Institut für Medizinische Virologie der Universität Gießen
Frankfurter Str. 107, 35392 Gießen
Telefon: 06 41 / 9 94 12-01, -00, Fax: 06 41 / 9 94 12-09

Herpes-simplex-Virus (HSV), Varicella-Zoster-Virus (VZV)
Ansprechpartner: Prof. Dr. P. Wutzler, Frau Prof. Dr. I. Färber
PD Dr. A. Sauerbrei
Institut für Antivirale Chemotherapie der Universität Jena, Erfurt
Nordhäuser Str. 78, 99089 Erfurt
Telefon: 03 61 / 74 11-2 14, -3 14, Fax: 03 61 / 74 11-1 14

Importierte Virusinfektionen
Ansprechpartner: Prof.. Dr. H. Schmitz
Bernhard-Nocht-Institut für Tropenmedizin Hamburg
Bernhard-Nocht-Str. 74, 20359 Hamburg
Telefon: 0 40 / 4 28 28-4 01, -4 60, Fax: 0 40 / 4 28 18-4 00

Parvoviren
Ansprechpartner: Frau Prof. Dr. S. Modrow
Institut für Med. Mikrobiologie und Hygiene
der Universität Regensburg
Franz-Josef-Strauß-Allee 11, 93053 Regensburg
Telefon: 09 41 / 9 44-64 54, Fax: 09 41 / 9 44-64 02

Polyomaviren
Ansprechpartner: Frau Dr. K. Dörries
Institut für Virologie und Immunbiologie der Universität Würzburg
Versbacher Str. 7, 97078 Würzburg
Telefon: 09 31 / 2 01-39 65, -39 62, Fax: 09 31 / 2 01-39 34

Poxviren
Ansprechpartner: G. Burck, Prof. Dr. O.-R. Kaaden
Institut für Medizinsche Mikrobiologie, Infektions- und
Seuchenmedizin
Ludwig-Maximilian-Universität München
Veterinärstraße 13, 80539 München
Telefon: Frau Burck: 0 89 / 21 80-25 94
Prof. Kaaden: 0 89 / 21 80-25 27, -25 28, Fax: 0 89 / 21 80-25 97

Rotaviren + Respiratory-Syncytial-Virus (RS), Parainfluenzaviren
Ansprechpartner: Prof. Dr. H. Werchau, Frau Dr. A. Rohwedder
Ruhr-Universität Bochum, Abt. für Med. Mikrobiologie u. Virologie
Universitätsstr. 150, 44801 Bochum
Telefon: Prof. Werchau: 0234 / 700-3189,
Dr. Rohwedder: 02 34 / 7 00-21 04, Fax: 02 34 / 7 09-43 52

Virusdiagnostik insgesamt:
Elektronenmikroskopische Erregerdiagnostik (EM-Schnelldiagnostik)
Dr. H. R. Gelderblom
Robert Koch-Institut, Fachbereich Virologie, FG 16
Nordufer 20, 13353 Berlin
Telefon: 0 30 / 45 47-23 37, Fax: 0 30 / 45 47-23 34

Congenitale HCMV-Infektionen
Ansprechpartner: Prof. Dr. G. Jahn, Dr. Dr. K. Hamprecht
Institut für Medizinische Virologie
Calwerstr. 6/7, 72076 Tübingen
Telefon: 0 70 71 / 29-84 91, Fax: 0 70 71 / 29-57 90

Konsiliarlaboratorien für ausgewählte Syndrome (syndromorientierte Konsiliarlaboratorien)

Gastrointestinale Infektionen, bakteriell
Ansprechpartner: Prof. Dr. J. Bockemühl
Hygieneinstitut Hamburg
Marckmannstr. 129a, 20539 Hamburg
Telefon: 0 40 / 4 28 37-2 01, -2 02, Fax: 0 40 / 4 28 37-4 83

Gastrointestinale Infektionen, bakteriell
Ansprechpartner: Prof. Dr. med. M. Kist
Institut für Med. Mikrobiologie und Hygiene,
Klinikum der Universität Freiburg
Hermann-Herder-Str, 11, 79104 Freiburg
Telefon: 07 61 / 2 03-65 90, Fax: 07 61 / 2 03-65 62

Gastrointestinale Infektionen, viral
Ansprechpartner: Prof. Dr. H. Werchau, Frau Dr. A. Rohwedder
Ruhr-Universität Bochum, Abt. für Med. Mikrobiologie u. Virologie
Universitätsstr. 150, 44801 Bochum
Telefon: Prof. Werchau: 02 34 / 7 00-31 89,
Dr. Rohwedder: 02 34 / 7 00-21 04, Fax: 02 34 / 7 09 43 52

Gastrointestinale Infektionen, viral
Ansprechpartner: Dr. H. G. Baumeister
Landesinstitut für den Öffentlichen Gesundheitsdienst des Landes NRW
Institut für Med. Mikrobiologie der Universität Münster,
Klinische Virologie
Von-Stauffenberg-Str. 36, 48151 Münster
Telefon: 02 51 / 77 93-1 42, Fax: 02 51 / 77 93-1 04

Respiratorische Infektionen durch Chlamydien,
Legionellen und Mykoplasmen
Ansprechpartner: Prof. Dr. E. Jacobs, Dr. Chr. Lück
Institut für Medizinische Mikrobiologie und Hygiene
des Universitätsklinikums der TU Dresden
Dürerstr. 24, 01307 Dresden
Telefon: 03 51 / 4 63-85 70, Fax: 03 51 / 4 63-85 73

Respiratorische Infektionen, viral
Ansprechpartner: Dr. Dr. R. Heckler
Niedersächsisches Landesgesundheitsamt Hannover
Roesebeckstr. 4–6, 30449 Hannover
Telefon: 05 11 / 45 05-2 01, Fax: 05 11 / 45 05-2 40

Respiratorische Infektionen, viral
Ansprechpartner: Frau Dr. I. Chaloupka
Institut für Med. Mikrobiologie, Immunologie und Hygiene
der TU München
Abteilung für Virologie
Biedersteiner Str. 29, 80802 München
Telefon: 0 89 / 41 40-33 32, Fax: 0 89 / 41 40-32 43

Spongiforme Enzephalopathie (Pathologie und Genetik)
Ansprechpartner: Prof. Dr. H. A. Kretzschmar
Institut für Neuropathologie Göttingen, Universität Göttingen
Robert-Koch-Str. 40, 37075 Göttingen
Telefon: 05 51 / 39-27 00, Fax: 05 51 / 39-84 72

Spongiforme Enzephalopathie
(Klinische Diagnostik und Epidemiologie)
Ansprechpartner: Frau Dr. I. Zerr, Frau M. Bodener
CJD-Arbeitsgruppe/CJD-Labor Neurologische Klinik und Poliklinik,
Georg-August-Universität Göttingen
Robert-Koch-Str. 40, 37075 Göttingen
Telefon: Dr. Zerr: 05 51 / 39-66 36,
Frau Bodener: 05 51 / 39-84 54, Fax: 05 51 / 39-70 20

Konsiliarlaboratorium für transfusionsassoziierte Virusinfektionen
Ansprechpartner: Prof. Dr. W. H. Gerlich
Institut für Medizinische Virologie der Justus-Liebig-Universität Gießen
Frankfurter Straße 107, 35392 Gießen
Telefon: 06 41 / 99-4 12 00, Fax: 06 41 / 99-4 12 09

Konsiliarlaboratorium für ZNS-Infektionen (viral)
Ansprechpartner: Prof. Dr. V. ter Meulen, Dr. B. Weißbrich
Institut für Virologie und Immunbiologie der Universität Würzburg
Versbacher Str. 7, 97078 Würzburg
Telefon: 09 31 / 2 01-39 62/-59 54, Fax: 09 31 / 2 01-39 34

Mitarbeiter der XIII. Auflage

Sabine Antony
Dr. H. G. Baumeister (A)
Dr. R. Borgmann (A)
Dr. Berthold Bruckhoff (A)
PD Dr. chr. von Eichel-Streiber (K)
Prof. Dr. Bernhard Fleischer (K)
Prof. Dr. Mathias Frosch (A)
Dr. Hans Gelderblom (K)
Prof. Dr. W. A. Gerlich (A)
Prof. Dr. Lutz Gürtler (A)
Dr. Klaus Hammer (A)
Dr. Rolf Heckler (K)
Dr. med. Renald Hennig (A)
PD Dr. von Herbay (A)
Prof. Dr. H. Hof (K)
Prof. Dr. Klaus Janitschke (A, K)
Björn Kapplinghaus
Dr. med. Roswitha Kondler-Budde (A)
Dr. med. Sigrid Ley (A)
PD Dr. M. Maiwald (A)
Karola Mayer (A)
Prof. Susanne Modrow (K)
Monika Müller, Dip.-Trophologin (A)
Udo Nickel, Dipl.-Biologe (A)
Prof. Dr. Georg Pauli (K)
Dr. med. Ute Quast (A)
Dr. B. Reinhardt (K)
Dr. med. habil. E. Schreier (A)
Prof. W. Slenczka (A)
Prof. Dr. Wirsing von Koenig (K)
Silke Zebandt, Tierärztin

[A = Autor(in), K = Konsiliarius(a)]

Sachregister

Abortus Bang 96
Abortus suis 97
Acquired Immune Deficiency Syndrome 40, 47
Acute Respiratory Disease 64
Adenovirus-Infektionen 64
AIDS 47
– Ätiologie 51
– AIDS Related Complex 47
– Diagnostik 54
– HI-Virus 51
– Impfindikationen 59
– Krankheitsbild 47
– opportunistische Infektionen 48
– Schwangerschaft 50, 60
– Therapie 57
Aktinomykose 67
Alter, Impfindikationen 23
Amöbenhepatitis 69
Amoebenruhr 69
Ancylostomiasis 72
Anthrax 74
Arena-Viren 275, 254, 191
Ascariasis 77
Aspergillose 79
Astrovirus-Infektionen 81
Auffrischimpfungen 30
Auslandsreisen 23
– Impfplan 29

Bakterielle Meningitiden 291
Bakterielle Ruhr 399
Balkangrippe 359
Bandwurmbefall 421
Bangsche Krankheit 96
Bartflechte 430
Basisimpfungen 22
BCG-Impfung 451
Bilharziose 83
Bolivianisches hämorrhagisches Fieber 191
Bornholmsche Krankheit 120
Borrelien 87, 164
Borreliose 87
Botulismus 92
Brucellosen 96
Bunyavirus 190

Campylobacter 99
Candidiasis 101
Chagas-Krankheit 104
Chikungunya 125
Chlamydien-Infektionen 107
Cholera 113
– Schutzimpfungen 23, 116
– – Touristikmedizin 23, 26
Choriomeningitis, lymphozytäre 118
Clostridien 92
Coli-Infektionen 154
Coxsackie-Virus-Infektionen 120
Cryptococcusmykose 250
Cytomegalia 37, 474
Cytomegalie-Immunglobulin 477

Darmbrand 175
Delta-Hepatitis 223
Dengue-Fieber 124
– Schock-Syndrom 124

Sachregister

Diabetes mellitus
- Impfindikationen 19

Diphtherie 127
- Antitoxin 130
- Impfprophylaxe 132

Dreitagefieber 158

Ebolaviruskrankheit 134
Echinokokkose 137
ECHO-Virus-Infektionen 139
Ehrlichiose 142
Ekzema herpeticum 229
Embryopathien 33
Endokarditis lenta 411
Enteritis infectiosa 386
Enteritis necroticans 175
Enteritissalmonellosen 386
Enterobacteriaceae-Infektionen 144
Enterobiasis 147
Environmental mycobacteria 310
Epidemische Grippe 237
Epidermophytie 430
Epstein-Barr-Virusinfektionen 298
Erysipel 149
Erythema chronicum migrans 87
Erythema infectiosum 40, 151
Escherichia coli-Infektionen (EHEC) 154
Exanthema subitum 158

Favus 160
Febris quintana 162
Febris recurrens 164
Fetal-Infektionen 33
Fischfinnenbandwurm 421
Fleckfieber 458
Frühsommer-Meningo-Enzephalitis (FSME) 166
- Immunglobulin 172
- Impfprophylaxe 171

Gardnerella vaginalis 173
Gasbrand 175
Gegenanzeigen, Schutzimpfungen 13
Gehirnhautentzündung, bakterielle 2292
Gelbfieber 178
- Impfprophylaxe 36, 180
- – Schwangerschaft 181

Giardiasis 182
Gonorrhoe 184
Grippe, epidemische 237

Haarmykosen 430
Haemophilus influenzae 187
- Meningitis 292

Hämorrhagisches Fieber 191 (Dengue) 124
Hakenwurmbefall 72
Hanta-Viren 191
Helicobacter pylori 194
Hepatitis A 199
- Impfprophylaxe 202
- Passive Immunisierung 204
- Risikogruppen 203
- Touristikmedizin 27

Hepatitis B 206
- Immunglobulin 217
- Impfprophylaxe 214
- perinatale Infektion 39

Sachregister

Hepatitis C 219
- perinatale Infektion 39

Hepatitis D (Delta) 223

Hepatitis E 226

Hepatitis = Ausblick 228

Herpangina 120

Herpes genitalis 229

Herpessepsis 229

Herpes simplex 229

Herpesvirusinfektionen 158, 229, 298, 460, 474
- fetale 41

Herpes Zoster 460

Histoplasmose 233

HIV-Infektion 47
- Schwangerschaft 40

Hospitalismus, gramnegativer 144

Hundebandwurm 137

Immunsuppressive Therapie
- Impfindikation 17, 20

Impetigo contagiosa 235

Impfdokumentation 17

Impfindikation u. Gegenindikation 13

Impfintervalle 14, 16

Impfkalender
- Auslandsreisen 29
- Säuglinge, Kinder und Jugendliche 24

Impfpraxis
- Gegenanzeigen 13
- Vorbereitungsmaßnahmen 13

Impfschäden 15

Impfung in Sonderfällen 17, 18

Indikationsimpfungen 23

Infektiöse Monokukleose 298

Influenza 237
- Impfprophylaxe 241

Interstitielle plasmazelluläre Pneumonie 344

Japan-Enzephalitis 244

Kanikolafieber 266

Katzenkratzkrankheit 273

Kawasaki-Syndrom 247

Keratokonjunktivitis 64, 229

Keuchhusten 333

Kinderlähmung, epidemische 346

Klebsiella-Infektion 144

Konsiliarlaboratorien (Übersicht) 482

Koreanisches hämorrhagisches Fieber 191

Krätze 392

Krim-Kongo-Fieber 191

Kryptokokkose 250

Kryptosporidiose 252

Lambliasis 182

Lassa-Fieber 254

LCM 118

Legionärskrankheit 256

Legionellose 256

Leishmaniose 259

Lepra 263

Leptospirosen 266

Listeriose 269
- angeborene 42

Lues 415

Lungenmilzbrand 74
Lungenpest 338
Lyell-Syndrom 403
Lyme-Arthritis 87
Lymphadenopathie-Syndrom 47
Lymphogranuloma inguinalis 108
Lymphoreticulosis benigna 273
Lymphozytäre Choriomeningitis 118
Lymphozytose, akute infektiöse 275
Lyssa 361
– Impfprophylaxe 365

Madenwurmbefall 147
Malaria 277
– Chemoprophylaxe 282
– Reise-Impfplan 28
Maltafieber 96
Marburgviruskrankheit 134
Masern 286
– Impfprophylaxe 290
Meningitiden, bakterielle 292
– Impfprophylaxe 297
Meningitis myalgica 120
Meningo-Enzephalitis, herpetische 229
Meningokokken-Meningitis 292
Milzbrand 74
Mittelmeerfieber 96
Mononucleosis infectiosa 298
Morbilli 286
Mucormykose 472
Mukokutanes Lymphknoten-Syndrom 247
Mukoviszidose

– Impfindikation 19
Mumps 301
– Impfprophylaxe 305
Myalgia epidemica 120
Mykobakterien, nicht tuberkulöse 310
Mykoplasma-Infektionen 307
Myokarditis
– parasitica 435

Nagelmykosen 430
Nationale Referenz-Zentren 478
Nephrosonephritis, Haemorrhagische 191
Nichttuberkulöse Mycobakterien (NTM) 310
Nocardiose 313
Norwalk-(like)-Virusinfektionen 316

Onychomykose 430
opportunistische Infektionen
– HIV-Infektion 48
Ornithose 319
Otitis media 187, 350, 354, 369, 383, 410
Oxyuriasis 147

Panenzephalitis, sklerosierende 286
Papageienkrankheit 319
Papillomatose 322
Pappataci-Fieber s. Sandfliegen-Fieber 389
Parainfluenza-Virus-Infektionen 325

Sachregister

Parapertussis 327
Paratrachom 108
Paratyphus A, B und C 329
Parotitis epidemica 301
Parvovirus B 19-Infektion 151
– Schwangerschaft 40
Peitschenwurmbefall 443
Perinatale Infektionen 33
Pertussis 333
– Impfprophylaxe 336
Pest 338
Pfeiffersches Drüsenfieber 298
Pilzinfektionen
– generalisierte 233
– Haut 430
– Zygomykose 472
Plötzlicher Kindstod 92, 383
Pneumocystis carinii-Infektionen 344
Pneumokokken-Infektionen 340
– Impfprophylaxe 342
Pneumokokken-Meningitis 292
Pneumonien 107, 340
– interstitielle plasmazelluläre 334
– Mycoplasma-Infektion 307
Pneumozystose 344
Poliomyelitis 346
– Impfprophylaxe 350
Pontiac-Fieber 256
Pränatale Infektionen 33
Proteus-Infektionen 144
Proteus-Meningitis 293
Pseudomembranöse Enterocolitis 352
Pseudomonas-Infektionen 354
Pseudotuberkulose 469
Psittakose 319
Pyozyaneus-Meningitis 293
Pyozyaneus-Ruhr 354

Q-Fieber 359

Rabies 361
– Immunglobulin 365, 366
– Impfbehandlung 365, 366
– Impfprophylaxe 365
Reise-Diarrhoe 154
Reiter-Syndrom 399
Reo-Virus-Infektionen 367
Reye-Syndrom 237
Rhinovirus-Infektionen 369
Rickettsiosen 162, 359, 458
Rift Valley Fieber 371
Rinderfinnenbandwurm 421
Ringelröteln 151
Rocky Mountain Spotted Fever 458
Röteln 373
– Embryopathie 35
– – Prophylaxe 37
– Impfprophylaxe 378
– – Schwangerschaft 379
– Passive Immunisierung 379
Roseola infantum 158
Rota-Virus-Infektion 380
RS-Virus-Infektionen 383
Rubella-Syndrom 35
Rubeola 373
Rückfallfieber 164
Ruhr, bakterielle 399
Ruhrrheumatismus 399

Sachregister

Säuglingsenteritis 154
Salmonella-Enteritis 386
Sandfliegen-Fieber 389
Scabies 392
Scharlach 396, 410
Schistosomiasis 83
Schlafkrankheit 444
Schwangerschaft
– AIDS 40
– Choriomeningitis, lymphozytäre 44
– Hepatitis 39
– Herpesvirusinfektion 41
– HIV-Infektion 40, 50
– Impfindikationen 20
– Listeriose 42
– Masern, fetale 59
– Parvovirus B-19 40, 151
– pränatale Infektionen 33
– Röteln-Embryopathie 35, 378
– Syphilis 44
– Toxoplasmose 42
– Varizella/Zoster 40
– Virusembryopathien 34
– Zytomegalie 37
Schweinefinnenbandwurm 421
Sendaivirus-Infektion 325
Serratia-Infektion 144
Shigella-Dysenterie 399
Slow virus infection 286
Sommergrippe 120
Soor 101
Spulwurmbefall 77
Staphylokokken-Infektionen 403
– Meningitis 293

Staphylokokken-Toxin Syndrom 432
Streptokokken
– Angina 408
– Infektion 410
– Meningitis 293
Strongyloidiasis 413
Sudden infant death 92, 383
Syphilis 415
– angeborene 44

Taeniasis 421
Tetanus 423
– Impfprophylaxe 426
– – Auffrischimpfungen 426
– – Simultanprophylaxe 428
– Passive Immunisierung 428
– Verletzungsfall 427
Tinea 430
Tollwut 361
Toxic Shock Syndrome 432
Toxoplasmose 435
– konnatale 43
Trachom 108
Trichinose 439
Trichomoniasis 441
Trichuriasis 443
Trichophyton-Infektion 430
Trypanosomiasis, afrikanische 444
Trypanosoma cruzi 104
TSS s. Toxic Shock Syndrome
Tuberkulin-Testung 449
Tuberkulose 447
– BCG-Impfung 451
– – HIV-Infektion 59

Sachregister

- Meningitis, tuberkulöse 293, 447

Tularämie 452

Typhus abdominalis 454
- Impfprophylaxe 457

Typhus exanthematicus 458

Vaginose, bakterielle 173

Varizellasyndrom, kongenitales 41, 460

Varizellen 460
- konnatale 41
- Impfprophylaxe 464
- Passive Immunisierung 465

Vibrio vulnificus 114

Virusembryopathien 34

Virusgrippe 237
- Impfprophylaxe 241

Virus-Hepatidien (s. Hepatitis A bis E)

Vulvovaginitis 229

Weilsche Krankheit 266

West-Nil-Fieber 371

Whipple'sche Krankheit

Windpocken 460

Wolhynisches Fieber 162

Yersinia-Enteritis 469

Yersiniose 469

Zeckenenzephalitis 166

Zoster 460

Zygomykose 472

Zystizerkose s. Taeniasis

Zytomegalie-Virusinfektien 474
- konnatale 37
- Immunglobulin 477

Quelle der Abbildungen

Prof. Stehr, Erlangen
Bild: Rötelnembryopathie, Mumps-Parotitis, Röteln-Exanthem und Schwellung der Nackendrüsen, Hautschuppung, Varizellen-Exanthem

Prof. Stück, Berlin
Bild: Erythema migrans, Krätzmilbe, Risus sardonicus, Rachendiphtherie

RKI „Verbreitung der Frühsommer Meningoenzephalitis (FSME) in Deutschland und Schlußfolgerungen für die Prävention", in Epidemiologisches Bulletin Nr. 16/99
Bild: FSME-Endemiegebiete Süddeutschlands

RKI „Verbreitung der Frühsommer Meningoenzephalitis (FSME) in Deutschland und Schlußfolgerungen für die Prävention", in Epidemiologisches Bulletin Nr. 16/99.
Andere europäische Staaten: Daten der WHO und Angaben von Hygiene- und/oder Universitäts-Instituten der einzelnen Länder.
Stand: April 2000
Bild: FSME-Endemiegebiete Europas

Chiron Behring
Bild: Ixodes ricinus – Gemeiner Holzbock (Zecke), Stechapparat, Symptom Hydrophobie

Bild: Ikterus (Sclera)

Prof. Cremer, Heilbronn
Bild: Masern-Exanthem, Scharlach-Exanthem

WHO
Bild: Malariagebiete, Polio-Parese

Quelle der Abbildungen

Bildarchiv für Medizin
Bild: Hautdiphtherie

Prof. Bärmann
Bild: Pflegefall

Notizen